U0384327

儿童口腔临床新技术解析
——基于荟萃分析的治疗决策参考

主　编：黄睿洁

副主编：徐舒豪

编　委（按姓氏拼音排序）：

蒋瑞仪　李诗佳　林　安

刘　桢　彭佳涵　唐　奇

王洁雪　魏雅莉　张辰玥

张　莉　张云娇　周　丹

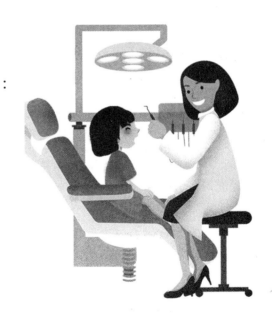

四川大学出版社
SICHUAN UNIVERSITY PRESS

图书在版编目（CIP）数据

儿童口腔临床新技术解析：基于荟萃分析的治疗决
策参考 / 黄睿洁主编. — 成都：四川大学出版社，
2022.8
  ISBN 978-7-5690-5629-7

Ⅰ. ①儿… Ⅱ. ①黄… Ⅲ. ①小儿疾病－口腔疾病－
诊疗 Ⅳ. ① R788

中国版本图书馆 CIP 数据核字（2022）第 151155 号

书　　名：儿童口腔临床新技术解析——基于荟萃分析的治疗决策参考
　　　　　Ertong Kouqiang Linchuang Xinjishu Jiexi——Jiyu Huicui Fenxi de Zhiliao Juece Cankao
主　　编：黄睿洁

选题策划：张　澄　杨岳峰
责任编辑：张　澄
责任校对：刘柳序
装帧设计：璞信文化
责任印制：王　炜

出版发行：四川大学出版社有限责任公司
　　　　　地址：成都市一环路南一段 24 号（610065）
　　　　　电话：（028）85408311（发行部）、85400276（总编室）
　　　　　电子邮箱：scupress@vip.163.com
　　　　　网址：https://press.scu.edu.cn
印前制作：四川胜翔数码印务设计有限公司
印刷装订：四川五洲彩印有限责任公司

成品尺寸：170mm×240mm
印　　张：15.75
字　　数：300 千字

版　　次：2022 年 8 月 第 1 版
印　　次：2022 年 8 月 第 1 次印刷
定　　价：68.00 元

四川大学出版社
微信公众号

目 录

第一章 儿童常见口腔疾病的早期防控

第一节 龋的早期检测

- 视诊、探诊与影像学检查（X线片、𬌗翼片等）相结合是目前临床检测龋的常规方法。
- 视诊、探诊适应证为𬌗面点隙裂沟龋、光滑面早期龋，而对于邻面早期龋不易察觉。
- X线片、𬌗翼片等对邻面龋检测效果更敏感，但无法检测𬌗面点隙裂沟龋。
- 龋病染色剂可用于牙本质龋的检测。
- 以激光激发荧光法为原理的 DIAGNOdent™ 可作为咬合面龋视诊的辅助工具。
- 荧光辅助去龋法可用于咬合面龋的检测。
- 光学相干断层扫描法检测牙釉质龋和牙本质龋敏感性较高，但难以对不透光修复体进行检查，可对玻璃离子水门汀、复合树脂、磷酸锌水门汀充填体清晰成像。
- 光纤透照法可作为检测邻面龋的工具，但仪器纤维探头较大，操作不便，患者舒适度有待提高。
- 基于电阻抗技术的 CarieScan PRO™ 可用于𬌗面点隙裂沟龋，不适用于乳牙龋以及恒牙牙本质龋。
- 高频超声成像技术具有检测早期龋的潜力，并能够定量分析早期龋损深度。

龋是危害人类口腔健康的重要疾病，第四次全国口腔健康流行病学调查报告显示，我国 5 岁儿童乳牙患龋率为 70.1％，35～44 岁中年人患龋率为 87.3％，65～74 岁老年人患龋率为 98.5％。不及时治疗龋，可能导致严重的牙髓炎症及根尖周病变，甚至影响全身的健康。如果患者能在早期检测并配合相应治疗，可以阻止龋的进一步发展，减少患者的痛苦并降低治疗费用，节约医疗资源。多种龋检测方法能够比较客观地对龋进行定性与定量检测，相应技术已经逐渐应用于临床检测、诊断与辅助治疗决策，目前较常见的检测方法仍是临床视诊、探诊及包括 X 线片、狢翼片在内的影像学检查，其他的新兴非侵入性检测方法也被用于辅助检查，如龋病染色剂法、荧光法、光学相干断层扫描法（optical coherence tomography，OCT）、定量激光荧光法（quantitative laser fluorescence，QLF）、光纤透照法（fiber－optic transillumination，FOTI）、电阻抗技术（electrical caries monitor，ECM）、高频超声成像（high－frequency ultrasound imaging，HFUS imaging）等。本章节将对目前可用于发现早期龋的几种检测方法进行讨论，为龋的早期检测提供参考，主要内容包括龋检测的现代理念与诊断标准，热点技术的原理、设备、诊断价值、优缺点、临床应用与相关影响因素，同时对检测技术的发展趋势进行分析和展望。

一、视诊、探诊及影像学检查

视诊、探诊是常用的龋检测方法[1]。2004 年国际龋临床试验共识研讨会得出结论：视诊、探诊仍是龋诊断的标准[2]。世界卫生组织（WHO）龋诊断和评分标准中将牙冠有龋洞和釉质下破坏定为冠龋，2004 年提出的国际龋检测与评估系统（International Caries Detection and Assessment System，ICDAS）将早期釉质龋纳入了龋的范围。ICDAS 是一种基于视觉表现的龋检测和评估系统，应用时应注意检查前需清洁患者牙齿并用高压气枪吹干牙面[3]。光滑面早期龋的视觉表现为唇颊面釉质表面脱钙，呈现白垩色。窝沟早期龋的视觉表现为处于湿润时可观察到釉质色泽变化，当持续性高压气枪吹干后可观察到不透明性变或变色，或者无论湿润或吹干时都可见釉质色泽变化，但仅仅局限于窝沟内。对牙冠颈缘区的观察应拉开颊部，充分暴露后牙颊面，以免漏诊。窝沟早期龋探诊具有粗糙感。邻面早期龋探诊不易察觉。

Janjic Rankovic 等人[4]对不同研究进行双变量诊断随机效应 meta 分析，结果表明视诊对龋检测的敏感性（SE）为 0.42～0.81，且在体内和体外条件下，视诊的特异性（SP）体外优于体内，这可能与实验室体外条件可以为视诊提供更多的细节有关（表 1－1－1）。

表 1－1－1　视诊的双变量诊断随机效应 meta 分析

Method and parameters		Caries detection level		Dentin detection level		1/3 dentin detection level
		In vitro	In vivo	In vitro	In vivo	In vitro
Visual examination	N	9		1	2	1
	SE(95%CI)	0.64(0.42-0.81)		0.09(0.04-0.24)	0.32(0.07-0.74)	0.93(0.77-0.98)
	SP(95%CI)	0.85(0.74-0.92)		0.99(0.94-0.999)	0.76(0.11-0.99)	0.84(0.76-0.89)
	DOR(95%CI)	11.49(5.19-25.46)		13.26(1.44-122.51)	1.84(0.03-104.47)	67.0(14.7-304.9)
	AUC	0.84		0.85	0.53	0.95

视诊、探诊作为一种主观的检测方法，受到检测者知识储备以及临床经验的影响，对结果的判断具有不稳定性。因此，视诊、探诊常与影像学检查相结合。有研究表明，采用平行投照的𬌗翼片对于邻面早期龋的检测至关重要，并且可以显著提高诊断牙釉质及牙本质低密度透射影病变的数量[5,6]。

由于 X 线照射不均匀、接收器/传感器敏感性差异、牙齿密度差异，20% 可疑区可能被人为误诊成龋，因此仅通过 X 线检查而不进行客观评估的诊断是不合理的。使用基于深度卷积神经网络的检测器，检测者能区分龋损病变的形态变化，提高检测精度。Musri 等人[7]分析和回顾使用基于卷积神经网络的检测器用于检测根尖 X 线片上的龋齿，结果显示使用基于深度卷积神经网络的检测器识别龋损病变，检测者能够区分龋损病变的形态变化，显著提高了检测和分割对象的精度（表 1－1－2）。

表 1－1－2　使用基于深度卷积神经网络的检测器识别龋损病变

Tooth	Accuracy (%, 95% CI)	Sensitivity (%, 95% CI)	Specificity (%, 95% CI)	PPV (%, 95% CI)	NPV (%, 95% CI)
Premolar	89.0 (80.4-93.3)	84.9 (75.4-88.3)	94.0 (85.4-98.3)	93.3 (83.8-98.1)	85.5 (77.7-89.4)
Molar	88.0 (79.2-93.1)	92.3 (83.2-97.1)	84.0 (75.2-89.1)	85.2 (77.0-89.9)	91.3 (81.7-98.8)
Premolar and molar	82.0 (75.5-87.1)	81.0 (74.5-86.1)	83.0 (76.5-88.1)	82.7 (76.1-87.9)	81.4 (75.0-86.4)

二、龋病染色剂法

龋病染色剂法指的是利用染料直观检测牙本质龋。龋病染色剂由染料和有机溶剂组成，最初由碱性品红和丙二醇组成，由于碱性品红具有潜在致癌性，配方更改成了 1‰酸性红丙二醇[8]。考虑到品红染色后与牙髓组织颜色相近，导致操作易穿髓，为了提高准确性，绿色卡普仑、考马斯蓝、丽丝汀蓝和FD&C 等染料也被应用于龋病染色剂的制作，溶剂也由最初的丙二醇扩展到了聚丙二醇[9]。

牙本质患龋后，牙本质小管崩解使得牙本质孔隙增宽，拥有较小分子量的品红可以在其中渗透，而龋病染色剂的溶剂丙二醇由于表面张力低且具有较高扩散性，进一步促进染料渗入牙本质，与脱矿牙本质中的胶原纤维结合[10]。

三、荧光法

1. 激光激发荧光法（laser-induced fluorescence，LIF）

LIF 指一定波长的激光照射到矿化程度不同的牙面上，可激发不同波长的荧光，由于正常牙体组织的釉质由羟基磷灰石、磷酸盐等无机物组成，仅能产生微量荧光，然而龋损牙体组织中含有细菌代谢产物卟啉化合物，因此可产生很强的荧光。利用龋损牙体组织与正常牙体组织激发出荧光强度的差异，定量分析牙体组织矿化程度、检测早期龋，是一种非创伤性检测方法。激光龋齿检测仪 DIAGNOdent™（DD）即采用了 LIF 原理。其由中央处理器、探测器及激光荧光传输管组成。中央处理器二极管发射一定波长的激光至牙面，探测器接受激发的荧光，经中央处理器处理转换后以数值形式呈现，通过数值反映牙体组织的矿化程度，十分直观。

波长在可见红光及近红外光谱范围的激光能较好区分龋损牙体组织与正常牙体组织。由于龋损牙体组织接收激光后激发的荧光光子到达探测器探头的距离越远，光子越容易被分散或吸收，因此 DIAGNOdent 更适用于检测牙体组织浅表的龋损牙体组织，这也决定了 DIAGNOdent 适合检测早期龋。

Macey 等人[11]的 meta 分析纳入了 79 项研究，包括 114 个数据集的 21283 个牙齿表面，旨在了解荧光非侵入性设备在检测早期龋方面的准确性。数据主要源于巴西和欧洲，其次为土耳其、中东、北美、澳大利亚。纳入的数据集中，78 个来自实验室环境评估的离体牙。纳入的研究中有 70 项评估的是恒牙列，40 项评估的是乳牙列，其余为混合牙列或者没有明确说明。46 个数据集利用 DIAGNOdent 评估了 7316 个牙齿部位，牙本质龋的患病率为 0.03～0.85。

Foros 等人[12]为评估检测早期龋方法的性能，纳入多项早期龋检测的相关研究，结果显示，对于恒牙来说，当组织学检查视咬合面为参考时，DIAGNOdent 的敏感性为 0.48～1.00。在恒牙中，DIAGNOdent 可作为咬合面龋视诊的辅助工具（表 1−1−3）。

表 1−1−3　几种早期龋检测方法的性能比较

Diagnostic technique			Studies, n	Sensitivity	Specificity	AUC of ROC value
Visual examination methods	occlusal	primary permanent	8 17	0.42−1 0.25−1	0.51−1 0.44−1	0.77−0.98 0.56−0.96
	approximal	primary permanent	4 5	0.05−0.96 0.04−0.81	0.73−1 0.83−1	0.58−0.95 0.77−0.99
	buccal	permanent	1	0.7−0.88	0.97−0.99	0.77−0.99
Bitewing radiography	occlusal	primary permanent	6 11	0.14−0.96 0−0.93	0.78−0.99 0.6−1	0.64−0.95 0.51−0.74
	approximal	primary permanent	8 3	0.14−0.96 0.15−0.83	0.62−1 0.6−0.99	0.58−0.92 0.71
DIAGNOdent	occlusal	primary permanent	3 15	0.43−1 0.48−1	0.5−1 0.54−1	not available 0.55−0.94
	approximal	primary permanent	0 0			
DIAGNOdent Pen	occlusal	primary permanent	3 7	0.63−1 0.6−0.97	0.44−1 0.54−0.85	0.66−0.95 0.67−0.92
	approximal	primary permanent	5 3	0.16−0.97 0.6−0.88	0.68−1 0.2−0.98	0.57−0.92 0.4−0.9
	buccal	permanent	1	0.32−0.78	0.64−0.85	0.65−0.84
VistaProof	occlusal buccal	permanent permanent	3 1	0.26−0.92 0.74−0.85	0.41−0.98 0.49−0.80	0.72−0.97 0.66−0.80
CarieScan Pro	occlusal	primary permanent	3 2	0.72−0.91 0.3−0.92	0−0.92 0.75−0.97	0.47−0.92 0.973
SoproLife	occlusal	primary permanent	1 2	0.86−0.98 0.93−0.95	0.92−0.96 0.55−0.88	0.94−0.98 0.89

2. 荧光辅助去龋法（fluorescence−aided caries excavation，FACE）

应用 FACE 的主要设备有 SIRO Inspect，其通过滤光镜过滤 500nm 以下的短波长，观察 405nm 蓝光照射牙体组织，可见龋损牙体组织呈红色，而正常牙体组织呈绿色，以此提供定性的直观依据。

Blumer 等人[13]对 150 名 6～14 岁咬合面完整、无龋损空洞儿童的第一恒磨牙进行咬合面龋检查。研究者对比了视诊、FACE 及 X 线检查等方法的可靠性、特异性与敏感性。结果显示大多数咬合面龋可以通过视诊（75.8%）与 FACE（79.1%）发现，视诊与 FACE 密切相关（$\chi^2=37.9$，$\varphi=0.498$，$P<0.001$）。与 X 线检查（55% 的敏感性和 60% 的特异性）相比，FACE 在检测咬合面龋方面具有更高的敏感性（87%）和特异性（65%）。虽然视诊仍然是检测儿童第一恒磨牙咬合面龋的最佳方法，但 FACE 是一种有效且准确的工具，可能有助于检测和制订治疗决策。

3. 定量激光荧光法（quantitative laser fluorescence，QLF）

QLF 可对龋损牙体组织釉质脱矿程度进行定量分析，是一种检测早期龋的、非创伤性的敏感方法，机制为龋损牙体组织受到激光照射后激发的自然荧光强度由于散射比正常牙体组织低[14]。其原理是运用蓝绿范围的可见激光作为光源，激发牙体组织产生荧光，通过量化龋损牙体组织因脱矿而造成的荧光损失差值来定量检测早期龋。氩离子激光器发出蓝绿光激发荧光，用高透过的滤过镜观察釉质在黄色区域发出的荧光，可滤过牙的散射蓝光，脱矿的区域呈黑色，病变在亮绿色背景上显示为暗点。

de Josselin de Jong 等人[15]介绍了 QLF 在体内早期釉质龋检测的首次应用，Al-Khateeb 等[16]在一项为期 12 个月的研究中将 QLF 应用于固定矫治器治疗期间对正畸托槽周围形成的龋损牙体组织进行检测。

Brouwer 等人[17]旨在评估不同方法检测继发性龋的有效性，共纳入了 23 项研究，大多数研究在体外条件下对继发性龋进行检测（$n=21$），只有 2 项研究是在临床条件下对继发性龋进行检测。大多数研究（$n=22$）主要评估磨牙和前磨牙。研究结果显示，QLF 在评估的检测方法中敏感性最高（0.66），而特异性最低（0.62）（表 1-1-4）。

表 1-1-4 不同方法检测继发性龋的有效性及亚组分析

	Index Test				
	Visual	Tactile	Radiographic	LF	QLF
Validity					
No. of studies (lesions)	11 (1598)	7 (1383)	13 (1074)	8 (600)	3 (162)
Sensitivity	0.59 (0.55/0.63)	0.28 (0.24/0.32)	0.53 (0.49/0.57)	0.50 (0.44/0.55)	0.66 (0.55/0.75)
Specificity	0.78 (0.75/0.81)	0.86 (0.83/0.88)	0.83 (0.79/0.86)	0.83 (0.78/0.88)	0.62 (0.49/0.74)
Positive likelihood	2.49 (1.47/4.22)	1.52 (0.99/2.33)	2.76 (1.81/4.23)	3.44 (2.53/4.70)	1.70 (1.21/2.40)
Negative likelihood	0.51 (0.41/0.63)	0.85 (0.74/0.98)	0.57 (0.47/0.70)	0.49 (0.34/0.70)	0.57 (0.40/0.82)
Diagnostic OR	5.43 (3.05/9.65)	1.83 (1.05/3.21)	6.00 (3.15/11.3)	8.55 (5.28/13.9)	3.03 (1.52/6.05)
Heterogeneity					
Q (P value)	21.91 (0.01)	14.21 (0.02)	37.84 (<0.001)	4.94 (>0.05)	0.90 (>0.05)
I^2, %	59	58	68	0	0
Subgroup analysis					
Setting (clinical/in vitro)	1/10	1/6	1/12	1/7	0/3
rDOR (clinical vs. in vitro)	n/a	10.2 (0.46/222)	0.33 (0.02/6.36)	0.71 (0.12/4.24)	n/a
Dentition (primary/permanent)	2/9		2/11		1/2
rDOR (primary vs. permanent)	3.40 (0.74/15.62)	4.18 (0.19/93)	0.60 (0.07/5.28)	0.73 (0.08/6.78)	n/a
Surfaces (nonproximal/proximal)	4/6; 1 unclear	4/2; 1 unclear	4/9	2/6	1/1; 1 unclear
rDOR (nonproximal vs. proximal)	1.13 (0.62/2.07)	1.00 (0.42/2.39)	1.18 (0.26/5.33)	2.32 (0.61/8.79)	n/a
Material (amalgam/tooth colored)	7/4	7/0	9/8	5/4	1/2
rDOR (amalgam vs. composite)	2.95 (0.69/12.6)	n/a	0.79 (0.11/5.79)	0.46 (0.06/3.73)	n/a
Lesions (all lesions/advanced lesions)	9/14	7/2	13/2	8/3	3/2
rDOR (dentin lesions vs. all lesions)	0.83 (0.33/2.07)	1.17 (0.24/5.78)	0.42 (0.07/2.38)	0.40 (0.10/0.66)	n/a

Mean (95% confidence interval) estimates are given. Accuracy and heterogeneity estimates are shown in the upper block. The lower block shows results of subgroup comparisons, with rDORs indicating possible diagnostic differences in the comparator (first group) versus the reference (second group); e.g., clinical vs. in vitro studies).
LF, laser fluorescence; QLF, quantitative light-induced fluorescence; rDOR, relative diagnostic odds ratio.

四、光学相干断层扫描法（optical coherence tomography，OCT）

OCT 的概念最早为借助一种新的非接触式、非侵入性断层成像的光学检测技术，集激光光学技术、超灵敏探测技术、精密自动控制技术和计算机图像处理技术为一体，从而获得生物组织内部微观结构的高分辨截图图像。当将OCT 拓展到对生物组织进行成像时，其利用近红外线及光学干涉原理进行成像。简单地说就是将光源发出的光线分成两束，一束发射到被测物体，这段光束被称为信号臂，另一束发射到参照反光镜，称为参考臂。然后把从被测物体（信号臂）和从参照反光镜（参考臂）反射回来的两束光信号叠加。当信号臂和参考臂的长度一致时，就会发生干涉。从被测物体中反射回来的光信号随被测物体的形状而显示不同强弱。把它与从参照反光镜反射回来的光信号叠加，光波定点方向一致时信号增强（增加干涉），光波定点方向相反时信号减弱（削减干涉）。形成干涉的条件是频率相同，相位差恒定。利用干涉原理，OCT 比较标准光源与反射信号以增强单一反射，减弱散射光线的放射。由于干涉只发生在信号臂和参考臂长度相同时，所以改变参照反光镜的位置，就改变了参考臂的长度，从而可以得到不同深度的被测物体的信号。这些光信号经过计算机处理便可得到组织断层图像[18]。

OCT 测量的分辨率通常可以达到几微米，尤为适合检测具有双折射特性的牙体组织的细微病变，因此能及时发现牙齿内部微小的脱矿区域，对于检测早期龋具有重要意义[18]。Colston 等人[19] 和 Amaechi 等人[20] 相继获得了正常和龋损牙体组织的 OCT 图像，有研究采用 OCT 测量了牙体组织的折射率，同时也利用 OCT 获得了牙体组织的偏振特性。OCT 已经证实可以应用于口腔医学检测。

李燕妮等人[21]对新鲜拔除的、除去牙根牙髓的牛下切牙进行 OCT，采集图像并获得脱矿深度值，并将离体牙制成牙磨片，在偏振光显微镜下观察后测量脱矿深度值。结果显示 OCT 与偏振光显微镜测得的脱矿深度值结果一致（$P>0.05$），提示 OCT 在早期龋的检测中有着广阔的应用前景。

Macey 等人[22]为了评估不同光学技术〔OCT、光纤透照法（FOTI）、近红外光谱技术（NIR）〕对儿童或成人牙釉质龋检测的准确性，纳入了来自 23 项研究的 24 个数据集，这些研究评估了 16702 个牙齿表面，其中 1171 个牙齿表面的 10 个数据集评估了 OCT，结果显示 OCT 的敏感性为 0.94（$95\%CI=0.88\sim0.97$），与 NIR、FOTI 相比，OCT 表现出了出色的敏感性（图 1-1-

1）。OCT 可作为传统口腔检查的辅助工具，在临床视诊、探诊不足以诊断时确诊临界病例。

然而，OCT 也有局限性，OCT 设备还需要进一步的研究和改进，以便能更有效地向临床口腔工作者普及。尽管理论上 OCT 使用培训时间较短，但鉴于目前口腔医学生学习的一般是 X 线检查，普及 OCT 设备的使用方法也是至关重要的。

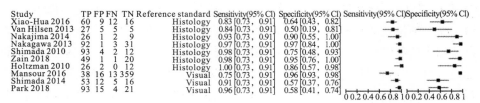

Study	TP	FP	FN	TN	Reference standard	Sensitivity(95% CI)	Specificity(95% CI)	Sensitivity(95% CI)	Specificity(95% CI)
Xiao-Hua 2016	60	9	12	16	Histology	0.83 [0.73, 0.91]	0.64 [0.43, 0.82]		
Van Hilsen 2013	27	5	5	5	Histology	0.84 [0.73, 0.91]	0.50 [0.19, 0.81]		
Nakajima 2014	26	1	2	9	Histology	0.93 [0.73, 0.91]	0.90 [0.55, 1.00]		
Nakagawa 2013	92	1	3	31	Histology	0.97 [0.73, 0.91]	0.97 [0.84, 1.00]		
Shimada 2010	93	4	2	12	Histology	0.98 [0.73, 0.91]	0.75 [0.48, 0.93]		
Zain 2018	49	1	1	20	Histology	0.98 [0.73, 0.91]	0.95 [0.76, 1.00]		
Holtzman 2010	26	2	0	12	Histology	1.00 [0.73, 0.91]	0.86 [0.57, 0.98]		
Mansour 2016	38	16	13	359	Visual	0.75 [0.73, 0.91]	0.96 [0.93, 0.98]		
Shimada 2014	53	12	5	16	Visual	0.91 [0.73, 0.91]	0.57 [0.37, 0.76]		
Park 2018	93	15	4	21	Visual	0.96 [0.73, 0.91]	0.58 [0.41, 0.74]		

图 1-1-1　根据 OCT 应用的参考标准分类进行分组的森林图

五、光纤透照法（fiber-optic transillumination，FOTI）

FOTI 是一种方便无创的龋检测方法，由 Friedman 和 Marcus 于 1970 年首次提出，而后逐渐受到人们的广泛关注[23]。FOTI 观察龋损牙体组织的原理是光在传播过程中与物质发生相互作用时，光的性质会发生变化，此时光可作为信息的载体反映物质对光的吸收、散射和反射等能力，可呈现不同的图像，借以对物质加以区分。龋损牙体组织由于无机物质的脱矿、有机物质的分解，导致牙体组织结构改变，增加了光的散射并吸收光子，从而使龋损牙体组织出现阴影，检测者可以通过对比龋损牙体组织脱矿区域的阴影与正常牙体组织的高透影，分析牙体组织是否龋损及龋损范围[24]。FOTI 操作简便，但由于FOTI 适用于监测邻面龋而敏感性不高，早期 FOTI 在临床上并没有被广泛应用[24]。

随着技术发展，数字化摄影与 FOTI 相结合的新型数字化光纤透照技术（digital imaging fiber optic transillumination，DIFOTI，商品名为DIAGNOcam™）成了敏感性高的早期邻面龋检测方法，也成了目前儿童口腔医学领域所关注的热点，可以非常有效地应用到临床日常实践中[25]。DIAGNOcam 是于 2012 年在欧洲推出的一种近红外光透照装置，该装置使用波长为 780nm 的近红外光，其带有光纤的弹性臂将光通过牙龈和牙槽骨照射到牙根，并从牙根传递到牙冠上。DIAGNOcam 由光纤透照探头、数字化摄像头以及图像处理系统（cam 系统）组成。光纤透照探头由 2 个近红外光反射头端组成，可夹持于待测牙的颊舌面，数字化摄像头位于 面，夹持后由数字化摄像头拍摄照片。

DIFOTI 的原理是利用龋损牙体组织的光学性质不同于周围的正常牙体组织，龋损牙体组织会增加光的散射并吸收光子，从而使龋损牙体组织出现阴影。光（波长在 400~700nm）通过放置在口腔内的光纤透照探头照射在被检测的牙面上，光与牙体组织发生相互作用，传感器（包括光纤透照探头、数字化摄像头）捕捉临床数据，将图像进行数字化处理传入计算机，继而得到牙齿的透射图像，通过与周围组织进行明暗对比，判断龋损范围和龋洞深度。

DIFOTI 能够在去龋之前，用无创、无辐射的方法，反复、多次检查并获取检测图像，评估龋损范围和龋洞深度。数值与龋洞完全去净腐质后的实际龋洞深度有很好的一致性，临床中 DIFOTI 对于龋齿诊治的作用有待进一步研究[26]。

Macey 等人[22]对用于检测牙釉质龋的不同设备的敏感性和特异性进行了比较，结果表明不同设备在敏感性和特异性方面存在差异 $[\chi^2(4)=34.17,$ $P<0.01]$。在纳入的 23 项研究中有 6 项研究 FOTI，2 项研究 DIFOTI。进一步的分析表明，不同设备的敏感性存在差异 $[\chi^2(2)=31.24，P<0.01]$，FOTI/DIFOTI 的敏感性为 0.47（$95\%CI=0.35\sim0.59$），但不同类型设备的特异性无显著差异 $[\chi^2(2)=3.47，P=0.18]$，FOTI/DIFOTI 的特异性为 0.92（$95\%CI=0.86\sim0.96$）（图 1-1-2）。在纳入分析的设备中，FOTI/DIFOTI 的特异性最高，这一发现可能是因为 FOTI 很容易被染色或存在结构问题，这些因素可能会降低敏感性并增加其特异性。因此 FOTI/DIFOTI 可以被认为是检测龋的有用工具，尤其是作为视诊的辅助手段，并且简单、便宜。

Study	TP	FP	FN	TN	Reference standard	Sensitivity (95% CI)	Specificity (95% CI)	Sensitivity (95% CI)	Specificity (95% CI)
Ashley 1998	13	5	49	36	Histology	0.21 [0.12, 0.33]	0.88 [0.74, 0.96]		
Chawla 2012	30	2	52	51	Histology	0.37 [0.26, 0.48]	0.96 [0.87, 1.00]		
Astvaldsdottir 2012	41	3	22	31	Histology	0.65 [0.52, 0.77]	0.91 [0.76, 0.98]		
Sidi 1988	73	179	165	8378	Radiograph	0.31 [0.25, 0.37]	0.98 [0.98, 0.98]		
Laitala 2017	225	410	190	1278	Radiograph	0.54 [0.49, 0.59]	0.76 [0.74, 0.78]		
Obry-Musset 1988	282	99	146	2118	Radiograph	0.66 [0.61, 0.70]	0.96 [0.95, 0.96]		
Holt 1989	41	33	20	687	Radiograph	0.67 [0.54, 0.79]	0.95 [0.94, 0.97]		
Mialhe 2003	65	8	106	20	Visual	0.38 [0.31, 0.46]	0.71 [0.51, 0.87]		

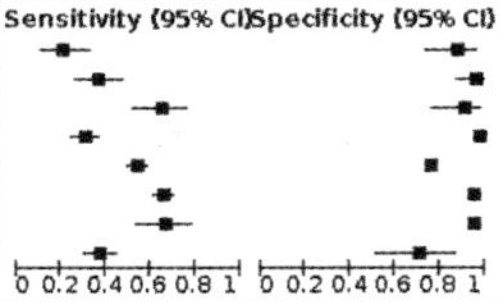

图 1-1-2 根据 FOTI/ DIFOTI 应用的参考标准分类进行分组的森林图

Antipoviene 等人[27]的一项前瞻性临床研究比较了根尖 X 线片（periapical radiographs，PR）与 DIFOTI 两种方法检测的邻面龋的脱矿质深度。研究样本由 21~24 岁的 4 名男性与 6 名女性组成，通过两种方法（PR 和 DIFOTI）检查受试者的所有牙齿。研究共检查到 31 处邻面龋，其中 9 处位于磨牙，22 处位于前磨牙。与 DIFOTI 相比，使用 PR 记录的脱矿质评分更高，虽然

DIFOTI 不能用作 PR 的替代品来确定龋的脱矿质深度，但 DIFOTI 由于减少了电离辐射并减轻了患者的不适，可作为放射学评估之前的早期龋检测的辅助检查[28]。

奚瑾秋等人[29]为了评估 DIFOTI 检测乳磨牙邻面龋的准确性，采用视诊、𬌗翼片检查，同时使用 DIAGNOcam 获取数字化光线透照图像，结果显示，DIFOTI 的 ROC 曲线下面积为 0.729，𬌗翼片的 ROC 曲线下面积为 0.732，两者之间的无显著差异（$P > 0.05$），因此 DIFOTI 可用于乳磨牙邻面龋的检测，且准确性较高（图 1-1-3）。

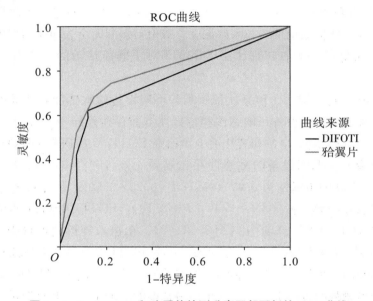

图 1-1-3　DIFOTI 和𬌗翼片检测乳磨牙邻面龋的 ROC 曲线

六、电阻抗技术（electrical caries monitor，ECM）

点隙裂沟是龋的好发部位之一，一般来说，临床上依其色、形、质的改变，凭借肉眼和探针是可以诊断的，但对潜行性咬合面点隙裂沟龋，仅靠肉眼和探针易漏诊，ECM 主要用于咬合面点隙裂沟龋的检测，方法简单、灵敏、稳定。

ECM 的原理是由于龋损牙体组织脱矿，晶体结构中的孔隙增大，孔隙间充满含有多种离子的液体，使得该部位电传导性增加，阻抗减小，从而利用电位差来检测龋[30, 31]。当病变侵犯牙本质时，牙本质小管内液体的存在使得牙本质的导电率较牙釉质高，此时阻抗进一步降低。ECM 设备可发送多个频率交流电并由此创建阻抗点的频谱，根据频谱分析龋的严重程度。该技术通过特制的探针测量牙的电阻，探针头可发出较小的电流，通过釉质、牙本质、髓腔。检测者将探针尖放在所检查牙的某几个部位上，设备上便可显示数据来说明该部位是正常还是脱矿以及脱矿程度，同时进行数据记录。

ECM™是由荷兰 Lode Diagnostics BV 推出的一款产品，其由电源、主机、检测电极、回路电极和液晶显示器构成。检测电极为中空弧形探针，使用探针末端的一个固定点可进行阻抗测量[22]。

CarieScan PRO™是苏格兰 DUNDEE 公司生产的一款基于 ECM 原理的新型龋齿检测设备。它使用传感器来检测正常牙体组织和龋损牙体组织之间的电导差异，结果显示在手柄屏幕上，其可以评估龋损病变深度[32]。检测时，为保持有交流电通过，首先需要将牙齿冲洗 5 秒，然后用无水无油气体吹干 3 秒，将 CarieScan PRO 配套检测探头以轻微的力压入牙齿裂缝，以确保探头的尖端不会移动，当仪器手柄屏幕显示的数值保持不变时，记录下数值，随即检测完成。数值代表龋损病变程度：1～20 表示完好的牙釉质，21～90 表示牙釉质龋损，91～99 表示早期牙本质龋损，100 分则被认为是确定的牙本质龋损。

Macey 等人[32]为了确定不同电导设备（ECM、CarieScan PRO）在不同人群（儿童、青少年和成年人）中检测非空洞龋损的准确性，纳入了包含 719 个牙齿表面的 7 项研究，ECM 涉及包含 475 个牙齿表面的 4 项研究，CarieScan PRO 涉及包含 244 个牙齿表面的 3 项研究。通过 meta 分析得知，ECM 敏感性为 0.61～0.98、特异性为 0.73～0.96，CarieScan PRO 敏感性为 0.55～0.91、特异性为 0.00～1.00（图 1-1-4、图 1-1-5）。

Study	TP	FP	FN	TN	Test type	Sensitivity (95% CI)	Specificity (95% CI)	Sensitivity (95% CI)	Specificity (95% CI)
Kockanat 2017	86	2	8	24	CarieScan Pro	0.91 [0.84, 0.96]	0.92 [0.75, 0.99]		
Mortensen 2018	32	0	26	2	CarieScan Pro	0.55 [0.42, 0.68]	1.00 [0.16, 1.00]		
Teo 2014	43	18	3	0	CarieScan Pro	0.93 [0.82, 0.99]	0.00 [0.00, 0.19]		
Ashley 1998	40	11	22	30	ECM	0.65 [0.51, 0.76]	0.73 [0.57, 0.86]		
Kucukyilmaz 2015	161	1	3	35	ECM	0.98 [0.95, 1.00]	0.97 [0.85, 1.00]		
Pereira 2011	34	8	21	33	ECM	0.62 [0.48, 0.75]	0.80 [0.65, 0.91]		
Ricketts 1997	30	1	19	26	ECM	0.61 [0.46, 0.75]	0.96 [0.81, 1.00]		

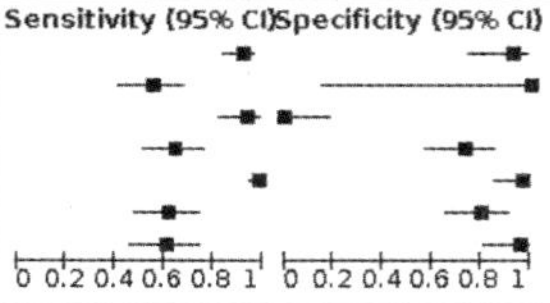

图 1-1-4　按检测设备类型分组的森林图

Study	TP	FP	FN	TN	Primary/Permanent	Sensitivity (95% CI)	Specificity (95% CI)	Sensitivity (95% CI)	Specificity (95% CI)
Kockanat 2017	86	2	8	24	Primary	0.91 [0.84, 0.96]	0.92 [0.75, 0.99]		
Kucukyilmaz 2015	161	1	3	35	Primary	0.98 [0.95, 1.00]	0.97 [0.85, 1.00]		
Teo 2014	43	18	3	0	Primary	0.93 [0.82, 0.99]	0.00 [0.00, 0.19]		
Ashley 1998	40	11	22	30	Permanent	0.65 [0.51, 0.76]	0.73 [0.57, 0.86]		
Mortensen 2018	32	0	26	2	Permanent	0.55 [0.42, 0.68]	1.00 [0.16, 1.00]		
Pereira 2011	34	8	21	33	Permanent	0.62 [0.48, 0.75]	0.80 [0.65, 0.91]		
Ricketts 1997	30	1	19	26	Permanent	0.61 [0.46, 0.75]	0.96 [0.81, 1.00]		

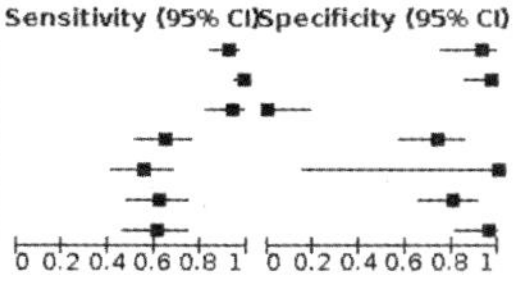

图 1-1-5　按检测牙列类型分组的森林图

ECM 需要精确放置探针末端，才能成功地检测出龋齿。CarieScan Pro 则可通过放置与牙齿更大表面积接触的簇状尖端（多金属纤维）来降低对末端精确放置的要求。

Sürme 等人[33]对 240 颗拔除的乳牙和恒牙进行评估，然后对牙齿进行切片后使用 CarieScan Pro、DIAGNOdent Pen 和 DIAGNOcam 进行检测，结果显示，CarieScan Pro 在检测恒牙牙本质龋和乳牙龋方面的性能较差。

七、高频超声成像（high－frequency ultrasound imaging，HFUS imaging）

超声波穿透能力强、穿透深度足够深，因此足以探测牙齿等硬组织，此外超声波的分辨率与 X 线相当。与光学成像设备检测早期龋相比，HFUS 对散射的敏感性不如光学成像，因此能保持良好的空间分辨率[34]。HFUS 是用超声波照射到牙齿表面，通过测量回音的强弱来判断是否有龋损及其损坏程度的一种方法，目前常用的超声波是中心频率为 18 MHz 的超声波（图 1－1－6）[35]。

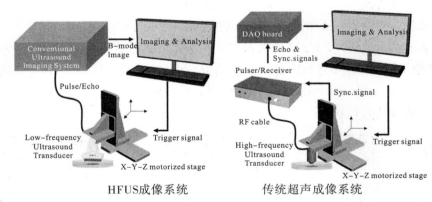

HFUS成像系统 　　　　　 传统超声成像系统

图 1－1－6　超声成像系统

假设完整釉质的含矿率为 100%，有一恒定的超声回音，脱矿釉质或釉牙本质交界处的回音强度则大不相同，回音强度与龋损牙体组织中矿物质量有着明显的关系，所含矿物质量即使有很小的变化，回音强度也将有很大的改变，进一步的研究还在进行中，超声波在龋的检测，特别是早期龋的检测中将有很大的作用。

鉴于 HFUS 在观察人体内部结构方面的优越性，Kim 等人[35]进行了一项验证 HFUS 检测早期龋损深度的实验。结果显示 HFUS 具有检测早期龋的潜力，并能够定量分析早期龋损深度（图1－1－7）。

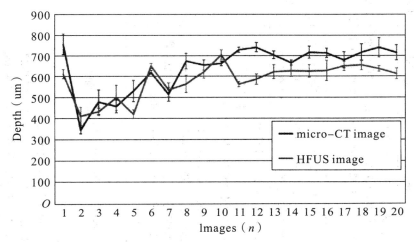

图 1－1－7 microCT 和 HFUS 测量龋损的平均最大深度

八、总结

对龋损和正常的牙体组织进行检测和区分，在大部分情况下，基于循证医学的方法（如视诊、探诊和影像学检查）仍是主要的检测方法，激光激发荧光法、光学相干断层扫描法、定量光导荧光法、光纤透照法、电阻抗技术、高频超声成像等方法可作为辅助临床检测和决策的补充手段，其相关比较详见表1－1－5。然而这些龋的早期检测技术多开发于20世纪90年代至21世纪初，近年来关于龋早期检测技术的研究并无突破性进展。随着技术的发展以及其他学科技术与口腔医学结合日益密切，多个新兴检测技术相互融合共同用于龋早期检测将成为主流。

表1-1-5 不同龋早期检测技术的比较

诊断技术	原理	使用工具	优点	缺点	适应证	非适应证
视诊、探诊	釉质色泽改变、探诊粗糙感	探针	是龋检测的标准	1. 体内、体外条件下诊断的标准误差大 2. 判断主观性强、不稳定	1. 光滑面早期龋 2. 恒磨牙殆面龋	邻面早期龋
影像学检查	龋损牙体组织影像学呈现低密度、圆弧形凹陷缺损/刀凹状缺损	X线机	提高检测精度	1. X线照射不均匀 2. 牙齿密度由于自然变化有差异	1. 邻面早期龋 2. 牙釉质龋 3. 牙本质龋	早期点隙沟龋
龋病染色剂法	染料渗透入牙本质、与脱矿牙本质中的胶原纤维结合	sable seek 龋病染色剂	直观	1. 操作烦琐、需反复染色 2. 缺乏准确性和选择性	牙本质龋	—
LIF	一定波长的激光照射到矿化程度不同的牙面上、根据激发发出荧光强度的差异定量分析龋损	DIAGNOdent	1. 非创伤检测方法 2. 适合长期监测龋损	1. 菌斑、牙体表面色素沉着等可造成假阳性 2. 无法区分钙化不良与龋损	1. 乳牙龋 2. 殆面点隙裂沟龋	—
FACE	通过500nm滤光镜观察405nm蓝光照射的牙体组织、龋损牙体组织呈红色、正常牙体组织呈绿色	SIRO Inspect Facelight去龋像笔	1. 直观、定性 2. 便于临床操作	残余菌斑、结石对显色有干扰	咬合面龋	—
OCT	利用近红外线光学干涉原理进行成像	OCT成像系统	1. 非接触式、非侵入性 2. 可用于婴儿、孕妇	1. 难以对不透光修复体进行检查 2. 无法观察龋损到牙髓的距离	1. 牙釉质龋 2. 牙本质龋	—

续表

诊断技术	原理	使用工具	优点	缺点	适应证	非适应证
QLF	龋损牙体组织受到激光照射后激发的自然荧光强度由于散射比正常牙体组织降低	QLF-D Biluminator	1. 定量诊断 2. 敏感性高	操作较复杂	光滑面龋	牙本质龋
FOTI/DIFOTI	龋损牙体组织的光学性质不同于周围的正常牙体组织，龋损牙体组织会增加光的散射并吸收光子，从而使龋损牙体组织出现阴影	DIAGNOcam	1. 无创、无辐射 2. 可反复、多次检查并获取成像 3. 可以用于测量龋损的深度 4. 简单便宜	1. FOTI仪器纤维探头较大、操作不便 2. 无法检测龋损进展	1. 邻面龋 2. 咬合面龋 3. 乳牙龋 4. 恒牙龋	—
ECM	龋损部位脱矿，晶体结构中的孔隙增大、孔隙间充满有多种离子的液体，使得该部位电传导性增加、电阻减小，通过检测部位电阻改变诊断龋损	CarieScan PRO	方法简单、灵敏、稳定	需精确放置探针末端才能成功地检测龋	咬合面龋、点隙裂沟龋	1. 乳牙龋 2. 恒牙牙本质龋
HFUS	用超声波照射到牙齿表面，通过测量回音的强度判断是否有龋损及其损坏程度	HFUS成像系统	1. 保持良好的空间分辨率 2. 能够定量分析早期龋损深度	—	早期龋	—

15

【参考文献】

［1］Gomez J，Tellez M，Pretty IA，et al. Non－cavitated carious lesions detection methods：a systematic review ［J］. Community Dent Oral Epidemiol，2013，41（1）：54－66.

［2］Pitts NB，Stamm JW. International Consensus Workshop on Caries Clinical Trials（ICW－CCT）－final consensus statements：agreeing where the evidence leads ［J］. J Dent Res，2004，C125－C128.

［3］胡轶，苏丽萍，王胜朝. 国际龋病检测与评估系统（ICDAS）的介绍 ［J］. 牙体牙髓牙周病学杂志，2016，26（9）：554－558.

［4］Janjic Rankovic M，Kapor S，Khazaei Y，et al. Systematic review and meta－analysis of diagnostic studies of proximal surface caries ［J］. Clin Oral Investig，2021，25（11）：6069－6079.

［5］Wenzel A. Radiographic display of carious lesions and cavitation in approximal surfaces：advantages and drawbacks of conventional and advanced modalities ［J］. Acta Odontol Scand，2014，72（4）：251－264.

［6］李涓，李玉晶，栗文成. 3种X线检查方法对早期邻面龋诊断能力的比较 ［J］. 北京口腔医学，2004，12（1）：32－35.

［7］Musri N，Christie B，Ichwan SJA，et al. Deep learning convolutional neural network algorithms for the early detection and diagnosis of dental caries on periapical radiographs：a systematic review ［J］. Imaging Sci Dent，2021，51（3）：237－242.

［8］赵洋，毕良佳. 龋齿指示剂的研究 ［J］. 中华老年口腔医学杂志，2018，16（1）：61－64.

［9］梁景平. 龋病早期诊断新技术的研究与应用 ［J］. 中华口腔医学杂志，2021，56（1）：33－38.

［10］Yip HK，Stevenson AG，Beeley JA. The specificity of caries detector dyes in cavity preparation ［J］. Br Den J，1994，176（11）：417－421.

［11］Macey R，Walsh T，Riley P，et al. Fluorescence devices for the detection of dental caries ［J］. Cochrane Database Syst Rev，2020，12（12）：CD013811.

［12］Foros P，Oikonomou E，Koletsi D，et al. Detection methods for early caries diagnosis：a systematic review and meta－analysis ［J］. Caries

Res，2021，55（4）：247-259.

[13] Blumer S，Kharouba J，Kats L，et al. Visual examination，fluorescence-aided caries excavation（face）technology，bitewing X-ray radiography in the detection of occlusal caries in first permanent molars in children［J］. J Clin Pediatr Dent，2021，45（3）：152-157.

[14] Angmar-Månsson B，ten Bosch JJ. Quantitative light-induced fluorescence（QLF）：a method for assessment of incipient caries lesions［J］. Dentomaxillofac Radiol，2001，30（6）：298-307.

[15] de Josselin de Jong E，Sundström F，Westerling H，et al. A new method for in vivo quantification of changes in initial enamel caries with laser fluorescence［J］. Caries Res，1995，29（1）：2-7.

[16] Al-Khateeb S，Forsberg CM，de Josselin de Jong E，et al. A longitudinal laser fluorescence study of white spot lesions in orthodontic patients［J］. Am J Orthod Dentofacial Orthop，1998，113（6）：595-602.

[17] Brouwer F，Askar H，Paris S，et al. Detecting secondary caries lesions：a systematic review and meta-analysis［J］. J Dent Res，2016，95（2）：143-151.

[18] Luong MN，Shimada Y，Araki K，et al. Diagnosis of occlusal caries with dynamic slicing of 3d optical coherence tomography images［J］. Sensors（Basel），2020，20（6）：1659.

[19] Colston BW Jr，Everett MJ，Da Silva LB，et al. Imaging of hard-and soft-tissue structure in the oral cavity by optical coherence tomography［J］. Appl Opt，1998，37（16）：3582-3585.

[20] Amaechi BT，Higham SM，Podoleanu AG，et al. Use of optical coherence tomography for assessment of dental caries：quantitative procedure［J］. J Oral Rehabil，2001，28（12）：1092-1093.

[21] 李燕妮，王冠华，姚晖，等. 基于OCT技术的光滑面早期人工龋的定量检测研究［C］. 天津市生物医学工程学会第三十一届学术年会论文集，2011.

[22] Macey R，Walsh T，Riley P，et al. Transillumination and optical coherence tomography for the detection and diagnosis of enamel caries［J］. Cochrane Database Syst Rev，2021，1（1）：CD013855.

［23］ Friedman J，Marcus MI. Transillumination of the oral cavity with use of fiber optics ［J］. J Am Dent Assoc，1970，80（4）：801－809.

［24］ Pretty IA. Caries detection and diagnosis：novel technologies ［J］. J Dent，2006，34（10）：727－739.

［25］ Abdelaziz M，Krejci I. DIAGNOcam－a near infrared digital imaging transillumination（NIDIT）technology ［J］. Int J Esthet Dent，2015，10（1）：158－165.

［26］ 于江利，唐仁韬，冯琳，等. 数字化光纤透照法判断龋洞深度 ［J］. 北京大学学报（医学版），2017，49（1）：81－85.

［27］ Antipoviene A，Girijotaite M，Bendoraitiene EA. Assessment of the depth of clinically detected approximal caries lesions using digital imaging fiber－optic transillumination in comparison to periapical radiographs ［J］. J Oral Maxillofac Res，2020，11（1）：e3.

［28］ Bin－Shuwaish M，Yaman P，Dennison J，et al. The correlation of DIFOTI to clinical and radiographic images in class Ⅱ carious lesions ［J］. J Am Dent Assoc，2008，139（10）：1374－1381.

［29］ 奚瑾秋，曲兴民，杨映，等. 数字化光纤透照法诊断儿童乳磨牙邻面龋的准确性研究 ［J］. 北京口腔医学，2021，29（4）：243－246.

［30］ 刘红春. 电阻抗仪在根龋早期诊断预防中的基础和应用研究 ［D］. 成都：四川大学，2005.

［31］ Ricketts DN，Kidd EA，Liepins PJ，et al. Histological validation of electrical resistance measurements in the diagnosis of occlusal caries ［J］. Caries Res，1996，30（2）：148－155.

［32］ Macey R，Walsh T，Riley P，et al. Electrical conductance for the detection of dental caries ［J］. Cochrane Database Syst Rev，2021，3（3）：CD014547.

［33］ Sürme K，Kara NB，Yilmaz Y. In vitro evaluation of occlusal caries detection methods in primary and permanent teeth：a comparison of CarieScan PRO，DIAGNOdent pen，and DIAGNOcam methods ［J］. Photobiomodul Photomed Laser Surg，2020，38（2）：105－111.

［34］ Vogt M，Knüttel A，Hoffmann K，et al. Comparison of high frequency ultrasound and optical coherence tomography as modalities for high resolution and non invasive skin imaging ［J］. Biomed Tech

（Berl），2003，48（5）：116—121.

［35］Kim J，Shin TJ，Kong HJ，et al. High—frequency ultrasound imaging for examination of early dental caries ［J］. J Den Res，2019，98（3）：363—367.

（黄睿洁　彭佳涵）

第二节　龋的早期控制

- 氟化物是目前临床公认的有效防龋剂，目前常用的氟化物包括氟化泡沫、氟漆和氟化氨银。

- 建议在正畸治疗期间定期、常规使用氟化泡沫以减少白垩斑形成。使用氟化泡沫/凝胶后立即用水冲洗对氟化物促进再矿化的能力影响不大。

- 局部应用氟漆可以有效预防正畸患者牙釉质脱矿、窝沟早期龋和治疗牙本质过敏症。

- 氟化氨银可以有效预防乳牙龋，显著延缓乳牙继发牙本质龋的发展。但氟化银的氧化作用会导致口腔黏膜浅表染色、产生黑斑。

- 树脂渗透技术作为一种新兴、微创的早期龋治疗方法在临床上逐渐被广泛使用。渗透树脂可进入发生脱矿的釉质孔隙，固化后封闭孔隙，进而封闭有机酸扩散的通道，促进牙釉质修复，可有效延缓乳牙和恒牙的早期邻面龋与平滑面龋的发展，还可用于釉质发育不全者，但渗透树脂对于已形成的龋洞几乎没有充填作用，不适用于治疗早期窝沟龋。

龋是一种由细菌引起的牙体硬组织感染性疾病，早期龋的病理改变是牙齿表层下脱矿，但是表层牙体组织并无显著缺损，近乎完整。受到矿物质丢失等因素的影响，牙齿将会呈现多孔性的特点，进而导致患者牙面变色和失去光泽。光滑面早期龋多呈白垩色改变（白垩斑），牙面粗糙窝沟早期龋表现为窝沟变黑，探针可以插入[1]。如果采取有效的预防措施去除龋的危险因素，就可以延缓龋的发展，因此龋的早期有效控制对患者的预后具有十分重要的作用。氟化物是目前临床公认的有效防龋剂。目前常用的氟化物包括氟化泡沫、氟漆和氟化氨银。树脂渗透技术因具有无须钻磨、最大程度保留牙体组织、经济成本低等优点，作为一种新兴、微创的早期龋治疗方法在临床上开始使用。本章节就龋的早期控制进行系统性阐述，并对目前技术的发展及其临床应用做相应介绍。

一、氟化物

1. 氟化泡沫

氟化泡沫（fluoride foam）是一种富含氟离子的泡沫，含氟浓度为 1.23%，pH 值为 3~4，氟以氢氟酸（hydrofluoric acid，HF）的形式存在[2]。氟化泡沫作为一种局部应用的防龋剂自 20 世纪 80 年代末期开始应用，通过涂布于牙齿表面连续不断释放氟化物，对牙釉质表面起到保护作用。

1）氟化泡沫发挥作用的主要机制：

（1）氟化泡沫能对致龋菌的生长与代谢起到抑制作用，使致龋菌产酸减少[3]。

（2）氟化泡沫能在牙釉质表面形成微孔并以气泡形式附着，可以不断释放氟化物，氟化泡沫能促进牙釉质再矿化并在釉质表面形成氟化钙微粒，以此对牙体组织进行保护。

2）使用方法：

（1）彻底清洁牙面，以增强氟化泡沫与牙面的接触以及延长氟化泡沫对牙面的作用时间。

（2）将含有氟化泡沫的托盘放入口中，上下牙列轻轻咬住托盘，使氟化泡沫覆盖牙面并挤入牙齿间隙。

（3）托盘放置好后，保持托盘在口内留置过程中不松动，可用吸唾装置吸出口中唾液，避免儿童吞咽。

（4）托盘在口中留置 4 分钟后去除托盘，吐净口中泡沫，并用棉球擦拭口周残留的氟化泡沫，30 分钟内不漱口、不进食、不喝水[4]。

3）相关研究：临床研究显示，早期龋的牙釉质已经出现脱矿、微小孔隙，此时使用氟化泡沫可以防止孔隙变大。牙釉质脱矿是正畸患者面临的一个严重临床问题，通常表现为托槽周围的白垩斑（white spot lesions，WSLs）。Jiang 等人[5]为了评估 1.23%氟化泡沫对减少正畸患者 WSLs 形成的效果，进行了一项随机、双盲的对照试验，100 名受试者随机分为两组（氟化泡沫组和安慰剂组），在治疗期间分别接受氟化泡沫以及安慰剂的治疗，最后检查切牙、尖牙以及前磨牙的 WSLs 形成情况与严重程度。结果显示，氟化泡沫组 WSLs 的发生率为 13%、安慰剂组 WSLs 发生率为 51%（$P < 0.01$）。氟化泡沫组的 WSLs 评分平均增量（0.71±2.80）显著低于安慰剂组（4.36±5.41）（$P <$

0.01)。因此在正畸治疗期间应用 1.23% 氟化泡沫有效地延缓了 WSLs 的发展，建议在正畸治疗期间定期、常规使用氟化泡沫。

Benson 等人于 2004 年及 2013 年两次对使用氟化物是否能降低正畸患者治疗期间形成 WSLs 的概率进行了 Cochrane 评价。本次更新[6]则主要评估不同氟化物给药后正畸患者新 WSLs 的发生率以及龋损的严重程度（数量、大小和颜色）。本次更新共包括 10 项研究，1 项研究包含的数据信息不足，其余 9 项研究共比较了 8 项干预措施，涉及 1798 名参与者。一项研究通过对照试验得出在正畸治疗后每两个月患者专业应用氟化泡沫（12300ppmF）1 次可降低新 WSLs 的发生率（12.70% vs48.90%）（$RR = 0.26$，$95\% CI = 0.11 \sim 0.57$，共95 名参与者）（表 1-2-1）。

表 1-2-1　12300ppmF 氟化泡沫与对照组比较

12,300 ppm F APF foam compared to 0 ppm F placebo foam for preventing early tooth decay (demineralised lesions) during fixed brace treatment							
Patient or population: orthodontic patients (any age) **Setting:** orthodontic department at dental hospital in China **Intervention:** 12,300 ppm F APF foam **Comparison:** 0 ppm F placebo foam							
Outcomes	Anticipated absolute effects* (95% CI)			Relative effect (95% CI)	Certainty of the evidence (GRADE)	Number of participants (studies)	Comments
	With 0 ppm F placebo foam	With 12,300 ppm F APF foam	Difference				
Number of participants with new DLs (new DLs) Assessed with: clinical assessment Follow-up: mean 18 months	48.90%	12.70% (5.40 to 27.90)	36.20% fewer (43.60 fewer to 21 fewer)	RR 0.26 (0.11 to 0.57)	⊕⊕◯◯ LOWa,b	95 (1 RCT)	The evidence suggests that when foam, containing 12,300 ppm F, is applied by a dentist or a nurse, every 2 months, to the teeth of patients wearing fixed orthodontic appliances there might be a reduction in the number of patients who have at least 1 new DL
Number of participants with more severe DLs (severity of DLs)	None of the trials reported this outcome						

Delbem 等人[7]将研究对象分为三组，分别为不使用氟化物（安慰剂组）、使用氟化泡沫/凝胶后 30 分钟不冲洗、使用氟化泡沫/凝胶后立马冲洗，再通过测量表面硬度、松散结合的氟化物（CaF_2）以及牢固结合的氟化物（FA-like）浓度，探究使用氟化泡沫/凝胶后立即用水冲洗对促进再矿化能力的影响。结果显示与安慰剂组相比，使用氟化泡沫/凝胶治疗后牙体组织表面产生了再矿化现象，使用氟化泡沫/凝胶后立即用水冲洗对氟化物促进再矿化的能力影响不大（表 1-2-2、图 1-2-1）。

表 1-2-2 试验各组牙齿表面的硬度比较

Groups	Analysis				
	SH[a,b]	SH$_1$[a,b]	SH$_2$[a,b]	%SHR[c]	ΔKHN[d]
Placebo	368.4 ± 7.3^A	71.1 ± 9.4^A	135.0 ± 15.9^A	21.6 ± 5.8^A	$4,617.0 \pm 287.3^A$
Gel NR[e]	369.3 ± 9.9^A	78.8 ± 11.7^A	181.4 ± 25.9^B	36.0 ± 7.3^B	$2,283.0 \pm 203.0^B$
Foam NR[f]	369.2 ± 4.7^A	77.0 ± 6.1^A	180.1 ± 18.7^B	34.5 ± 6.4^B	$2,426.8 \pm 268.5^B$
Gel WR[g]	369.8 ± 3.1^A	70.2 ± 13.5^A	174.4 ± 15.4^B	34.9 ± 3.1^B	$2,459.9 \pm 136.2^B$
Foam WR[h]	369.3 ± 16.0^A	78.3 ± 12.0^A	180.5 ± 16.6^B	35.5 ± 5.9^B	$2,427.3 \pm 245.1^B$

Means followed by distinct capital letters are significantly different according to each analysis. ANOVA: SH ($p = 0.998$), SH$_1$ ($p = 0.157$), SH$_2$ ($p < 0.001$), %SHR ($p < 0.001$). Kruskal–Wallis: ΔKHN ($p < 0.001$).

a

kg/mm^2.

b

Surface hardness.

c

Percentage of surface hardness recovery.

d

Integrated loss of subsurface hardness ($kg/mm^2 \times \mu m$).

e

Fluoride gel application followed by no rinsing.

f

Fluoride foam application followed by no rinsing.

g

Fluoride gel application followed by immediately washing.

h

Fluoride foam application followed by immediately washing.

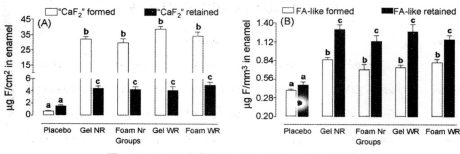

图 1－2－1　研究各组 CaF$_2$ 和 FA－like 浓度比较

Hu 等人[8]为比较再矿化剂在预防和逆转固定正畸治疗期间发生的 WSLs 的有效性，回顾了对照随机临床试验，网状 meta 分析共纳入了 16 项研究以分析再矿化剂在短期（≤3 个月）和长期（>3 个月）预防和逆转 WSLs 的有效性。在短期预防 WSLs 方面，氟漆（NaF varnish）脱矿指数（99.3%）排名最高；在长期预防 WSLs 方面，酸化的磷酸盐氟化物（APF）泡沫（属于一种氟化泡沫）脱矿指数（96.9%）排名最高，其次是氟漆（Dfs varnish）和高浓度氟化物牙膏（脱矿指数分别为 79.4% 和 77.4%）。在逆转 WSLs 方面，无论是在短期或长期，不同组别之间没有发现显著差异。因此，在长期预防 WSLs 方面，可推荐 APF 泡沫作为再矿化剂来预防 WSLs。根据现有证据，尚不明确再矿化剂是否能有效逆转 WSLs。

2. 氟漆

氟漆（fluoride varnish，FV）的发展始于 20 世纪 60 年代。1964 年，Schmidt 研制出了一种能附着在牙面的含氟量较高的氟漆——Duraphat；1975 年，Arends 和 Schuthof 发明了一种含氟量相对低的氟漆——Fluor Protector[9]。多乐氟氟化钠护齿剂（氯化钠浓度 50mg/mL）是 WHO 推荐的儿童防龋产品。Duraphat 含有氟化钠，涂布于牙齿后可以快速凝固，氟离子渗透在牙釉质中可以形成氟化钙，进而减少牙釉质的溶解。Clinpro™ XT Varnish 是一种光固化树脂改良型玻璃离子的氟制剂，能长效释氟、钙和磷酸盐，预防牙釉质脱矿，并促进再矿化。氟漆作为一种缓释剂型的氟化物，于 1994 年被批准应用于临床。目前，临床上主要应用的氟漆包括 Duraphat、Fluor Protector 和 Clinpro XT Varnish。

1）氟漆发挥作用的主要机制：局部应用氟漆后，氟离子与脱矿牙体组织表面扩散的磷酸根离子、钙离子结合形成氟磷灰石，从而抑制牙本质脱矿。氟离子还可以进入牙本质内部，促进钙磷吸收，从而使得牙本质再矿化[10]。

由于菌斑中的细菌依靠细胞外多糖黏附于牙齿表面，氟漆中的氟可以抑制细菌摄取、转化以及利用葡萄糖，从而影响细菌细胞外多糖合成，干扰细菌的黏附能力[11, 12]。当氟漆中的氟以 HF 的形式进入细菌细胞后，可以抑制细菌细胞膜向外转运氢离子，导致细胞质内的氢离子浓度上升、pH 值下降，影响了产酸菌细胞酶的活性，从而抑制致龋菌的酸代谢活动[13]。氟漆中的氟还可通过形成金属氟复合离子来抑制细菌代谢过程中的某些酶，如烯醇化酶、乳酸脱氢酶等的活性，减少有机酸，尤其是乳酸的产生，并使生成的酸在细菌体内堆积，以达到防龋的作用[14]。

2）使用方法：

（1）必要时磨除浅龋组织及尖锐边缘、无基釉。

（2）彻底清洁牙面。

（3）有效隔湿、干燥牙面。

（4）按照不同药物的使用说明及用量使用氟漆，一般使用小毛刷将氟漆均匀涂布于牙面。

（5）术后医嘱：根据不同药物说明，一般 30 分钟内不漱口或进食。

3）相关研究：为评估氟漆的安全性，Mascarenhas[15]查询了美国食品药品监督管理局（FDA）的制造商和用户设备体验数据库（Maude），结果显示，2010—2019 年，仅有 65 起因使用氟漆造成副作用的案例，肿胀（33.8%）、灼热、瘙痒或酸痛（23.1%）以及皮疹（16.9%）是报告中常见的症状和体征，发生部位常见于嘴唇（27.7%），常见的处理方式是送往医院（18.5%）或急诊科（15.4%），患者主要使用苯海拉明（26.1%）、肾上腺素（15.4%）和泼尼松龙（9.2%）进行治疗，无死亡报告。鉴于报告的案例数很少，氟漆可被认为是一种安全的产品。

de Sousa FSO 等人[16]为评估氟漆在减少学龄前儿童牙本质龋方面的有效性，对氟漆有关的临床试验进行了系统评价和 meta 分析，共有 16 项研究被纳入，结果显示使用氟漆与常规护理（$RR=0.84$，$95\%CI=0.72\sim0.98$）或不干预（$RR=0.85$，$95\%CI=0.73\sim0.98$）相比，氟漆的使用更有利于口腔健康。然而合并 RR 为 0.88（$95\%CI=0.81\sim0.95$），即氟漆在牙本质龋预防中总有效率仅为 12%，其主要原因是随着年龄增加，学龄前儿童摄糖量增加，因此在使用氟漆的同时也要控制摄糖量（图 1-2-2）。

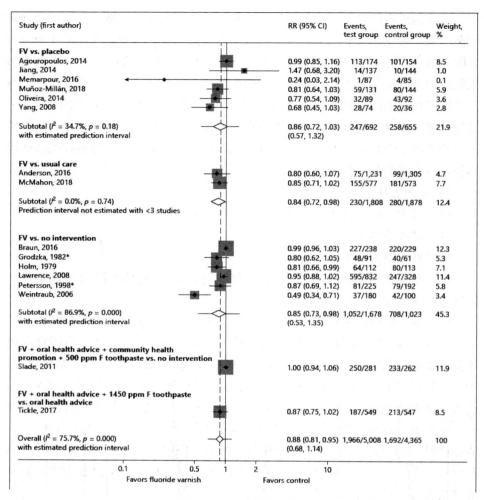

图 1－2－2　根据每个亚组比较的合并 *RR* 的 meta 分析

　　Timms 等人[17]将 20 项研究纳入分析，按亚组合并数据，旨在评估氟漆在学龄前儿童中降低牙本质龋发生率的有效性。16 项具有相当大异质性的研究（$I^2 = 75.7\%$）中，牙本质龋的合并 *RR* 为 0.88（$95\%CI = 0.81 \sim 0.95$）。氟漆的预防分数（*PF*）为 31.13%（$95\%CI = 21.08\% \sim 41.18\%$），*WMD* 为 -0.30（$95\%CI = -0.69 \sim 0.09$）。

　　缪羽等人[18]在内蒙古包头市开展的一项针对学龄前儿童的研究表明，进行乳牙涂氟漆后，新发龋的发生率是不涂氟漆的 0.412 倍（$RR = 0.412$，$P < 0.05$），并且乳牙涂氟漆儿童中未见恶心、呕吐、恐惧等不适。乳牙涂氟漆可预防龋，且安全可靠。

3. 氟化氨银

氟化氨银（silver diamine fluoride，SDF）化学式为 $AgF(NH_3)_2$。一般常用作溶液形式，为含有银离子和氟离子，并与氨形成络合物的无色碱性溶液。SDF 作为一种低成本的局部药物，广泛应用于许多国家与地区。20 世纪 70 年代，SDF 开始用于口腔治疗。2014 年 8 月，SDF 作为治疗牙本质过敏的药物被 FDA 批准上市[19]。

1）使用方法：

（1）在使用前应确保医生和患者佩戴好个人防护设备，口头或书面告知患者并签署知情同意书，必要时获得其父母/照顾者的知情同意。

（2）在治疗前及治疗后对患者龋损牙体组织拍照，以帮助记录和评估正在治疗的龋损牙体组织状态。如果无法拍照，则应有病变状态的书面记录。

（3）在临床应用时，去除覆盖在治疗牙面上/龋洞中的软垢或残渣，以确保 SDF 与治疗部位充分接触。

（4）对操作部位用纱布/棉卷进行隔离，在附近的牙龈/嘴唇部位涂布一层凡士林，以避免局部着色变黑。

（5）用温和的压缩空气干燥（或使用纱布/棉卷干燥）龋损牙体组织，用微型海绵刷将 SDF 直接涂布在需要治疗的部位大约 1 分钟。

（6）用纱布/棉卷擦去牙齿表面可能残留的 SDF。

（7）在第一次使用 SDF 后 2～4 周对患者进行随访，以检查龋损的活动性。如果龋损仍然活跃，则可能需要重新应用 SDF[19, 20]。

2）SDF 发挥作用的主要机制：SDF 可与牙体组织中主要成分羟基磷灰石 $[Ca_{10}(PO_4)_6(OH)_2]$ 反应，生成富含钙和磷酸盐的高度矿化表面，从而抵抗酸性物质的侵蚀，并通过促进脱矿牙釉质和牙本质的再矿化，起到预防以及治疗龋的作用[21]。在治疗早期龋时，龋损牙体组织的矿物质密度和硬度增加，病变深度减小，SDF 在牙本质表面形成几乎不溶的氟化钙（CaF_2）、磷酸银（Ag_3PO_4）和银蛋白，并沉淀在牙本质表面形成保护层，从而抑制龋进一步发展。同时，SDF 因含有氟离子、银离子等，可抑制牙齿上致龋菌生物膜（主要是变形链球菌）的生长，因此抗菌效果显著[22]。银离子可破坏细菌细胞壁，导致细菌细胞质内酶变性，从而抑制细菌 DNA 复制[23]。氟离子可改变细菌生长环境的酸碱性，影响细菌糖酵解代谢过程。根据 Shah 等人[24]进行的一项体内试验，与涂布氟漆、酸性氟磷酸凝胶相比，SDF 减少唾液中变形链球菌数量更多，抑制菌斑的效果更明显。唾液中存在的基质金属蛋白酶（MMP）－8

可以使胶原蛋白分解为肽，MMP-2 和 MMP-9 进一步将肽降解。组织蛋白酶 B 和组织蛋白酶 K 则通过激活 MMP 导致胶原蛋白降解[25, 26]。SDF 通过抑制胶原酶（MMP 和组织蛋白酶），阻碍牙本质胶原蛋白的降解[27, 28]。

3）相关研究：为探究不同浓度及使用频率的 SDF 对抑制龋进展的有效性，Brignardello-Petersen[29]进行了一项随机临床试验，试验对象分为四组，分别为 12 个月接受 1 次 12%SDF 治疗（SDF$_1$）、6 个月接受 1 次 12%SDF 治疗（SDF$_2$）、12 个月接受 1 次 38%SDF 治疗（SDF$_3$）、6 个月接受 1 次 38%SDF 治疗（SDF$_4$），结果显示龋进展抑制率分别为 55%（SDF$_1$）、59%（SDF$_2$）、67%（SDF$_3$）以及 76%（SDF$_4$），因此 38%SDF 对抑制龋进展效果更好。

Chaurasiya 等人[30]比较了每两年使用 1 次 38%SDF 以及 5%NaF 抑制乳牙龋进展的有效性，以及评估家长对 SDF 的接受程度，结果显示 38%SDF 在抑制乳牙龋进展方面的有效性为 92.31%，并且得到了家长的广泛认可。χ^2 检验评估了这两种溶液对于静止龋的影响，差异有统计学意义（$P < 0.05$）。

Oliveira 等人[31]对 SDF 与氟漆的抑制龋进展效果进行了 meta 分析，结果显示，与安慰剂或未治疗以及氟漆相比，SDF 的应用显著延缓了乳牙继发本质龋的进展（安慰剂或未治疗组：$WMD = -1.15$，$PF = 77.5\%$；氟漆组：$WMD = -0.43$，$PF = 54.0\%$）。

口腔健康相关的生活质量（oral health - related quality of life，OHRQoL）是一个涉及口腔健康、功能健康、情绪健康、关怀满意度和自我感受的多维结构[32]。龋齿会对 OHRQoL 产生负面影响，而 SDF 治疗龋齿时，由于氟化银的氧化作用导致口腔黏膜的浅表染色与黑斑，在审美方面对 OHRQoL 也会产生负面影响。为探究 SDF 对 OHRQoL 的影响，Ruff 等人[33]采用 meta 分析，共纳入 5 项随机对照试验，其中 4 项试验采用儿童口腔健康影响程度量表（early childhood oral health impact scale，ECOHIS），1 项试验采用儿童口腔健康影响量表（child oral health impact profile，COHIP）。Meta 分析结果表明，所有纳入的试验没有异质性（$I^2 = 0\%$，$Q = 0.75$，$P = 0.95$）（图 1-2-3），SDF 治疗儿童后的 OHRQoL 与安慰剂和非创伤性充填治疗相比没有差异（图 1-2-4）。P-Score 值被解释为治疗优于任何其他治疗的程度，其作用类似于优选概率排名曲线（surface under the cumulative ranking，SUCRA），其中安慰剂得分最高（0.5689 分），其次是非创伤性充填（0.5095 分）和 SDF（0.4216 分），各项措施 P-Score 值的相似性表明各项治疗措施后的 OHRQoL 具有可比性。

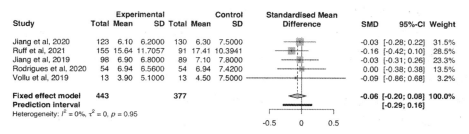

图 1－2－3　固定效应模型 meta 分析

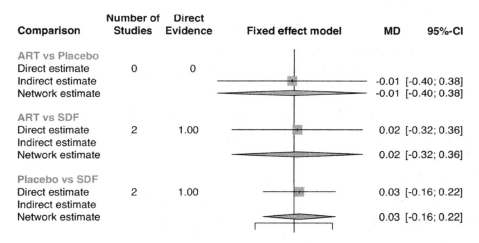

图 1－2－4　SDF、安慰剂和非创伤性充填治疗的 OHRQoL 比较

二、树脂渗透技术

树脂渗透技术（resin infiltration technique）是一种微创解决龋损牙体组织脱矿问题的技术，可用于早期龋的治疗。1975 年，Davila 等人[34]首次证明流动材料可渗透到釉质孔隙，延缓龋的发展，用渗透方法治疗早期龋的理念由此诞生。Mueller 等人[35]于 2006 年提出窝沟封闭剂和粘结剂用于龋损的渗透治疗。但根据 Paris 等人[36]以及 Gomez 等人[37]的研究，窝沟封闭剂和粘结剂只能延缓龋的进展而不能使龋进展停止。粘结剂在釉质龋中具有一定渗透能力，但当龋损程度加深时，只能作用于表面而无法渗入全层。Paris 等人[36]在酸蚀天然牙后用树脂粘结剂渗透，其渗透深度只能达到 $25\mu m$。粘结剂作为介导牙面和树脂表面的媒介，在渗透性能上不足以达到预期目标，为获得更好的效果，渗透树脂应运而生[38]。

1）树脂渗透技术发挥作用的主要机制：2008 年，Meyer－Lueckel 等人[39,40]发现，渗透树脂可通过增加基质含量、减少无机填料来降低黏度，提高流动性，以产生更小的表面张力，更易进入龋损区域以阻止釉质的脱矿。早期龋表面形成的孔隙所产生的虹吸现象使渗透树脂可进入发生脱矿的釉质孔隙，固化后封闭孔隙，进而封闭有机酸扩散的通道，促进牙釉质修复[41]。渗透树脂除具有亲水性、低黏度，以及良好的机械强度外，还具有潜在的持续释放杀菌、抗炎物质并促进再矿化的作用。

2）使用方法。

（1）患者或其监护人签署知情同意书。

（2）术前使用橡皮杯配合无氟抛光膏清洁牙面。

（3）STA 局部麻醉下，放置橡皮障隔湿（如早期龋距离牙龈较近，需先排龈）。

（4）酸蚀：15‰盐酸凝胶酸蚀牙面 2 分钟，酸蚀结束后立即以大量清水冲洗 30 秒，无水无油压缩气体吹干，此时可观察到牙面的白垩斑（WSLs）较酸蚀前更加明显。

（5）干燥：99‰乙醇脱水 30 秒，吹干。

（6）树脂渗透：关闭综合治疗台顶灯，涂布渗透树脂，静置 3 分钟。脱纤维棉卷去除唇面的多余树脂，牙线清理邻面多余树脂。

（7）固化：光固化灯垂直照射牙面 40 秒，距离 2mm。

（8）再渗透：重复渗透 1 分钟，静置，清理多余树脂。

（9）再固化：操作同前。

（10）拆除橡皮障后使用 Sof－Lex™抛光盘打磨抛光碟（3M 公司，美国）精细抛光。

3）相关研究：虽然利用渗透树脂对早期龋的治疗效果较为满意，但仅适用于平滑面以及邻面早期龋，不适用于发生早期窝沟龋的患者[42]。ICDAS 4～5 级的龋患者中，龋洞下方少有或者没有釉质屏障，因此渗透树脂疗效较差。渗透树脂对于已形成的龋洞几乎没有充填作用，不适用于治疗早期窝沟龋[43]。

WSLs 被认为是牙釉质龋的早期临床症状，是龋发展过程中关键的阶段，临床上可以通过改变此阶段的环境来阻止 WSLs 进一步发展。Zakizade 等人[44]旨在系统评价树脂渗透技术对 WSLs 处表面硬度的影响，共纳入 10 项研究。7 项研究比较树脂渗透技术组与未处理样本组的表面硬度，meta 分析结果显示，树脂渗透技术组处理后表面硬度显著增加，SMD 为 3.66（95％CI＝2.56～4.77，P＝0.000，Q＝36.07，I^2＝83.4％）（图 1－2－5）。4 项研究比较树脂渗透技术组与完好牙釉质组的表面硬度，meta 分析结果显示，树脂渗透技术组处理后表面硬度不如完好牙釉质组，SMD 为 -2.45（$95\%CI = -3.91 \sim -0.98$，$P = 0.000$，$Q = 31.75$，$I^2 = 90.6\%$）（图 1-2-6）。因此，树脂渗透技术可以增强的表面硬度，但是恢复后的表面硬度不如完好牙釉质表面硬度。

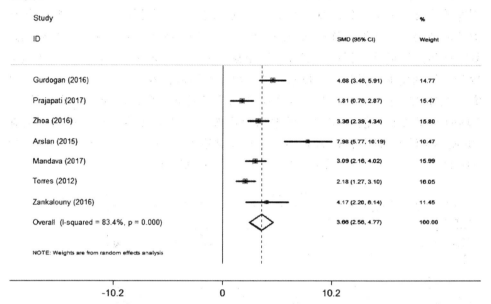

图 1-2-5　比较树脂渗透技术组与未处理样本组的研究森林图

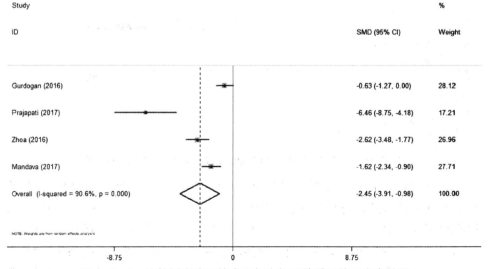

图 1-2-6　比较树脂渗透技术组与完好牙釉质组的研究森林图

Faghihian 等人[45]旨在对树脂渗透技术在抑制早期龋进展方面的有效性进行评价，meta 分析结果显示，与对照组相比，树脂渗透技术处理显著降低了早期龋进展的风险（$P<0.001$）。因此，树脂渗透技术可有效抑制早期龋进展。

Dorri 等人[46]比较微创治疗与非侵入性措施、侵入性措施、无干预/安慰剂等治疗乳牙和恒牙邻面龋的效果，以及不同类型的微创治疗方法治疗乳牙和恒牙的效果。侵入性措施包括使用金属器械（如传统车针）去龋后进行充填修复，非侵入性措施包括使用氟（如使用氟漆等）以及牙线。微创治疗方法包括树脂封闭剂技术、树脂渗透技术、玻璃离子黏固剂技术。结果共包括了 8 项研究，总计 365 名参与者，其中 6 项研究评估了微创治疗在乳牙中的治疗效果，2 项研究评估了微创治疗在恒牙中的治疗效果。结果表明，与非侵入性措施（如使用氟漆），微创治疗显著抑制了早期龋进展（$OR=0.24$，$95\%CI=0.14\sim0.41$，$I^2=32\%$），且无亚组差异（$P=0.36$）（图 1-2-7）。

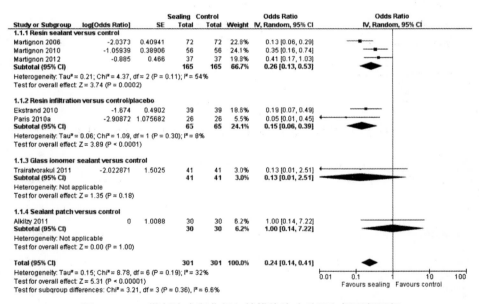

图 1-2-7　微创治疗和非侵入性措施治疗乳牙和恒牙邻面龋

通过 X 线检查对治疗效果进行分析，结果显示，与对照组相比，微创治疗是抑制早期龋进展的有效方法（$OR=0.27$，$95\%CI=0.17\sim0.44$，$I^2=0$）。树脂封闭剂技术（$OR=0.33$，$95\%CI=0.18\sim0.59$）和树脂渗透技术（$OR=0.19$，$95\%CI=0.08\sim0.46$）能有效抑制早期龋进展。但玻璃离子黏固剂技术与对照组相比无显著性差异（$OR=0.13$，$95\%CI=0.01\sim2.52$）。各组间无明显差异（$\chi^2=1.20$，$df=2$，$P=0.55$）。

Ekstrand 等人[47]发现树脂渗透技术加氟漆与单独使用氟漆相比，可明显抑制龋进展（$OR=0.22$，95%$CI=0.09\sim0.55$）。

张浩等人[48]发现在使用树脂渗透技术处理人工龋模型后，紫外光照射可引起树脂颜色的变化，为了降低树脂颜色的变化并提高釉质的再矿化能力，将纳米无定形磷酸钙加入渗透树脂中，结果发现虽能够提高渗透树脂再矿化性能，但经紫外光照射后仍会出现颜色的改变，且会降低渗透树脂的渗透性能。因此，渗透树脂的稳定性还需进一步探讨。

树脂渗透技术可以作为早期龋微创治疗的最新选择，但是不能够替代其他预防和治疗措施，其更长期的临床效果有待进一步研究。

三、总结

目前，用于临床龋的早期控制技术较多，氟化物如氟化泡沫、氟漆和氟化氨银等是目前临床公认的有效防龋剂。树脂渗透技术作为一种新兴、微创的早期龋治疗方法，因无须钻磨、最大程度保留牙体组织、经济成本低等优点，被应用于临床。其比较总结于表1-2-3。口腔材料和技术的不断更新与发展将会为早期龋的控制带来更佳的临床效果。

表1-2-3 氟化物及树脂渗透技术的比较

技术	成分	原理	优点	缺点	适应证	非适应证
氟化泡沫	氟化钠和磷酸,(含氟浓度为1.23%)	1. 抑制致龋菌产酸 2. 促进牙釉质再矿化	1. 操作简单、安全可靠 2. 儿童配合度好	需由口腔专业人员操作	1. 乳牙龋 2. 预防正畸牙釉质脱矿	1. 口腔黏膜破损 2. 过敏体质 3. 感冒、肠胃不适等 4. 不能配合治疗
氟漆	氟化钠	1. 促进钙磷吸收、再矿化 2. 抑制细菌合成细胞外多糖 3. 抑制细菌代谢酶	1. 氟含量低、安全性高 2. 操作简单 3. 效果好	需由口腔专业人员操作	1. 乳牙龋 2. 恒牙龋 3. 窝沟龋 4. 预防正畸牙釉质脱矿 5. 牙本质过敏	过敏体质
氟化氨银	AgF (NH₃)₂(含氟浓度为38%)	1. 与牙体成分反应生成富含钙和磷酸盐的矿化层 2. 银离子破坏细菌细胞壁 3. 氟离子改变细菌生长环境的酸碱性 4. 抑制胶原蛋白酶	有效、无创、安全、低廉、操作简单	1. 需由口腔专业人员操作 2. 龋损牙体组织会变成深棕色或黑色	1. 患龋风险高但短时间无法完成全部治疗 2. 牙本质过敏 3. 乳牙龋	1. 对金属银过敏 2. 口腔溃疡、口腔炎 3. 龋损深至牙髓
树脂渗透技术	渗透树脂	1. 固化封闭釉质孔隙 2. 促进牙釉质修复	1. 亲水性、低黏度、以及良好的机械强度 2. 持续释放氟、抗龋物质 3. 无须损失正常牙体组织 4. 美观性好	需由口腔专业人员操作	1. 釉质龋 2. 釉质发育不全 3. 邻面龋 4. 平滑面龋	1. 早期窝沟龋 2. 过敏体质 3. 牙本质龋

【参考文献】

［1］ 传爱云，王胜朝. 龋病早期临床防治技术［J］. 中国实用口腔科杂志，2019，12（9）：517－520.

［2］ 许岩，刘乐华. 含氟泡沫对儿童龋齿的预防保健效果观察［J］. 当代医学，2017，23（19）：140－141.

［3］ 叶小明，杨凯，钟奇帜. 儿童乳牙龋应用含氟涂料联合泡沫治疗的效果研究［J］. 现代诊断与治疗，2017，28（15）：2872－2874.

［4］ 陈周焕. 含氟涂料和含氟泡沫对儿童乳牙龋预防效果的对比研究［D］. 遵义：遵义医学院，2013.

［5］ Jiang H，Hua F，Yao LP，et al. Effect of 1.23% acidulated phosphate fluoride foam on white spot lesions in orthodontic patients：a randomized trial［J］. Pediatr Dent，2013，35（3）：275－278.

［6］ Benson PE，Parkin N，Dyer F，et al. Fluorides for preventing early tooth decay（demineralised lesions）during fixed brace treatment［J］. Cochrane Database Syst Rev，2019（11）：CD003809.

［7］ Delbem AC，Danelon M，Sassaki KT，et al. Effect of rinsing with water immediately after neutral gel and foam fluoride topical application on enamel remineralization：an in situ study［J］. Arch Oral Bio，2010，55（11）：913－918.

［8］ Hu HM，Feng C，Jiang ZW，et al. Effectiveness of remineralizing agents in the prevention and reversal of orthodontically induced white spot lesions：a systematic review and network meta－analysis［J］. Clin Oral Investig，2020，24（12）：4153－4167.

［9］ Arends J，Schuthof J. Fluoride content in human enamel after fluoride application and washing－an in vitro study［J］. Caries Res，1975，9（5）：363－372.

［10］ Buzalaf MAR. Review of fluoride intake and appropriateness of current guidelines［J］. Adv Dent Res，2018，29（2）：157－166.

［11］ Chau NP，Pandit S，Jung JE，et al. Evaluation of Streptococcus mutans adhesion to fluoride varnishes and subsequent change in biofilm accumulation and acidogenicity［J］. J Dent，2014，42（6）：726－734.

［12］ Shani S，Friedman M，Steinberg D. The anticariogenic effect of amine fluorides on streptococcus sobrinus and glucosyltransferase in biofilms

　　［J］. Caries Res，2000，34（3）：260－267.

［13］陈珊，张露露，柳志文. 氟保护漆防龋的研究进展［J］. 现代医药卫生，2016，32（14）：2172－2174.

［14］Bradshaw DJ，Marsh PD，Hodgson RJ，et al. Effects of glucose and fluoride on competition and metabolism within in vitro dental bacterial communities and biofilms［J］. Caries Res，2002，36（2）：81－86.

［15］Mascarenhas AK. Is fluoride varnish safe?：validating the safety of fluoride varnish［J］. J Am Dent Assoc，2021，152（5）：364－368.

［16］de Sousa FSO，Dos Santos APP，Nadanovsky P，et al. Fluoride varnish and dental caries in preschoolers：a systematic review and meta－analysis［J］. Caries Res，2019，53（5）：502－513.

［17］Timms L，Deery C. Fluoride varnish and dental caries in preschoolers：a systematic review and meta－analysis［J］. Evid Based Dent，2020，21（1）：18－19.

［18］缪羽，张双阳，于蕴之，等. 应用生存分析方法随访观察氟保护漆对学龄前儿童龋病的预防效果［J］. 中国实用口腔科杂志，2016，9（10）：600－604.

［19］Horst JA，Ellenikiotis H，Milgrom PL. UCSF protocol for caries arrest using silver diamine fluoride：rationale，indications and consent［J］. J Calif Dent Assoc，2016，44（1）：16－28.

［20］Crystal YO，Marghalani AA，Urelses SD，et al. Use of silver diamine fluoride for dental caries management in children and adolescents，including those with special health care needs［J］. Pediatr Dent，2017，39（5）：135－145.

［21］Zhao IS，Gao SS，Hiraishi N，et al. Mechanisms of silver diamine fluoride on arresting caries：a literature review［J］. Int Dent J，2018，68（2）：67－76.

［22］Mei ML，Li QL，Chu CH，et al. Antibacterial effects of silver diamine fluoride on multi－species cariogenic biofilm on caries［J］. Ann Clin Microbiol Antimicrob，2013，12：4.

［23］Peng JJ，Botelho MG，Matinlinna JP. Silver compounds used in dentistry for caries management：a review［J］. J Dent，2012，40（7）：531－541.

［24］ Shah S，Bhaskar V，Venkataraghavan K，et al. Efficacy of silver diamine fluoride as an antibacterial as well as antiplaque agent compared to fluoride varnish and acidulated phosphate fluoride gel：an in vivo study ［J］. Indian J Dent Res，2013，24（5）：575−581.

［25］ Tersariol IL，Geraldeli S，Minciotti CL，et al. Cysteine cathepsins in human dentin−pulp complex ［J］. J Endod，2010，36（3）：475−481.

［26］ Nascimento FD，Minciotti CL，Geraldeli S，et al. Cysteine cathepsins in human carious dentin ［J］. J Dent Res，2011，90（4）：506−511.

［27］ Mei ML，Li QL，Chu CH，et al. The inhibitory effects of silver diamine fluoride at different concentrations on matrix metalloproteinases ［J］. Dent Mater，2012，28（8）：903−908.

［28］ Mei ML，Ito L，Cao Y，et al. The inhibitory effects of silver diamine fluorides on cysteine cathepsins ［J］. J Dent，2014，42（3）：329−335.

［29］ Brignardello−Petersen R. 37％ silver diamine fluoride is more effective than 12％ silver diamine fluoride in arresting caries in the primary dentition ［J］. J Am Dent Assoc，2017，148（12）：e205.

［30］ Chaurasiya A，Gojanur S. Evaluation of the clinical efficacy of 38％ silver diamine fluoride in arresting dental caries in primary teeth and its parental acceptance ［J］. J Indian Soc Pedod Prev Dent，2021，39（1）：85−89.

［31］ Oliveira BH，Rajendra A，Veitz−Keenan A，et al. The effect of silver diamine fluoride in preventing caries in the primary dentition：a systematic review and meta−analysis ［J］. Caries Res，2019，53（1）：24−32.

［32］ Thomson WM，Broder HL. Oral−health−related quality of life in children and adolescents ［J］. Pediatr Clin North Am，2018，65（5）：1073−1084.

［33］ Ruff RR，Whittemore R，Grochecki M，et al. Silver diamine fluoride and oral health−related quality of life：a review and network meta−analysis ［J］. PLoS One，2022，17（2）：e0261627.

［34］ Davila JM，Buonocore MG，Greeley CB，et al. Adhesive penetration in human artificial and natural white spots ［J］. J Dent Res，1975，54（5）：999−1008.

［35］ Mueller J，Meyer－Lueckel H，Paris S，et al. Inhibition of lesion progression by the penetration of resins in vitro：influence of the application procedure ［J］. Oper Dent，2006，31（3）：338－345.

［36］ Paris S，Meyer－Lueckel H，Kielbassa AM. Resin infiltration of natural caries lesions ［J］. J Dent Res，2007，86（7）：662－666.

［37］ Gomez S，Uribe S，Onetto JE，et al. SEM analysis of sealant penetration in posterior approximal enamel carious lesions in vivo ［J］. J Adhes Dent，2008，10（2）：151－156.

［38］ 章文玥. 渗透树脂治疗早期龋的研究进展 ［J］. 口腔材料器械杂志，2019，28（4）：224－227.

［39］ Meyer－Lueckel H，Paris S. Progression of artificial enamel caries lesions after infiltration with experimental light curing resins ［J］. Caries Res，2008，42（2）：117－124.

［40］ Meyer－Lueckel H，Paris S. Improved resin infiltration of natural caries lesions ［J］. J Dent Res，2008，87（12）：1112－1116.

［41］ Paris S，Meyer－Lueckel H，Cölfen H，et al. Resin infiltration of artificial enamel caries lesions with experimental light curing resins ［J］. Dent Mater J，2007，26（4）：582－588.

［42］ 刘建华，叶慧娟，韩继双，等. 渗透树脂治疗平滑面早期龋的研究进展 ［J］. 中国医药指南，2013，11（16）：89－90.

［43］ Paris S，Bitter K，Naumann M，et al. Resin infiltration of proximal caries lesions differing in ICDAS codes ［J］. Eur J Oral Sci，2011，119（2）：182－186.

［44］ Zakizade M，Davoudi A，Akhavan A，et al. Effect of resin infiltration technique on improving surface hardness of enamel lesions：a systematic review and meta－analysis ［J］. J Evid Based Dent Pract，2020，20（2）：101405.

［45］ Faghihian R，Shirani M，Tarrahi MJ，et al. Efficacy of the resin infiltration technique in preventing initial caries progression：a systematic review and meta－analysis ［J］. Pediatr Dent，2019，41（2）：88－94.

［46］ Dorri M，Dunne SM，Walsh T，et al. Micro－invasive interventions for managing proximal dental decay in primary and permanent teeth ［J］. Cochrane Database Syst Rev，2015（11）：CD010431.

［47］Ekstrand KR，Bakhshandeh A，Martignon S. Treatment of proximal superficial caries lesions on primary molar teeth with resin infiltration and fluoride varnish versus fluoride varnish only：efficacy after 1 year ［J］. Caries Res，2010，44（1）：41－46.

［48］张浩，苗雷英，黄燕华，等. 无定形磷酸钙对渗透树脂颜色稳定性及渗透性影响研究 ［J］. 中国实用口腔科杂志，2015，8（3）：158－161.

（黄睿洁　彭佳涵）

第三节　不良口腔习惯及干预措施

- 不良口腔习惯在各年龄段儿童均常见，可引起错𬌗畸形，并对儿童颌面部乃至全身健康发育造成影响。早期识别并干预各类口腔不良习惯尤为重要。
- 不良舌习惯与吞咽功能异常有关，可使用舌拦矫治器并配合吞咽功能训练。
- 不良唇习惯可通过涂抹苦味剂、使用唇挡和前庭盾矫治器的方式戒除。
- 口呼吸对颌面部发育及全身健康影响较大，应及时寻求多学科协助诊治，纠正口呼吸病因，加强肌肉功能训练，矫治已经产生的错𬌗畸形。
- 吮指习惯常与儿童心理状况有关，可采用心理治疗、提醒、奖励及正畸矫治器治疗等措施。
- 儿童3岁以后仍持续使用安抚奶嘴将对牙列及颌面部发育产生影响，并增加其他感染风险。其治疗方法与吮指习惯类似。
- 磨牙症病因复杂，其治疗方式包括咬合板治疗、心理治疗、药物治疗、物理治疗、正畸治疗等。

不良口腔习惯通常分为两种[1]：一种为获得性不良口腔习惯，指儿童后天学习、模仿形成的不良习惯，随着年龄增长，通常很容易自行停止或以另一种不良习惯替代；另一种为强迫性不良口腔习惯，这种不良习惯通常与儿童的压力、焦虑等情绪因素相关，很难自行停止。不良口腔习惯在各年龄段儿童均常见，不同文献报道可达30%～90%[2~5]（表1-3-1）。

表1-3-1　不良口腔习惯分类

类别	成因	预后
获得性	后天学习、模仿	自行停止容易，或以另一种习惯替代
强迫性	压力、焦虑等情绪因素	自行停止很难

颌面形态与功能之间相互影响、相互制约。口腔、颌面各组织功能的正常行使，对促进颌面形态的正常发育有直接的影响，特别是在儿童生长发育阶段，颌面形态与功能之间的相互影响尤为突出。这一机制即为Moss提出的"功能基质"学说。口腔功能和口腔周围肌肉功能异常都会导致错𬌗畸形。不良口腔习惯可导致颌面部在生长发育过程中受到异常的肌力，破坏正常的口周

肌肉力量平衡，从而造成牙列、牙槽骨及颌骨发育、形态异常，引起错𬌗畸形[6]。研究表明，在乳牙列期或混合牙列期，很多由于功能异常导致的错𬌗畸形并不会随着年龄增长而自行调整，反而会随着年龄增长而逐渐加重，导致单纯的功能性错𬌗畸形或牙性错𬌗畸形不可逆地发展成为骨性错𬌗畸形。因此，早期识别并干预各类可造成牙列、牙槽骨及颌骨发育、形态异常的不良口腔习惯就显得尤为重要。

一、不良舌习惯（tongue thrust habit）

不良舌习惯主要指吐舌吞咽习惯。吐舌吞咽的定义为吞咽时，舌前伸后与前牙到磨牙的任何牙发生接触[7]。每人每天吞咽 1200～2000 次，每次吞咽会产生 1000g 以上的压力[8]，而正畸牙移动的常只需 150～250g，功能矫形力常为 500g 左右，因此，吐舌吞咽习惯会对牙列产生持续的压力，导致错𬌗畸形的发生。正常吞咽时，牙齿咬合，嘴唇轻闭合，舌尖轻接触上前牙后方的前腭部，而舌头的前中部则被抬高并与硬腭接触，没有明显的口周肌肉收缩[9]。

1. 分类及病因

Moyers 将吐舌吞咽习惯分为三种，包括简单吐舌、复杂吐舌、婴儿式吞咽[9]。

（1）简单吐舌指继发于吮指习惯的吐舌吞咽，虽然吮指习惯后期可能会自行纠正，但吮指习惯已经导致前牙开𬌗，从而使得吞咽时舌体仍需前伸至上下前牙之间，封闭开𬌗间隙。

（2）复杂吐舌常与上呼吸道的阻塞有关，如扁桃体炎、咽炎等。当扁桃体肿大时，舌根会对扁桃体产生压力、引起疼痛，为了避免这种舌根压力造成的疼痛，下颌骨会反射性下降，将上下颌牙齿分开，从而为吞咽时舌体前移提供空间。

（3）婴儿时期，由于牙齿尚未萌出，因此婴儿吞咽时，上下颌龈垫之间的空隙被舌体占据，在这个年龄阶段，舌体的发育相对下颌骨更成熟，舌体相对下颌骨更大，这种吐舌吞咽习惯被称为"婴儿式吞咽"。婴儿在 6 个月以后，随着乳牙的萌出，这种吐舌吞咽习惯即发生转变，逐渐形成正常习惯。少部分儿童后期仍保持婴儿式吞咽，并没有转变[9]（表 1-3-2）。

表1－3－2　不良舌习惯（吐舌吞咽）分类

分类	病因
简单吐舌	吞咽时舌体被迫前伸，吮指习惯导致的前牙开𬌗
复杂吐舌	上呼吸道阻塞，下颌骨反射性下降
婴儿式吞咽	乳牙萌出后仍保持婴儿式吞咽

2．不良影响

不同类型的吐舌造成的错𬌗畸形也有所不同。前伸吐舌是最常见的一种，常造成前牙区开𬌗（图1－3－1），开𬌗的程度与舌肌力量和作用的位置有关。当前牙出现开𬌗后，为维持吞咽时的口腔封闭，吐舌又发展成为一种适应性的功能前伸。一些研究者甚至认为，在大多前牙区开𬌗病例中，吐舌应被认为是一种代偿的适应性前伸，而非致病因素[10]。除了前牙区开𬌗，前伸吐舌还可造成切牙前凸、拥挤、深覆盖等问题。

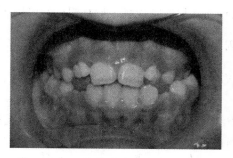

图1－3－1　前伸吐舌造成前牙区开𬌗

3．治疗

吐舌吞咽习惯的致病因素常包括舌体过大、下颌角过陡、舌系带过短、上呼吸阻塞、扁桃体肿大、乳牙早失等。因此，对于有吐舌吞咽习惯的儿童，首要任务是解除上述这些致病因素。虽然有报道显示，随着年龄增长，吐舌吞咽习惯会自行减少[11]，但一旦形成开𬌗，舌体便会进入开𬌗间隙，从而进一步扩大开𬌗间隙并阻碍开𬌗的自我调整，若不及时干预，将会导致错𬌗畸形的加重或进展成为不可逆的骨性错𬌗畸形。吐舌吞咽习惯的矫治手段包括正畸矫治器和口腔肌肉功能训练。正畸矫治器主要是舌拦矫治器，包括固定舌拦矫治器、可摘的活动舌拦矫治器（图1－3－2）。

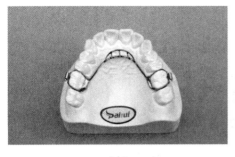

（A）

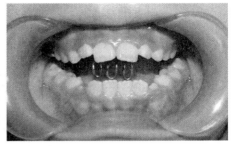

（B）

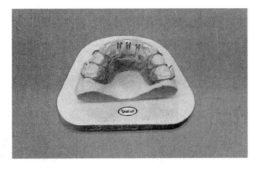

（C）

图1－3－2 舌拦矫治器

注：（A）固定舌拦矫治器；（B）固定舌拦矫治器置于口内；（C）活动舌拦矫治器。

　　舌拦矫治器的主要作用是阻碍舌体的异常前伸。某些开𬌗会在舌体异常前伸解除后自行改善[12]，但单独使用舌拦矫治器并不能解决所有问题。例如，合并上前牙前凸、上牙弓狭窄的患者应配合使用上颌螺旋扩弓簧及双曲唇弓矫治器（图1－3－3）。复杂的开𬌗需在使用固定舌拦矫治器的基础上，配合正畸综合矫治，甚至正畸-正颌联合治疗。对于持续性吐舌或婴儿式吞咽的患者，需要配合口腔肌肉功能训练[13]。口腔肌肉功能训练对于前牙开𬌗、吞咽功能异常及舌位功能异常的作用明确[14,15]。口腔肌肉功能训练可有效提高舌肌上抬力量、有助于保持舌体休息及吞咽时处于正确的位置、增加舌体活动度及灵活性、改善上颌牙弓狭窄、改善睡眠呼吸并有助于维持正畸矫治疗效[16~18]。口腔肌肉功能训练有多种方式，常用的、简单有用的训练方式为：使用木糖醇口香糖作为辅助，咀嚼后置于舌体前部，要求儿童吞咽时咬紧牙齿，舌尖尽量接触上前牙后方的前腭部，用舌肌的力量将口香糖摊开黏附于上腭（图1－3－4）。也可在矫治器的上切牙腭侧设计腭珠等装置作为训练提示（图1－3－5、图1－3－6）。开𬌗有较强的复发倾向，因此，除了在矫治结束前消除吐舌吞咽习惯，还应当在矫治结束后的一段时间内继续口腔肌肉功能训练以维持矫治效果。

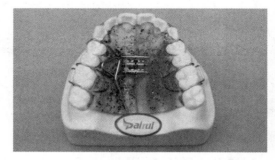

图 1-3-3 上颌螺旋扩弓簧及双曲唇弓矫治器

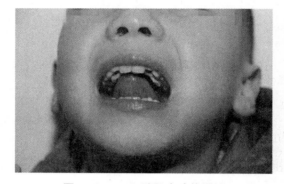

图 1-3-4 口腔肌肉功能训练

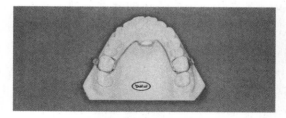

图 1-3-5 腭珠矫治器

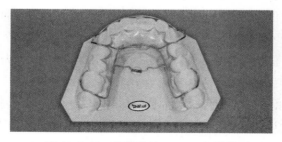

图 1-3-6 带腭珠的 Hawley 保持器

二、不良唇习惯（lip chewing）

不良唇习惯多发生在儿童时期，主要表现为咬上唇、吮吸下唇、咬下唇等。不良唇习惯破坏了牙弓内外肌肉力量平衡，从而影响了上、下颌骨在矢状向的正常生长发育，导致错𬌗畸形的发生。咬上唇习惯常导致下颌功能性前伸、前牙反𬌗、上前牙舌倾；咬下唇习惯常导致上前牙前突及散在间隙、下前牙舌倾及拥挤、前牙深覆𬌗深覆盖、下颌后缩等（图1-3-7）。不良唇习惯还会引起上、下唇的干燥脱屑及慢性炎症，严重者引起上、下唇肥厚增生或唇干裂等[19,20]。

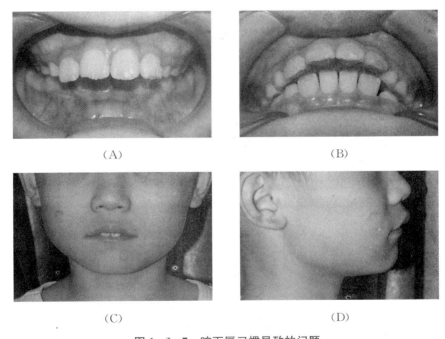

（A）　　　　　　　　　　　　（B）

（C）　　　　　　　　　　　　（D）

图1-3-7　咬下唇习惯导致的问题

注：（A）上前牙前突及散在间隙；（B）下前牙舌倾及拥挤；（C）前牙深覆𬌗深覆盖；（D）下颌后缩。

有时不良唇习惯可以通过在嘴唇上涂抹苦味剂来提醒儿童不要咬唇，但这种方法仅对于不良唇习惯不严重、自制力强、年龄偏大的儿童适用。很多儿童在嘴唇上苦味消失后仍会继续咬唇，此时就需要正畸矫治器辅助干预。纠正不良唇习惯的正畸矫治器主要为唇挡矫治器（图1-3-8）和前庭盾矫治器（图

1-3-9）。唇挡和前庭盾可将上、下唇撑开，使上、下唇离开牙面，让儿童无法继续咬唇，让发育中的牙列免受异常口周肌肉力量的影响，从而恢复牙弓及颌骨的正常生长环境。唇挡矫治器可有效改善异常唇肌力量，有助于维持放松及吞咽时唇肌及口周肌肉力量的平衡[21]，同时唇挡矫治器也具有恢复牙弓长度（主要靠竖直后牙、唇倾前牙）的作用[22]。对于合并错𬌗畸形的儿童可在使用唇挡矫治器的同时配合其他矫治器进行矫治。最常用的功能矫治器为 FR 矫治器（图 1-3-10），FR 矫治器在解除不良唇习惯的同时亦可解除合并的矢状向问题并打开咬合，其中 FRⅡ矫治器主要用于合并功能性及轻中度骨性Ⅱ类错𬌗畸形，下唇挡可将下唇撑开；FRⅢ矫治器主要用于合并功能性及轻中度骨性Ⅲ类错𬌗畸形，上唇挡可将上唇撑开。

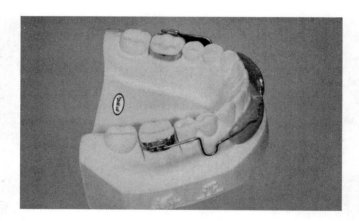

（A）

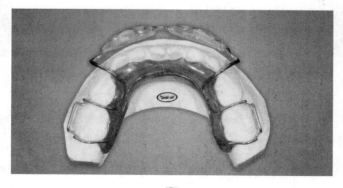

（B）

图 1-3-8　唇挡矫治器

注：（A）固定唇挡矫治器；（B）活动唇挡矫治器。

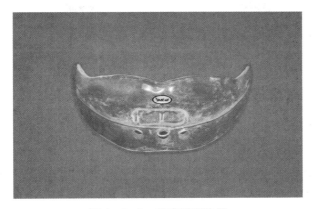

图 1-3-9　前庭盾矫治器

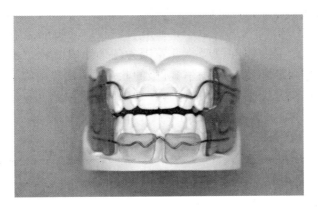

（A）

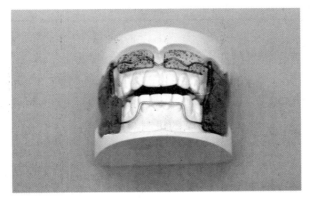

（B）

图 1-3-10　FR 矫治器

注：（A）FRⅡ矫治器；（B）FRⅢ矫治器。

三、口呼吸（mouth breathing）

1. 病因及分类

口呼吸的病因主要为鼻腔通气道的阻塞[23]，当儿童无法使用鼻腔通气时，嘴唇被迫打开，使儿童能够使用口腔呼吸。因此，口呼吸常见的原因包括过敏、扁桃体和腺样体肿大、鼻甲肥大或鼻中隔偏曲等解剖结构异常等，其中最常见的原因为腺样体肿大[24~26]。应注意有部分儿童在无鼻腔通气道阻塞的情况下仍使用口腔呼吸，这被认为是一种持续的异常呼吸，常由儿童吮指习惯和长时间使用安抚奶嘴所致，早期的呼吸功能紊乱会影响鼻腔通气道的生长并引发口呼吸[27]。根据口呼吸的病因学，研究者们将口呼吸分为阻塞性、习惯性和解剖性三类[28]。阻塞性口呼吸指儿童因为各种原因使鼻腔通气道阻塞，导致儿童被迫使用口腔呼吸；习惯性口呼吸的儿童通常已经解除了引起口呼吸的阻塞性病因，但仍习惯性使用口腔呼吸；解剖性口呼吸指儿童上唇过短，导致自然状态下无法形成口腔封闭（表1-3-3）。

表1-3-3　口呼吸分类

分类	病因
阻塞性	鼻腔通气道阻塞
习惯性	引起口呼吸的阻塞性病因解除后，仍习惯性使用口腔呼吸
解剖性	上唇过短，口腔难以自然封闭

2. 机制及危害

目前，已有大量关于口呼吸对于儿童全身健康尤其是对颌面部的生长发育造成不良影响的研究[29,30]，其主要影响的部位包括口腔、颅颌面复合体，以及上、下气道[31]。其产生不良影响的机制及危害为：

（1）口呼吸儿童下颌骨后下旋转且舌处于低位，舌低位会打破舌肌与口周肌肉的平衡，引起一系列颌面部发育异常[32,33]。

（2）口呼吸儿童为了增加气道容积，需保持头朝上朝后，从而引起一系列肩颈前倾、驼背等问题[34]。

（3）口呼吸儿童在夜间睡眠时很难保证充足的血氧浓度，因此，他们的睡眠周期容易被打乱，从而影响儿童白天的生活及学习表现，同时生长激素的分泌也会受到干扰，对儿童的全身生长发育也将产生不利影响，据研究，在我国大约有2/5的学龄儿童有睡眠问题[35]，因此口呼吸引起的儿童睡眠问题不容忽视。

（4）口呼吸儿童由于更容易经口腔吸入各种过敏原，从而增加哮喘的发病率[36]，同时口呼吸儿童上呼吸道感染的发生风险也更高[37]（表1-3-4）。

表1-3-4　口呼吸的危害

病因机制	危害
下颌骨后下旋转，舌低位	打破舌肌与口周肌肉平衡，颌面部发育异常
为增加气道容积，头朝上朝后	肩颈姿势异常
夜间难以保持充足血氧浓度	影响睡眠，影响生长激素分泌，从而影响全身发育
口腔更易吸入过敏原	哮喘、上呼吸道感染风险增加

3. 临床检查

口呼吸儿童的临床检查诊断应该包括以下几个方面。

（1）关注儿童全身状况[38]，包括向家长问诊儿童的睡眠情况、呼吸方式、在学校的表现及精神情况，注意检查儿童的身高体重等发育指标是否正常、头颈姿势是否正常、两侧肩膀是否对称、是否有黑眼圈等。

（2）关注儿童颌面部有无特定变化[39,40]，包括嘴唇干燥、唇肌松弛、上唇过短、下唇外翻、下颌骨的顺时针旋转、下颌后缩、前下面高增加、面型窄而长、下颌角增大（图1-3-11）。

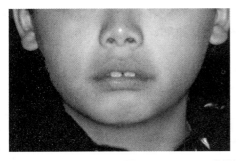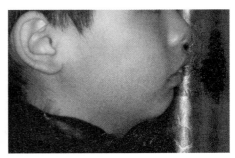

图1-3-11　口呼吸儿童颌面部的特定变化

（3）检查口内咬合关系有无特定变化，包括上前牙唇倾、前牙开𬌗、上牙弓狭窄及后牙反𬌗、腭盖高拱、后牙过度萌出、前牙深覆𬌗深覆盖等[41]（图1-3-12），口呼吸儿童长期使用口腔呼吸，还会导致前牙牙龈干燥、菌斑黏附、牙龈增生，同时口呼吸儿童发音常常有很重的鼻音。

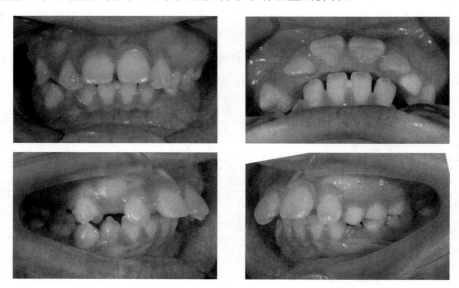

图1-3-12 口呼吸儿童口内咬合关系的特定变化

（4）观察并检查儿童的呼吸模式，可以用口镜或者棉花放置于儿童鼻子前，用鼻子呼吸的儿童可以发现口镜起雾或者棉花受鼻通气气流的影响而飘动[42]。

（5）结合辅助检查手段，口腔常用的为头颅侧位片，除了通过头影测量分析牙及颌骨有无特定变化，还可以观察上气道的宽窄、腺样体的大小，耳鼻咽喉头颈外科医生常用纤维鼻咽镜直接检查上气道的问题，如腺样体肿大等。对于怀疑阻塞性睡眠呼吸暂停综合征（obstructive sleep apnea hypopnea syndrome，OSAHS）的儿童也可结合多导睡眠监测进行评估（表1-3-5）。

表1-3-5 口呼吸的临床检查

项目	内容
问诊	睡眠情况、呼吸方式、在学校时表现及精神情况
全身检查	身高体重等发育指标、头颈姿势、肩膀对称情况、黑眼圈情况
颌面部检查	嘴唇干燥、唇肌松弛、上唇过短、下唇外翻、下颌骨的顺时针旋转、下颌后缩、前下面高增加、窄而长的面型、下颌角增大
口内检查	上前牙唇倾、前牙开𬌗、上牙弓狭窄及后牙反𬌗、腭盖高拱、后牙过度萌出、前牙深覆𬌗深覆盖
功能检查	发音有无鼻音，呼吸模式检查（口镜或棉签）
辅助检查	头颅侧位片、纤维鼻咽镜、多导睡眠监测

4. 治疗

很多时候儿童口呼吸习惯会在青春期之后逐步自行纠正，这主要归功于鼻腔通气道的生长扩大[43]。对于持续口呼吸的儿童，常需要请耳鼻咽喉头颈外科、儿科、呼吸内科医生及呼吸治疗师共同协作，积极处理上气道疾病，纠正口呼吸病因。但因口呼吸习惯对儿童颌面部发育产生的巨大影响，儿童口腔医生也应及时参与协助[44]。阻鼾器（图1-3-13）有利于拓宽气道、改善睡眠，也用于治疗OSAHS。即便在纠正口呼吸病因后，许多儿童仍会保持口呼吸的习惯，此时可使用口呼吸贴或外科胶带将嘴唇贴住（图1-3-14）。对于长期口呼吸造成唇肌松弛的儿童，应该积极进行肌肉功能训练，如闭唇训练。闭唇训练可以用上下唇尽量含住一张纸，进行鼻呼吸。也可以将一根细绳穿过纽扣，让儿童用嘴唇用力抿住纽扣，同时家长或儿童自己向外逐渐加力牵拉细绳，儿童闭唇对抗，以此增加唇肌力量（图1-3-15）。肌肉功能训练也有助于在短期内减轻白天嗜睡症状并改善睡眠质量[45]。在呼吸治疗师及呼吸内科医生的专业指导下进行的呼吸肌功能训练也对改善通气阻力有所帮助[46]。但meta分析显示，即便是通过手术治疗阻塞性口呼吸的儿童，其术后1年下颌生长方向的改善仍不明显[47]。因此，对于已经造成的错𬌗畸形，应当视情况进行积极矫治。上颌牙弓狭窄、后牙反𬌗、腭盖高拱者，可使用扩弓矫治器[48]，临床最常用的为快速扩弓矫治器（图1-3-16），快速扩弓矫治器不仅可以快速解除口呼吸引起的上颌牙弓狭窄、协调上下颌弓形，还可以短期内扩宽上气道，减少鼻腔通气阻力[49,50]。下颌后缩者可使用配合Ⅱ类矫治器，如双板矫治器（图1-3-17）、肌激动器（图1-3-18），可以有效解决Ⅱ类[51]，但应特别注意后牙的垂直向控制，不能进一步加重下颌的后下旋转，此时可使用带高位牵引的头帽式肌激动器（图1-3-19），在解决Ⅱ类关系的同时进行垂直向控制[52,53]。

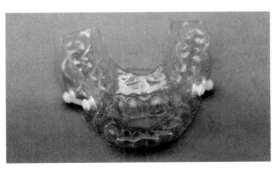

图1-3-13　阻鼾器

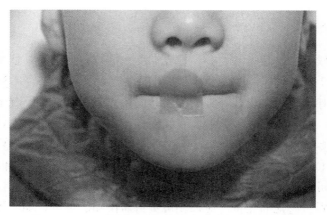

图 1-3-14　使用口呼吸贴或外科胶带将嘴唇贴住

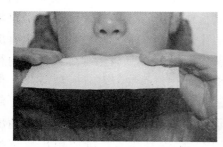 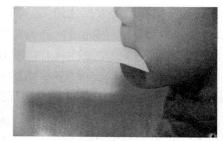

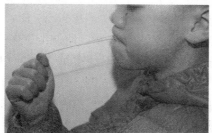

图 1-3-15　闭唇训练

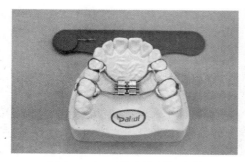

图 1-3-16　快速扩弓矫治器

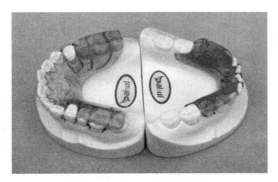

图 1-3-17 双板矫治器

注：主要用于生长高峰前期及生长高峰期、年轻成人牙性、功能性及轻中度骨性Ⅱ类错𬌗畸形，可合并使用上颌螺旋扩弓器。

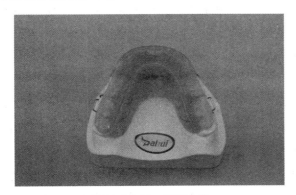

图 1-3-18 肌激动器

注：主要用于生长高峰前期及生长高峰期牙性、功能性及轻中度骨性Ⅱ类错𬌗畸形，可合并使用上颌螺旋扩弓器。

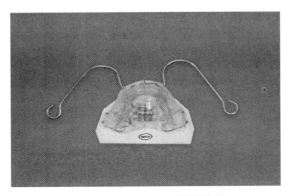

图 1-3-19 头帽式肌激动器

注：配合口外高位牵引，可在解决Ⅱ类错𬌗畸形的同时进行垂直向控制。

四、吮指习惯（thumb sucking）

现代医学研究认为，吮指习惯是一种非营养性吮吸（表1-3-6），即婴儿通过吮吸来获得一种温暖和安全的感觉。最早的吮指习惯可在子宫内的胎儿身上出现[54]。而大部分有吮指习惯的儿童在4～5岁时会自行停止吮指习惯[55,56]。因此，若超过此年龄段仍存在这一习惯，需进行评估及干预。

表1-3-6　吮吸习惯分类

分类	目的
营养性吮吸	获取营养
非营养性吮吸	获得一种温暖和安全的感觉，如吮指、安抚奶嘴的使用等

1. 分类及临床检查

吮指习惯分为两类：一类为主动性吮指习惯，这类儿童在吮指时会使用很大的肌肉力量，同时持续时间较长，因此更容易对颌面部发育产生影响[57]；另一类为被动性吮指习惯，这类儿童只是轻轻将手指放置于口内，因此这类吮指习惯通常不会引起骨性错𬌗畸形[58]。

吮指习惯对颌面部造成的影响主要取决于吮指的力量和频率。一般认为，每天超过6小时的吮指，尤其是在夜间或睡觉时吮指，可能会造成严重的牙齿移位[59]。长期的吮指会造成上颌骨的逆时针旋转和下颌骨的顺时针旋转、下颌后缩、面部高度增加、下颌平面变陡，对牙列的影响包括上切牙唇倾、下前牙舌倾、覆盖增大、牙列间隙、局部开𬌗、切牙萌出不足、后牙萌出过度、上牙弓狭窄及后牙反𬌗等[60,61]（图1-3-20）。对于有长期吮指习惯的儿童的临床检查，除了上述典型的口腔局部表现，还可从家长口述中获得吮指的频率和持续时间、心理状况等信息，也能查见儿童吮吸的手指上布满老茧、皮肤发红（表1-3-7）。

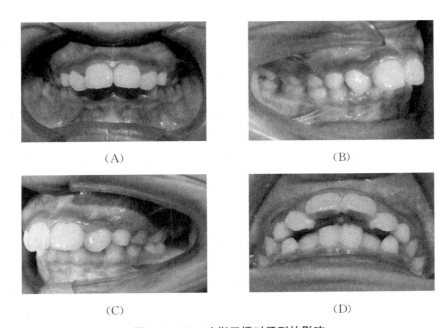

（A）   （B）

（C）   （D）

图 1－3－20　吮指习惯对牙列的影响

注：（A）上切牙唇倾；（B）下前牙舌倾；（C）覆盖增大；（D）上牙弓狭窄。

表 1－3－7　吮指习惯的临床检查

项目	内容
问诊	频率、持续时间、心理情况（是否缺乏安全感）
颌面部检查	上颌骨的逆时针旋转和下颌骨的顺时针旋转、下颌后缩、面部高度增加、下颌平面变陡
功能检查	发音有无鼻音，呼吸模式检查（口镜或棉花）
牙列检查	上切牙唇倾、下前牙舌倾、覆盖增大、牙列间隙、局部开𬌗、切牙萌出不足、后牙萌出过度、上牙弓狭窄及后牙反𬌗等
手指检查	布满老茧、皮肤发红

2. 治疗

对于包括吮指习惯在内的各种非营养性吮吸习惯应积极予以戒除，以避免产生或加重错𬌗畸形[62]。吮指被认为是一种心理需求，因此吮指习惯的戒除应从心理干预和行为矫正开始。医生需与家长共同了解这种习惯形成的原因，对于明显缺乏安全感或存在其他心理问题的儿童需要心理医生的协助。而行为矫正常使用提醒和奖励两种方式[63]。提醒的方式适合那些已经意识到这个习惯的危害并主动想要停止这种习惯的儿童，可以通过手指缠绷带等方式作为提醒。奖励的方式指医生、父母与儿童之间共同形成一个约定，在某个时间段内逐渐降低吮指的频率直至戒除吮指习惯，即可获得约定的奖励。

对于实在无法戒除吮指习惯的儿童，也可使用矫治器进行提醒和阻拦。常用的矫治器包括舌拦和前庭盾矫治器。这两种矫治器都可以阻拦儿童进行吮指。在5岁前，若吮指习惯已经纠正，已产生的错殆畸形常可以自行调整、改善[64,65]。但对于此年龄段以后的儿童，由于吮指习惯已经产生的错殆畸形，仍需根据情况进行矫治。无论使用何种矫治器，在主动矫治结束后都应保持3~6月以尽可能减小复发概率[66]。

五、过久使用安抚奶嘴 （prolonged use of pacifier）

婴儿通过吮吸获取营养并获得一种温暖和安全的感觉，当婴儿没有足够的母乳喂养或缺乏这种感觉时，一些家长会使用安抚奶嘴来满足婴儿。有研究者指出，使用安抚奶嘴的习惯似乎能比吮指习惯更早自行消失，超过90％的安抚奶嘴使用者在5岁前可自行结束这一习惯[67]，也有研究认为，0~3个月龄开始使用安抚奶嘴的婴儿以后不容易产生吮指习惯[68]。

尽管目前并没有足够的证据表明在婴儿时期使用安抚奶嘴喂养相对于母乳喂养一定会增加日后罹患错殆畸形的风险[69~71]。但是，过久使用安抚奶嘴将会对儿童的咬合发育造成严重影响。一般认为，若儿童在3岁以后仍持续使用安抚奶嘴，将对其牙列发育造成影响；若这一习惯持续到5岁甚至以后，将会造成更严重的影响，甚至引起骨性错殆畸形[72]。其主要影响与吮指习惯类似，常表现为局部开殆、上前牙唇倾、下前牙舌倾、上牙弓狭窄及后牙反殆、下颌骨后下旋转等。除了对咬合发育造成影响，过久使用安抚奶嘴还会增加中耳炎或其他感染的风险、妨碍母乳喂养并可能导致断奶[73,74]。Larsson建议[75]，在2~3岁时，应对有使用安抚奶嘴习惯的儿童进行咬合关系评估，若乳尖牙已经出现咬合干扰，需减少安抚奶嘴的使用时间。同戒除吮指习惯一样，戒除使用安抚奶嘴的习惯也同样需要心理及行为干预。而常用的矫治器也同破除吮指习惯类似，包括舌拦和前庭盾矫治器。

六、磨牙症 （bruxism）

磨牙症是一种重复性的咀嚼肌活动，其特征是在非功能状态下，咀嚼肌下意识地重复性剧烈收缩，引发下颌骨的移位或紧固、牙齿的紧咬或摩擦[76]。目前认为，磨牙症对于身体健康的人来说，不是一种运动障碍或睡眠障碍[76]。磨牙症可发生在任何年龄阶段，尤其以儿童和青少年多见[77]。新的观点认为磨牙症是引起咀嚼肌疼痛酸胀、颞下颌关节疼痛或运动障碍、牙齿严重磨损、牙髓症状及与修复种植有关的并发症的重要危险因素[78]。儿童磨牙症可使处于发育期的关节盘反复承受不均衡的压力负载，引发形变或移位，还可造成髁突骨质改变及关节炎性渗出增加，导致关节结构的异常改变，影响颞下颌关节正常发育[79]，引起颞下颌关节紊乱综合征[80]。而长期存在磨牙症的儿童，也易出现头面部疼痛[81]、张口困难或疼痛等症状，诱导负面情绪的产生，进而影响身心健康[82]。

1. 病因

磨牙症的病因包括遗传因素（常染色体显性遗传）[83]，精神压力[84]和紧张及焦虑等情绪因素[85]，咬合因素[86]，打鼾及睡觉时流涎、睡眠时间不足[87]、不良睡眠姿势与不良睡眠环境等影响睡眠的因素[88]，吮指、过久使用安抚奶嘴等不良口腔习惯[89,90]，摄入酒精、咖啡、烟草和药物滥用[91]（表1-3-8）。其机制可能与控制下颌运动的神经信号通路改变有关[92]，但磨牙症的具体病理生理学机制仍有待进一步明确。一项针对儿童磨牙症相关危险因素的研究结果与上述类似，提示病因包括遗传、睡眠姿势多变及多动、紧张、焦虑、心理反应、吸入二手烟、打鼾、睡眠时间不足、开灯睡觉、咬物习惯等[93]。

表1-3-8 磨牙症的病因

分类	内容
遗传	常染色体显性遗传
情绪	精神压力、紧张、焦虑
咬合	牙列不齐、咬合紊乱
睡眠	打鼾、睡觉时流涎、睡眠时间不足、不良睡眠姿势、不良睡眠环境
不良口腔习惯	吮指、过久使用安抚奶嘴
饮食及药物	摄入酒精、咖啡、烟草，药物滥用

2. 治疗

针对磨牙症的治疗，我们需认识到当儿童处于某种特殊阶段或临时状态时

（如儿童发育阶段出现牙齿替换、暂时性牙列不齐等情况时），可能由于暂时性咬合干扰而出现短期的磨牙症，此阶段结束后磨牙症随之消失。因此，只有在判断磨牙症可以对儿童造成不良影响后，临床医生才需要对磨牙症进行治疗。目前，关于磨牙症的临床治疗尚无统一方案，各方案疗效的证据也并不充足[94]。国内外报道的治疗方法大致包括咬合板治疗、心理治疗、药物治疗、物理治疗、正畸治疗等。

（1）咬合板治疗是目前最常用的针对磨牙症的无创治疗手段（图1-3-21）。有研究表明，存在夜磨牙症的儿童，在佩戴咬合板90天后随访发现，约有89％的儿童睡眠中磨牙和紧咬牙的现象消失[95]。

（2）规范的心理治疗可以缓解儿童紧张、焦虑的情绪，在德国约有14.50％的口腔医生在治疗夜磨牙症时配合心理治疗[96]。

（3）近年来有报道使用羟嗪[97]等药物治疗磨牙症，但考虑到药物的副作用等问题，在儿童磨牙症的治疗中应谨慎选择药物治疗。

（4）物理治疗指通过局部肌肉按摩、不同肌肉群的放松运动等方法，缓解患者肌肉紧张、减轻头面部疼痛[98]。

（5）目前关于磨牙症与错𬌗畸形之间的联系并不十分明确[99]，因此仍不清楚各类正畸矫治的效果是来自矫治器的咬合板作用还是因为解除了不良咬合干扰，仍需进一步研究。

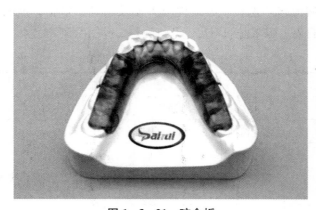

图1-3-21　咬合板

七、总结

各类儿童不良口腔习惯病因复杂，应从当代生物-心理-社会医学模式的角度理解儿童不良口腔习惯的病因及转归。各类不良口腔习惯除了对儿童颌面部发育造成不良影响，还可影响儿童身体其他部位及心理健康。儿童口腔医生应明确自己在戒除儿童不良口腔习惯中的重要作用，同时也应意识到单纯口腔矫治的局限性，应主动与家长和儿科、心理医生等其他专科医生共同协作，积极引导儿童逐渐戒除这些不良口腔习惯，及时纠正已经产生的错殆畸形，从而引导儿童颌面部乃至全身发育走向正轨。

本章节中所有矫治器由成都派瑞义齿科技发展有限公司制作并拍摄。

感谢叶宜茗小朋友协助拍摄口腔肌功能训练照片。

【参考文献】

［1］ Finn SB. Clinical pedodontics ［M］. Philadelphia：Saunders，1998.

［2］ Quashie－Williams R，daCosta OO，Isiekwe MC. The prevalence of oral habits among 4 to 15 year old school children in Lagos ［J］. Niger Jf Health & Bio Sci，2007，6（1）：78－82.

［3］ Percival TM，Smith W，Smith KF. Prevalence of oral habits in a child population in Trinidad，West Indies ［J］. Pediatr Dent J，2017，27（3）：121－127.

［4］ Quashie － Williams R，daCosta OO，Isiekwe MC. Oral habits，prevalence and effects on occlusion of 4－15 year old school children in Lagos，Nigeria ［J］. Niger Postgrad Med J，2010，17（2）：113－117.

［5］ Sharma S，Bansal A，Asopa K，et al. Prevalence of oral habits among eleven to thirteen years old children in Jaipur ［J］. Int J Clin Pediatr Dent，2015，8（3）：208－210.

［6］ Becking BE，Verweij JP，Kalf － Scholte SM，et al. Impact of adenotonsillectomy on the dentofacial development of obstructed children：a systematic review and meta－analysis ［J］. Eur J Orthod，2017，39（5）：509－518.

［7］ Singaraju GS，Chetan K. Tongue thrust habit－a review ［J］. Annals Essences Denti，2009，1（2）：14－23.

［8］ Graber TM. The "three M's"：Muscles，malformation，and malocclusion ［J］. Am J Orthod，1963，49（6）：418－450.

［9］ Moyers RE. The infantile swallow ［J］. Rep Congr Eur Orthod Soc，1964，40：180－187.

［10］Subtelny JD. Malocclusion, speech, and deglutition ［J］. Am J Orthod, 1962, 48 (19): 685－697.

［11］Subtelny JD. Oral habits－studies in form, function, and therapy ［J］. Angle Orthod, 1973, 43 (4): 349－383.

［12］Feres MF, Abreu LG, Insabralde NM, et al. Effectiveness of open bite correction when managing deleterious oral habits in growing children and adolescents: a systematic review and meta－analysis ［J］. Eur J Orthod, 2017, 39 (1): 31－42.

［13］Shah SS, Nankar MY, Bendgude VD, et al. Orofacial myofunctional therapy in tongue thrust habit: a narrative review ［J］. Int J Clin Pediatr Dent, 2021, 14 (2): 298－303.

［14］Koletsi D, Makou M, Pandis N. Effect of orthodontic management and orofacial muscle training protocols on the correction of myofunctional and myoskeletal problems in developing dentition. A systematic review and meta－analysis ［J］. Orthod Craniofac Res, 2018, 21 (4): 202－215.

［15］Inal Ö, Serel Arslan S, Demir N, et al. Effect of functional chewing training on tongue thrust and drooling in children with cerebral palsy: a randomised controlled trial ［J］. J Oral Rehabil, 2017, 44 (11): 843－849.

［16］Mauclaire C, Vanpoulle F, Saint－Georges－Chaumet Y. Physiological correction of lingual dysfunction with the "tongue right positioner": beneficial effects on the upper airways ［J］. Int Orthod, 2015, 13 (3): 370－389.

［17］Van Dyck C, Dekeyser A, Vantricht E, et al. The effect of orofacial myofunctional treatment in children with anterior open bite and tongue dysfunction: a pilot study ［J］. Eur J Orthod, 2016, 38 (3): 227－234.

［18］Seeman J, Kundt G, Stahl de Castrillon F. Relationship between occlusal findings and orofacial myofunctional status in primary and mixed dentition: part Ⅳ: interrelation between space conditions and orofacial dysfunctions ［J］. J Orofac Orthop, 2011, 72 (1): 21－32.

［19］Ghanizadeh A. Association of nail biting and psychiatric disorders in children and their parents in a psychiatrically referred sample of children ［J］. Child Adolesc Psychiatry Ment Health, 2008, 2 (1): 13.

［20］Dahan JS，Lelong O，Celant S，et al. Oral perception in tongue thrust and other oral habits ［J］. Am J Orthod Dentofacial Orthop，2000，118 (4)：385-391.

［21］Nucci L，Marra PM，Femiano L，et al. Perioral muscle activity changes after lip bumper treatment ［J］. Eur J Paediatr Dent，2021，22 (2)：129-134.

［22］Santana LG，de Campos França E，Flores-Mir C，et al. Effects of lip bumper therapy on the mandibular arch dimensions of children and adolescents：a systematic review ［J］. Am J Orthod Dentofacial Orthop，2020，57 (4)：454-465. el.

［23］Nadaf N，KrishnapriyaV，Shilpa G，et al. Mouth breathing - a harmful habit in a young child ［J］. ARC J Forens Sci，2018，3 (2)：25-29.

［24］Agarwal L，Tandon R，Kulshrestha R，et al. Adenoid facies and its management：an orthodontic perspective ［J］. Indian J Orthodontic Dentofacial Res，2016，2 (2)：50-55.

［25］Onder S，Caypinar B，Sahin - Yilmaz A，et al. Relation of mean platelet volume with obstructive adenoid hypertrophy in children ［J］. Int J Pediatr Otorhinolaryngol，2014，78 (9)：1449-1451.

［26］Becking BE，Verweij JP，Kalf - Scholte SM，et al. Impact of adenotonsillectomy on the dentofacial development of obstructed children：a systematic review and meta-analysis ［J］. Eur J Orthod，2017，39 (5)：509-518.

［27］Góis EG，Ribeiro - Júnior HC，Vale MP，et al. Influence of nonnutritive sucking habits，breathing pattern and adenoid size on the development of malocclusion ［J］. Angle Orthod，2008，78 (4)：647-654.

［28］Tandon S. Commonly occurring oral habits in children and their management. in：textbook of pedodontics ［M］. 2nd. Paris：Paras Publishers，2008.

［29］Woodside DG，Linder-Aronson S，Lundstorm A，et al. Mandibular and maxillary growth after changed mode of breathing ［J］. Am J Orthod Dentaofacial Orthop，1991，100 (1)：1-18.

[30] Gupta N，Gupta SD，Varshney S，et al. Orthodontic treatment after adenoidectomy patients：effect on jaw relations in saggital plane [J]. Indian J Otolaryngol Head Neck Surg，2009，61（2）：153−156.

[31] Page DC，Mahony D. The airway，breathing and orthodontics [J]. Todays FDA，2010，22（2）：43−47.

[32] Klein JC. Nasal respiratory function and craniofacial growth [J]. Arch Otolaryngol Head Neck Surg，1986，112（8）：843−849.

[33] Zhao ZY，Zheng LL，Huang XY，et al. Effects of mouth breathing on facial skeletal development in children：a systematic review and meta−analysis [J]. BMC Oral Health，2021，21（1）：108.

[34] Abreu RR，Rocha RL，Lamounier JA，et al. Etiology，clinical manifestations and concurrent findings in mouth−breathing children [J]. J Pediatr（Rio J），2008，84（6）：529−535.

[35] Chen XR，Ke ZL，Chen YH，et al. The prevalence of sleep problems among children in mainland China：a meta−analysis and systemic−analysis [J]. Sleep Med，2021，83：248−255.

[36] Izuhara Y，Matsumoto H，Nagasaki T，et al. Mouth breathing，another risk factor for asthma：the Nagahama Study [J]. Allergy，2016，71（7）：1031−1036.

[37] Kukwa W，Guilleminault C，Tomaszewska M，et al. Prevalence of upper respiratory tract infections in habitually snoring and mouth breathing children [J]. Int J Pediatr Otorhinolaryngol，2018，107：37−41.

[38] Singh S，Awasthi N，Gupta T. Mouth breathing−its consequences，diagnosis and treatment [J]. Acta Scient Dent Sci，2020，4（5）：32−41.

[39] Lee DW，Kim J−G，Yang Y−M. Influence of mouth breathing on atopic dermatitis risk and oral health in children：a population−based cross−sectional study [J]. J Dent Sci，2021，16（1）：178−185.

[40] Zheng WY，Zhang X，Dong JZ，et al. Facial morphological characteristics of mouth breathers vs. nasal breathers：a systematic review and meta−analysis of lateral cephalometric data [J]. Exp Ther Med，2020，19（6）：3738−3750.

[41] Fraga WS，Seixas VM，Santos JC，et al. Mouth breathing in children

and its impact in dental malocclusion: systematic review of observational studies [J]. Minerva Stomatol, 2018, 67 (3): 129—138.

[42] Bhatia A, Sharma RK, Tewari S, et al. A randomized clinical trial of salivary substitute as an adjunct to scaling and root planing for management of periodontal inflammation in mouth breathing patients [J]. J Oral Sci, 2015, 57 (3): 241—247.

[43] Milind W, Sadanand K, Niharika G, et al. Mouth breathing habit: a review [J]. Int J Community Med Public Health, 2021, 8 (1): 495—501.

[44] Jefferson Y. Mouth breathing: adverse effects on facial growth, health, academics, and behavior [J]. Gen Dent, 2010, 5 (1): 18—25, 26—27, 79—80.

[45] Rueda JR, Mugueta-Aguinaga I, Vilaró J, et al. Myofunctional therapy (oropharyngeal exercises) for obstructive sleep apnoea [J]. Cochrane Database Syst Rev, 2020, 11 (11): CD013449.

[46] Smith K, Cook D, Guyatt GH, et al. Respiratory muscle training in chronic airflow limitation: a meta-analysis [J]. Am Rev Respir Dis, 1992, 145 (3): 533—539.

[47] do Nascimento RR, Masterson D, Trindade Mattos C, et al. Facial growth direction after surgical intervention to relieve mouth breathing: a systematic review and meta-analysis [J]. J Orofac Orthop, 2018, 79 (6): 412—426.

[48] Matsumoto MA, Itikawa CE, Valera FC, et al. Long-term effects of rapid maxillary expansion on nasal area and nasal airway resistance [J]. Am J Rhinol Allergy, 2010, 24 (2): 161—165.

[49] Camacho M, Chang ET, Song SA, et al. Rapid maxillary expansion for pediatric obstructive sleep apnea: a ystematic review and meta-analysis [J]. Laryngoscope, 2016, 127 (7): 1712—1719.

[50] Sakai RH, de Assumpção MS, Ribeiro JD, et al. Impact of rapid maxillary expansion on mouth-breathing children and adolescents: a systematic review [J]. J Clin Exp Dent, 2021, 13 (12): e1258—e1270.

[51] Ehsani S, Nebbe B, Normando D, et al. Short-term treatment effects

produced by the twin-block appliance: a systematic review and meta-analysis [J]. Eur J Orthod, 2015, 37 (2): 170-176.

[52] 贺钰, 周力, 陈阳平, 等. Headgear-activator 矫治器治疗青少年安氏 Ⅱ 类 1 分类错 (牙合) 疗效的 meta 分析 [J]. 齐齐哈尔医学院学报, 2011, 32 (19): 3090-3092.

[53] Kallunki J, Bondemark L, Paulsson L. Early headgear activator treatment of class Ⅱ malocclusion with excessive overjet: a randomized controlled trial [J]. Eurn J Orthod, 2021, 43 (6): 639-647.

[54] Hepper PG, Wells DL, Lynch C. Prenatal thumb sucking is related to postnatal handedness [J]. Neuropsychologia, 2005, 43 (3): 313-315.

[55] Helle A, Haavikko K. Prevalence of earlier sucking habits revealed by anamnestic data and their consequences for occlusion at the age of eleven [J]. Proc Finn Dent Soc, 1974, 70 (5): 191-196.

[56] Maguire JA. The evaluation and treatment of pediatric oral habits [J]. Dent Clin North Am, 2000, 44 (3): 659-669.

[57] Johnson ED, Larson BE. Thumb-sucking: classification and treatment [J]. ASDC J Dent Child, 1993, 60 (4): 392-398.

[58] Gale EN, Ager WA. Thumb-sucking revisited [J]. Am J Orthod, 1969, 55 (2): 167-170.

[59] Maguire JA. The evaluation and treatment of pediatric oral habits [J]. Dental Clin North Am, 2000, 44 (3): 659-669.

[60] Yemitan TA, daCosta OO, Sanu OO, et al. Effects of digit sucking on dental arch dimensions in the primary dentition [J]. Afr J Med Sci, 2010, 39 (1): 55-61.

[61] Grover CM, Bhamba RS, More VP. Non-nutritive sucking habits in children-a review of deterimental effects on oral facial complex [J]. International Journal of Oral Health Sciences and Advances, 2014, 2 (3): 12-16.

[62] Doğramaci EJ, Rossi-Fedele G. Establishing the association between nonnutritive sucking behavior and malocclusions: a systematic review and meta-analysis [J]. J Am Dent Assoc, 2016, 147 (12): 926-934. e6.

[63] Slade PD, Owens RG. A dual process model of perfectionism based on reinforcement theory [J]. Behav Modif, 1998, 22 (3): 372-390.

[64] Warren JJ, Bishara SE, Steinbock KL, et al. Effects of oral habits' duration on dental characteristics in the primary dentition [J]. J Am Dental Assoc, 2001, 132 (12): 1685-1693, 1726.

[65] Warren JJ, Bishara SE. Duration of nutritive and nonnutritive sucking behavior and their effects on the dental arches in the primary dentition [J]. Am J Orthod Dentofacial Orthop, 2002, 121 (4): 347-356.

[66] Maguire JA. The evaluation and treatment of pediatric oral habits [J]. Dental Clin North Am, 2000, 44 (3): 659-669.

[67] de Holanda AL, dos Santos SA, Fernandes de Sena M, et al. Relationship between breast-and bottle-feeding and non-nutritive sucking habits [J]. Oral Health Prev Dent, 2009, 7 (4): 331-337.

[68] Caruso S, Nota A, Darvizeh A, et al. Poor oral habits and malocclusions after usage of orthodontic pacifiers: an observational study on 3-5 years old children [J]. BMC Pediat, 2019, 19 (1): 294.

[69] Hermont AP, Martins CC, Zina LG, et al. Breastfeeding, bottle feeding practices and malocclusion in the primary dentition: a systematic review of cohort studies [J]. Int J Environ Res Public Health, 2015, 12 (3): 3133-3151.

[70] Callaghan A, Kendall G, Lock C, et al. Association between pacifier use and breast-feeding, sudden infant death syndrome, infection and dental malocclusion [J]. JBI Libr Syst Rev, 2005, 3 (6): 1-33.

[71] Schmid KM, Kugler R, Nalabothu P, et al. The effect of pacifier sucking on orofacial structures: a systematic literature review [J]. Prog Orthod, 2018, 19 (1): 8.

[72] Poyak J. Effects of pacifiers on early oral development [J]. Int J Orthod Milwaukee, 2006, 17 (4): 13-16.

[73] Castilho SD, Rocha MA. Pacifier habits: history and multidisciplinary view [J]. J Pediatr (Rio J), 2009, 85 (6): 480-489.

[74] Sexton S, Natale R. Risks and benefits of pacifiers [J]. Am Fam Physician, 2009, 79 (8): 681-685.

［75］ Larsson E. Artificial sucking habits：etiology，prevalence and effect on occlusion ［J］. Int J Orofacial Myology，1994，20：10－21.

［76］ Lobbezoo F，Ahlberg J，Raphael KG，et al. International consensus on the assessment of bruxism：report of a work in progress ［J］. J Oral Rehabil，2018，45 (11)：837－844.

［77］ Renner AC，da Silva AA，Rodriguez JD，et al. Are mental health problems and depression associated with bruxism in children? ［J］. Community Dent Oral Epidemiol，2012，40 (3)：277－287.

［78］ Goldstein RE，Auclair Clark W. The clinical management of awake bruxism ［J］. J Am Dent Assoc，2017，148 (6)：387－391.

［79］ Pérez del Palomar A，Doblaré M. Finite element analysis of the temporomandibular joint during lateral excursions of the mandible ［J］. J Biomech，2006，39 (12)：2153－2163.

［80］ de Oliveira Reis L，Ribeiro RA，Martins CC，et al. Association between bruxism and temporomandibular disorders in children：a systematic review and meta－analysis ［J］. Int J Paediatr Dent，2019，29 (5)：585－595.

［81］ Réus JC，Polmann H，Mendes Souza BD，et al. Association between primary headache and bruxism：an updated systematic review ［J］. J Oral Facial Pain Headache，2021，35 (2)：129－138.

［82］ Ferreira－Bacci Ado V，Cardoso CL，Díaz－Serrano KV. Behavioral problems and emotional stress in children with bruxism ［J］. Braz Dent J，2012，23 (3)：246－251.

［83］ Rintakoski K，Hublin C，Lobbezoo F，et al. Genetic factors account for half of the phenotypic variance in liability to sleep－related bruxism in young adults：a nationwide finnish twin cohort study ［J］. Twin Res Hum Genet，2012，15 (6)：714－719.

［84］ Chemelo VDS，Né YGS，Frazão DR，et al. Is there association between stress and bruxism? a systematic review and meta－analysis ［J］. Front Neurol，2020，11：590779.

［85］ Restrepo CC，Vásquez LM，Alvarez M，et al. Personality traits and temporomandibular disorders in a group of children with bruxing behaviour ［J］. J Oral Rehabil，2008，35 (8)：585－593.

[86] Miamoto CB，Pereira LJ，Ramos－Jorge ML，et al. Prevalence and predictive factors of sleep bruxism in children with and without cognitive impairment [J]. Braz Oral Res，2011，25 (5)：439－445.

[87] Guo HQ，Wang TX，Li XC，et al. What sleep behaviors are associated with bruxism in children? a systematic review and meta－analysis [J]. Sleep Breath，2017，21 (4)：1013－1023.

[88] Junqueira TH，Nahás－Scocate AC，Valle－Corotti KM，et al. Association of infantile bruxism and the terminal relationships of the primary second molars [J]. Braz Oral Res，2013，27 (1)：42－47.

[89] Simões－Zenari M，Bitar ML. Factors associated to bruxism in children from 4－6 years [J]. Pro Fono，2010，22 (4)：465－472.

[90] Soares KAN，Melo RMCS，Gomes MC. Prevalence and factors associated to bruxism in preschool children [J]. J Public Health，2016，24 (3)：209－214.

[91] Bertazzo－Silveira E，Kruger CM，Porto De Toledo I，et al. Association between sleep bruxism and alcohol，caffeine，tobacco，and drug abuse：a systematic review [J]. J Am Dent Assoc，2016，147 (11)：859－866. e4.

[92] Boscato N，Exposto F，Nascimento GG，et al. Is bruxism associated with changes in neural pathways? a systematic review and meta－analysis of clinical studies using neurophysiological techniques [J]. Brain Imaging Behav，2022.

[93] Guo HQ，Wang TX，Niu XH，et al. The risk factors related to bruxism in children：a systematic review and meta－analysis [J]. Arch Oral Biol，2018，86 (11)：18－34.

[94] Ierardo G，Mazur M，Luzzi V，et al. Treatments of sleep bruxism in children：a systematic review and meta－analysis [J]. Cranio，2021，39 (1)：58－64.

[95] Giannasi LC，Santos IR，Alfaya TA，et al. Effect of an occlusal splint on sleep bruxism in children in a pilot study with a short－term follow up [J]. J Bodyw Mov Ther，2013，17 (4)：418－422.

[96] Ommerborn MA，Taghavi J，Singh P，et al. Therapies most frequently used for the management of bruxism by a sample of German

dentists [J]. J Prosthet Dent，2011，105（3）：194—202.

[97] Ghanizadeh A，Zare S. A preliminary randomised double—blind placebo
    —controlled clinical trial of hydroxyzine for treating sleep bruxism in
    children [J]. J Oral Rehabil，2013，40（6）：413—417.

[98] Santos Miotto Amorim C，Firsoff EF，Vieira GF，et al. Effectiveness
    of two physical therapy interventions，relative to dental treatment in
    individuals with bruxism：study protocol of a randomized clinical trial
    [J]. Trials，2014，15：8.

[99] Ribeiro—Lages MB，Martins ML，Magno MB，et al. Is there association
    between dental malocclusion and bruxism? a systematic review and meta—
    analysis [J]. J Oral Rehabil，2020，47（10）：1304—1318.

（徐舒豪　黄睿洁）

第四节　运动护齿

- 牙外伤会对儿童的牙齿、咬合乃至生长发育造成非常不利的影响，而约 1/3 的牙外伤与运动过程中的意外损伤有关，因此采取积极措施预防儿童在运动过程中发生牙外伤非常重要。

- 运动护齿是一种佩戴于口腔内覆盖牙及其周围软组织表面的保护装置，多数运动护齿佩戴于上颌牙弓，也有部分运动护齿佩戴于下颌牙弓或上下双颌牙弓，在运动过程中使用运动护齿可以非常有效地降低牙外伤、脑震荡的风险。

- 运动护齿可分为成品运动护齿、热塑成型运动护齿和定制型运动护齿，其中定制型运动护齿的贴合性、舒适性和保护性能最佳，受广大口腔医生推荐。

- 运动护齿对外力有三类缓冲途径，从而能够有效防止脑震荡、口腔及颌面部创伤（包括牙外伤）等，科学的设计甚至能够提高使用者的运动表现。但运动护齿目前的整体使用率还不高，未来需要加强宣教及推广，让更多儿童和家长意识到运动护齿的重要性。

- 定制型运动护齿需要在专业的口腔诊疗机构进行制作，在使用过程中家长也要十分小心，注意禁忌证和不良反应，并经常清洗、定期更换。

除了职业运动员，业余运动爱好者及儿童在运动过程中也难免受伤，而在众多运动损伤中，口腔及颌面部的损伤（包括牙外伤）因其发生率高、治疗时间长、治疗费用高以及对患者心理影响大等特点而备受关注[1]。德国大学口腔急诊科曾对 5 年间就诊的创伤患者进行分析，发现 20％的乳牙脱位由户外活动造成，18％的恒牙损伤是由运动事故造成，而且大多数伤害发生于上颌（91％），尤其是上颌前牙（图 1-4-1）。儿童往往活泼好动，在玩耍或剧烈运动时常跌倒、碰撞，发生牙外伤后对儿童的牙齿、咬合建立以及生长发育都会造成不利影响。因此，如何积极地预防牙外伤成为儿童口腔医学领域重点关注的话题。

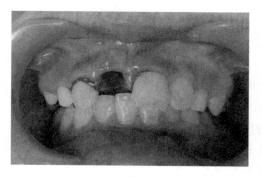

（A）

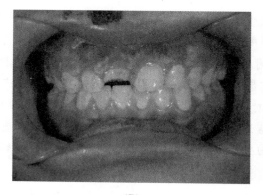

（B）

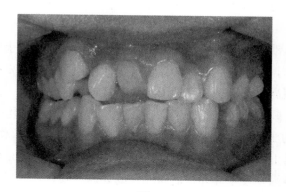

（C）

图 1-4-1　运动造成上颌前牙外伤

注：（A）运动造成 11 恒牙全脱位；（B）运动造成 11 恒牙冠折；（C）运动造成 13 恒牙嵌入性脱位、11 恒牙侧方脱位。

对于学龄期的儿童，可以从以下几个方面来预防牙外伤的发生[2]：

（1）加强口腔健康知识宣教和安全教育，提高家长及儿童的口腔保护意识，让他们充分了解牙齿对生长发育以及未来生活的重要性。

（2）日常生活中家长应加强对儿童的监护，避免儿童进行过于危险的活动，积极采取安全防护措施（如坐车一定要系安全带等）。

（3）对于上颌前牙前突的儿童，前牙发生牙外伤的风险往往高于一般儿童，可以建议尽早进行正畸治疗，降低牙外伤的发生率。

（4）使用专业的保护器具（如运动护齿等），降低运动过程中牙外伤的发生率。

一旦发生牙外伤，临床上应根据牙齿的外伤程度，选择定期随访观察、复位固定、树脂修复、牙髓切断、根尖诱导成形术、根管治疗、烤瓷冠修复、牙再植、间隙保持器等方法，优先考虑保住年轻恒牙牙髓活力，尽可能控制牙根内外吸收，尽量恢复牙齿的美观和功能[3]。若牙齿完全脱出，应该尽可能找到脱落的牙齿，切勿擦洗，以免使牙周膜坏死，可将牙齿在流水中冲洗一下后放入生理盐水或牛奶中，紧急情况下还可以直接含于舌下。对于儿童牙外伤，及时就诊非常重要，外伤发生后 2 小时内再植成功率较高[4]。在受伤到治疗的过程中，家长一定要积极配合，密切关注儿童的病情，安抚心情，保持儿童的口腔卫生，出现疼痛或牙龈红肿等情况时，要及时就医。一般来说，牙外伤会造成牙周和牙髓组织不同程度的损伤，甚至发生牙髓炎、根尖周炎等，治疗时要全面评估患牙的情况，治疗后还要定期复诊[5]。儿童牙外伤不仅会影响牙齿的发育和咬合，治疗程序也相对烦琐，即便是在规范的治疗后，外伤牙后期还仍存在牙髓坏死、牙内外吸收、牙固连等并发症风险，所以了解如何避免牙外伤的发生就显得尤为重要，其中，在运动时使用运动护齿就是一种十分有效的预防手段。

运动护齿（mouth guards）又称运动牙套、护口器，是一种佩戴于口腔内覆盖牙及其周围软组织表面，用于防止或减轻外力对牙、口腔软组织、唇及颌骨等结构造成损伤（图 1-4-2）的保护装置，被证明能显著降低口腔及颌面部受伤（包括牙外伤）的风险[6]，在许多运动中十分受欢迎。现在一些运动（如冰球、曲棍球、拳击和橄榄球等）已要求运动员必须佩戴运动护齿。此外，美国牙科学会（The American Dental Association，ADA）也建议在参与多项运动时使用运动护齿，同时 ADA 还强调，运动护齿必须正确佩戴才有效[7]。因此本节将对运动护齿的尺寸和材料、分类、防护机制、具体作用及其在临床的应用现状等进行概述。

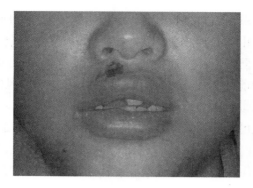

（A）

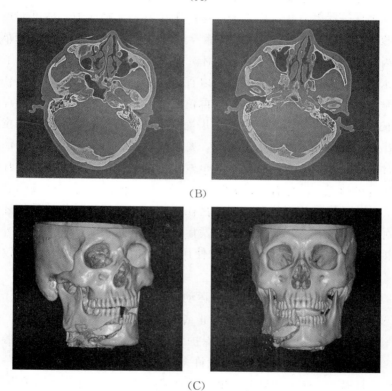

（B）

（C）

图1-4-2　运动造成的伤害

注：（A）运动造成上下唇软组织损伤；（B）运动造成右侧颧骨、颧弓骨折；（C）运动造成下颌骨骨折。

1. 运动护齿的尺寸和材料

首先，运动护齿应该佩戴在容易受伤的牙弓上，对于大多数人来说，上颌更易受伤，但对于部分Ⅲ类错𬌗畸形的人来说，下颌受伤的风险反而更高。由于运动员在运动时受到的冲击力的大小及方向不同、个体耐受力也存在差异，因此目前运动护齿没有统一的尺寸。但一般认为，运动护齿的厚度一般不应小于3mm（腭侧厚度可以为1~2mm）[8]，运动护齿在咬合面和唇面的最佳厚度在3~4mm，如果小于3mm，不能提供足够的保护，如果超过4mm，又会影响舒适度、气道通畅和语言能力[5]。此外，研究发现4、5和6mm厚运动护齿的防护性无显著差异[9]。一项比较乙酸乙酯运动护齿性能的研究发现，当运动护齿厚度为4mm时，运动护齿的能量吸收能力达到峰值，可吸收和改善传递力；但当厚度超过4mm时，运动护齿的能量吸收的能力就会减弱[10]。因此，建议使用者结合自身情况和口腔医生建议，选择既舒适又具有足够能量吸收能力的运动护齿。

制作运动护齿的常用材料有聚乙烯乙酸酯或乙烯－醋酸乙烯酯共聚物（EVA）、聚氯乙烯、橡胶乳、丙烯酸树脂和聚氨酯。这些材料具有一定的抗冲击和抗牵拉能力、稳定性、吸水性及合适的软硬度，其中，EVA因其容易操作和成形等特点而被广泛使用[11]。

2. 运动护齿的分类

运动护齿主要分为成品运动护齿、热塑成型运动护齿和定制型运动护齿。这三种类型通常都只用于单颌牙弓，成品运动护齿和定制型运动护齿也可以有双颌牙弓设计，但双颌运动护齿在提供更大保护的同时，会降低整体舒适度，因此每种运动护齿都各有优缺点[7, 12~23]。

成品运动护齿又称预成型运动护齿，通常由EVA制成，形状类似U形槽，通过紧咬合进行固定。它是所有运动护齿中最便宜的类型，易于购买，尺寸多样，具有双颌牙弓设计，可以增加软硬组织的保护。但使用者必须要紧咬合才能固定运动护齿，可能引起颞下颌关节问题。同时该类运动护齿舒适性差，可能影响使用者的呼吸和语言功能，成品双颌运动护齿对呼吸和语言功能的影响更大。此外，虽然该类运动护齿尺寸多样，但许多使用者还是无法找到适合自己的型号，因此成品运动护齿一般并不推荐使用。

热塑成型运动护齿又称口内成形型运动护齿或"Boil and bite"型运动护齿，由热塑性材料制成。该类运动护齿在热水中浸泡变软后放入口腔，通过手指、舌头配合咬合、吮吸等动作对其进行塑形。该类运动护齿有高性价比、易于购买、使用方便、使用者可自行制作等优点，同时一些品牌的运动护齿还可以提供良好的贴合性和保护性能。但热塑成型运动护齿不能实现最佳的贴合状态，并可能无法覆盖所有牙齿，而且对于有严重牙齿错位的使用者，其厚度无法做到均匀、适合。因此热塑成型运动护齿适用于追求方便快捷的使用者，以及进行非接触性运动或经口腔医生评估的部分接触性运动的使用者。

定制型运动护齿为个体化定制，所以贴合牙齿和口腔，固位强，而且具有更好的保护、缓冲性能，定制型运动护齿可定制颜色、厚度，不但不会影响使用者的呼吸和语言功能，而且可以改善使用者在运动时的摄氧能力。此外，同成品运动护齿一样可设计制作为双颌运动护齿。当然，定制型运动护齿也有缺点，如需要前往口腔诊疗机构制作、制作周期相对较长等。

三种类型的运动护齿的对比及提供保护的等级详见表1-4-1及表1-4-2。综合评估，定制型运动护齿凭借其优秀的性能得到了大多数口腔医生的推荐。

表 1-4-1　运动护齿的对比

运动护齿种类	制作方法	制作难度	费用	贴合性和舒适性	保护性能
成品运动护齿	预成型	最简单	低	较差	较差
热塑成型运动护齿	热塑材料热水浸泡后口内成型	简单，使用者可自行制作	适中	适中	适中
定制型运动护齿	前往口腔诊疗机构个性化定制	制作周期相对较长	适中	最佳	最佳

表 1-4-2　运动护齿提供保护的等级[24]

等级	描述
0	不使用运动护齿
1	市售的不贴合的护齿，必须紧咬牙才能固位，有一定危险性，不建议佩戴，容易移位，可能误吞导致窒息
2	热塑成型运动护齿，比预成型稍好，但不能做到严密的贴合，如果护齿在塑型过程中被咬得太用力，咬合面的厚度可能减小，无法提供有效的保护
3	使用较久的（>5年）定制型护齿。失去了最初的保护性能，不能有效应对冲击力，护齿变硬，可能在咬合面有磨耗，咬合面太薄不足以预防脑震荡
4	使用2~5年的定制型护齿，比前者稍好
5	定制型护齿，但厚度不足

等级	描述
6	标准的定制型运动护齿，能针对牙外伤和脑震荡提供良好保护
7	改良材料，能更好地吸收应力，将更少的能量传导给牙齿、颌骨和大脑
8	改良设计
9	数字化的精准定制，并反复测试
10	同时做到等级 7~9 的内容点，可得到最佳的运动护齿

注：等级 7~10 为在等级 6 的标准定制型运动护齿的基础上进行改善。

3. 运动护齿的防护机制

　　Chapman[25]提出，运动护齿主要是通过三类缓冲途径来起到防护作用：①Ⅰ类缓冲指覆盖在受冲击牙齿表面的运动护齿材料自身产生的对冲击力的直接吸收作用，由运动护齿的厚度决定；②Ⅱ类缓冲指运动护齿对同颌牙列外力的分散作用；③Ⅲ类缓冲指来自上下颌骨之间及其与颅骨之间的力的传导缓冲作用，当下颌牙与运动护齿咬合接触时，上下颌骨形成一个整体，有利于传导和分散外力。

　　一般来说，颌面部的撞击主要源于三个方向：上前牙正面撞击、磨牙侧向撞击和下颌颏部撞击[26]。聂小汉等人[27]有效模拟了运动中的多项撞击，验证了运动护齿的三类缓冲途径，探讨了在受到不同方向及位点的撞击时运动护齿的防护机制。他们提出，运动护齿在设计时要充分考虑要运用的场景，应该根据不同运动项目的特点，对运动护齿做不同的改进，如拳击运动中，为了避免上颌前牙外伤，可以在运动护齿前牙区置入加硬膜片，以提高Ⅰ类缓冲作用；滑雪运动中，运动员颏部经常受到膝关节的撞击，因此可以适当降低运动护齿在前牙唇侧及后牙颊侧的厚度，提高其舒适性；在轮滑、棒球、曲棍球等运动中运动护齿应该与下颌牙列具有良好的咬合，这样可以增加运动护齿的Ⅲ类缓冲作用，避免应力在上颌前牙区集中。

4. 运动护齿的作用

　　1）预防脑震荡。脑震荡是对抗性运动中常见和潜在的危险创伤之一。一项回顾性横断面研究发现，美国超过 50％的曲棍球联盟球员在一个赛季中因受伤而至少错过一场比赛，收入损失达 2.18 亿美元，在所有伤害中，头部和肩颈伤害的平均花费最高，仅脑震荡每年就会花费 4280 万美元左右[28]。除了生理伤害和经济负担，脑震荡甚至会缩短运动员的职业寿命。在一项对曲棍球联盟球员的研究中，研究者将患过脑震荡的球员与未患脑震荡的球员进行比较，发现每次脑震荡后，持续脑震荡的风险会增加；脑震荡后球员的表现水平会下降，参加曲棍球联盟赛季比赛的概率显著降低（$P<0.05$），他们的职业寿命比没有遭受脑震荡的球员要短[29]。尽管运动护齿对脑震荡的保护作用存在争议，但一些研究表明，佩戴运动护齿可以将髁突定位在关节隆突处，这样当受到打击时，应力分布更均匀，髁突不会被压在颞下颌关节的脆弱部位[30]，也可以减少蛛网膜下血肿的可能[15]。也有研究者认为运动护齿在咬合面不能形成使用者的咬合锁结，从而可能会导致下颌移位和咬合不稳定，进而增加接触时发生脑震荡的风险[31]。降低脑震荡风险的一种可能方法是在受到冲击时咬紧牙关，使头部和颈部的稳定肌肉参与其中，这种稳定性可以降低头部在碰撞过程中的加速度[20]。因此，佩戴运动护齿时要求运动员紧咬合，以获得这种保护。

2005 年，Benson 等人[32]研究 1033 名职业冰球运动员发现，佩戴运动护齿和不佩戴运动护齿的球员发生脑震荡风险没有显著差异。2007 年，Mihalik 等人[33]研究 180 名有运动相关脑震荡病例时发现，佩戴运动护齿和不佩戴运动护齿的运动员在脑震荡后的神经认知缺陷没有显著差异。2019 年，Knapik 等人[16]的一篇 meta 分析同样显示运动护齿可能对脑震荡预防作用不大，文章共纳入 5 个队列研究，研究者认为在佩戴运动护齿和不佩戴运动护齿的人群中，发生脑震荡的风险几乎没有差异（$RR=1.245$，$95\%CI=0.889\sim1.743$）（图 1－4－3）。

Study name	Outcome	Statistics for each study: Risk ratio	Lower limit	Upper limit	Z-Value	p-Value	Relative weight
Marshall et al. [42]	Concussion	0.430	0.129	1.436	-1.372	0.170	7.47
Blignaut et al. [58]	Concussion	0.810	0.292	2.246	-0.405	0.686	10.28
Benson & Meeuwisse [60]	Concussion	1.420	0.898	2.245	1.500	0.134	41.73
Kemp et al. [61]	Concussion	1.450	0.851	2.471	1.366	0.172	32.78
Labella et al. [59]	Concussion	1.580	0.483	5.165	0.757	0.449	7.73
Summary (overall effect size)		1.245	0.889	1.743	1.274	0.203	

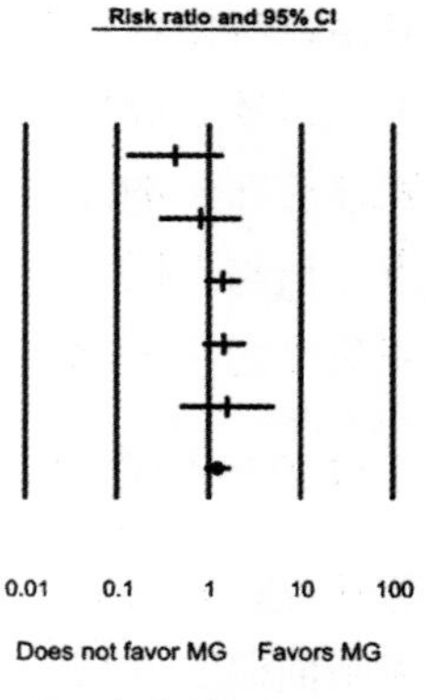

图 1－4－3　运动护齿对脑震荡影响的队列研究森林图

2）预防口腔及颌面部创伤。在运动过程中发生口腔及颌面部创伤非常常见。一项研究表明：大约 1/3 的口腔及颌面部创伤可以归因于运动事故[34]。另一项对 178 名橄榄球运动员的研究也发现在运动造成的创伤中，口腔及颌面部创伤是较常见的，约占所有创伤的 26%[35]。由此可以看出，在运动过程中预防口腔及颌面部创伤的发生是十分重要的。

受到水平力冲击时，运动护齿可以吸收并分散直接作用在牙齿上的外力，使上下颌牙列分离，避免直接碰撞。受到垂直力冲击时，运动护齿可以通过固定下颌骨和吸收冲击力来防止下颌骨骨折。此外，由于运动护齿的咬合面有一定厚度，使用时髁突与关节盘分离，当下颌骨受到外力冲击时，髁突有一定缓冲距离，避免与关节窝直接撞击，对颞下颌关节也有保护作用。运动护齿还可以将牙齿与口腔软组织分开，有效避免软组织的挫伤和撕裂伤[36]。由此可以看出，运动护齿可以从多个方面预防运动过程中的口腔及颌面部创伤。

实际应用过程中，其效果也十分显著。一项对于高中篮球运动员的横断面研究显示，不戴运动护齿的运动员发生口腔及颌面部创伤的风险增加了大约 7 倍[37]，另一项相似的研究分析了 2470 名高中学生在运动过程中的受伤情况，发现使用运动护齿可以有效保护口腔及颌面部软硬组织，于是建议在棒球和篮球比赛中强制使用运动护齿[38]。此外，一项对 754 名美国高中橄榄球运动员的研究[39]以及一项对 50 个美国大学篮球队的前瞻性队列研究[40]都表明，使用定制型运动护齿可以更有效地预防口腔及颌面部创伤。虽然 Blignaut 等人[41]的研究表明是否使用运动护齿与口腔组织损伤没有明显关联，不过近些年来越来越多的研究都证明了运动护齿的有效性。Knapik 等人[11]对运动护齿预防口腔及颌面部创伤的效果进行了文献系统回顾和 meta 分析，结果表明未使用运动护齿时发生口腔及颌面部创伤的风险提高 1.6~1.9 倍，这可能与运动护齿材料和制作工艺的日益发展有关。运动护齿对口腔及颌面部的保护机制详见表 1-4-3。

表 1-4-3　运动护齿对口腔及颌面部的保护机制

创伤类型	保护机制
牙脱位及牙折	分离上下颌牙列，吸收并分散直接作用在牙齿上的外力
软组织挫伤及撕裂伤	分离牙齿及口腔软组织
下颌骨骨折	吸收并分散外力，固定下颌骨
颞下颌关节损伤	使髁突与关节盘分离，避免与关节窝直接撞击，还可防止颅中窝损伤

3）提升运动表现。随着现代运动科学的发展，使用运动护齿的目的已经不仅限于保护使用者的安全，精确的设计及科学的佩戴还能够提高使用者的赛场表现。不少研究都显示，合理使用运动护齿时，运动员的力量、速度、平衡性等都得到提升[42~45]。这可能是由于运动护齿可以使下颌骨、髁突位置以及咬合更稳定，这对神经肌肉系统的平衡十分重要[46]。颞下颌关节可以控制头部的位置，直接影响脊柱的稳定性，稳定的关节位置在运动的过程中既能减小受伤风险，又有利于实现最佳的身体姿态，增加躯干和上肢肌肉的最大等长收缩力[47]。此外，稳定的咬合也可以同步激活骨骼肌和三叉神经系统，使发力速率和峰值力量得到明显提升[48]。

使用运动护齿对使用者的心理状态也有一定帮助。使用运动护齿后，在运动过程中会潜意识觉得更安全，从而更放心地实现一些技术动作，这种精神上的松弛有时更有利于使用者的发挥。值得一提的是，运动护齿还可以改变下颌骨的位置，增加上气道的气体容量和动脉氧合，从而提升有氧运动和无氧运动的表现[49]。

5. 运动护齿的应用现状

尽管运动护齿具有上述诸多好处，但其使用并不如想象中那么普遍。Andrade等人[50]随机调查了409名美国运动员，只有17%的运动员使用运动护齿，其中使用定制型运动护齿的占42.6%，使用热塑成型运动护齿的占44.1%，使用成品运动护齿的占13.3%。另一项对12~14岁在校学生的调查显示，仅有5.5%的学生在学校运动中使用运动护齿，即使在正规比赛中，使用率也只有20.2%，而且其中专业的定制型运动护齿占比仅有30.4%[51]。Ma[52]对236名中国篮球运动员进行了调查研究，结果令人震惊，仅有1名运动员使用运动护齿。直到2018年，一些体育项目（例如柔道）甚至还禁止使用运动护齿，尽管在柔道比赛中口腔及颌面部创伤的风险很大[53]。因此，未来对运动护齿的优化、推广与使用依然是非常重要的，运动护齿的全面普及还任重而道远。2006年，ADA制订了一份推荐使用运动护齿的体育项目清单[54]，运动护齿可以有效降低这些激烈运动中运动员的受伤风险（表1-4-4）。

表 1-4-4　ADA 推荐使用运动护齿的体育项目清单

竞技体操	马术	冰球	铅球	壁球
美式橄榄球	极限运动	轮滑	滑板	冲浪
棒球	田赛项目	长曲棍球	滑雪	排球
篮球	曲棍球	武术	跳伞	水球
自行车	体操	美式壁球	足球	举重
拳击	手球	英式橄榄球	垒球	摔跤

目前人们不使用运动护齿的主要原因有[55～57]：

（1）推广及宣教不到位，很多人对运动护齿不了解，认为不需要。

（2）佩戴不舒适，影响呼吸及运动发挥。

（3）语音障碍，戴上运动护齿后在比赛中说话不方便。

（4）佩戴合适的定制型运动护齿需要前往专业的口腔诊疗机构制作，制作周期相对较长。

（5）卫生问题，运动护齿可能会引起菌斑附着，降低唾液流速，增加患龋的风险。

（6）错误使用可能会导致红斑、溃疡等口腔黏膜病变。

但随着运动护齿制作工艺的发展以及定制型运动护齿的推广，相信未来越来越多人会获得更加舒适的体验，从而接受运动护齿。另外，使用运动护齿前后一定要及时清洁，若发现佩戴不适时要及时更换。

6. 定制型运动护齿的临床制作流程（以定制型上颌运动护齿为例）

（1）临床检查，评估运动风险。

（2）制取上下颌印模，灌注模型，修整模型，记录咬合关系。

（3）根据运动风险等级及个体因素等选取合适的材料及厚度。

（4）按照牙尖交错位上𬌗架，上颌涂塑分离剂。

（5）将上颌从𬌗架上取下放在压模机上，设置烤软膜片预定的时间，将膜片压在上颌模型上，重复两次。

（6）完成后将上颌固定在𬌗架上，将压好的运动护齿放在上颌，将其烤软后用下颌咬住，得到有下颌咬合印记的运动护齿。将其边缘修整圆滑，完成运动护齿的制作（图 1-4-4）。

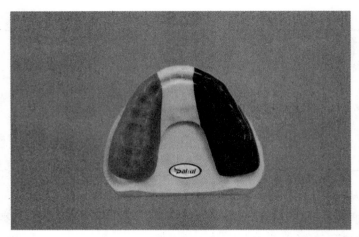

图1-4-4　定制型上颌运动护齿（成都派瑞义齿科技发展有限公司制作）

7. 儿童佩戴运动护齿的注意事项

（1）儿童口腔黏膜组织比较娇嫩，初戴运动护齿时可能稍有不适，出现黏膜红肿、溃疡等现象。出现这种情况家长不用过分担心，只需将运动护齿取下待黏膜损伤愈合后再次佩戴即可。若同一部分反复出现红肿、溃疡等情况，则可请医生对运动护齿进行相应修整。

（2）对于患有慢性鼻炎、过敏性鼻炎、鼻中隔偏曲、鼻甲肥大等鼻部疾病的儿童，家长务必在确保儿童鼻腔通气正常的情况下才能给儿童佩戴运动护齿。患有唇腭裂的儿童，常伴有鼻中隔偏曲或鼻甲肥大，个别儿童患者手术后继发鼻孔闭锁、鼻腔气道瘢痕异常增生、咽成形术后鼻咽通气道狭窄等，家长一定要特别注意，务必在唇腭裂和正畸医生指导下给儿童佩戴运动护齿，否则可能造成严重后果。

（3）运动护齿表面容易附着菌斑，且佩戴运动护齿时会阻碍唾液接触牙面，儿童若在佩戴运动护齿前饮用了可乐、奶茶、果汁、运动饮料等含糖饮品，则可能增加患龋风险。因此建议儿童在佩戴运动护齿前后对口腔进行清洁，时刻保持口腔卫生。

（4）随着儿童的生长发育，牙列也在不断生长变化之中。当运动护齿出现不再贴合牙面或磨损严重的情况时，一定要及时更换。

8. 总结

在运动过程中，牙外伤由于其高发生率及带来的严重后果而备受重视。特别是对于儿童，乳牙和恒牙的外伤可能引起釉质发育不全、变色、牙齿畸形、咬合不良、牙髓及根尖炎症、外观变化等众多问题。因此，在日常生活和体育运动中预防牙外伤的发生是非常重要的，主要方式有：对儿童及家长进行安全宣教、加强对儿童的监护、尽早进行畸形牙矫正、使用专业的防护用具等，其中运动护齿就是一种十分有效的防护措施。诸多研究已经表明，使用运动护齿能够有效预防脑震荡、口腔及颌面部创伤（包括牙外伤），对使用者起到很好的保护作用，甚至能够一定程度上提升他们的运动表现。建议广大儿童在家长的陪同下前往专业的口腔诊疗机构制作运动护齿，以取得最佳的保护效果和舒适性。另外，在使用过程中家长要十分小心，注意禁忌证、不良反应等，还要经常清洗、定期更换。儿童口腔医生未来应着力于推广定制型运动护齿的使用，同时在材料、制作工艺、精确性等方面对运动护齿进行进一步优化。相信随着运动护齿舒适性和实用性的逐步提升，广大儿童一定能够更安心地投入运动，享受更加无忧无虑的童年。

【参考文献】

[1] Bücher K，Neumann C，Hickel R，et al. Traumatic dental injuries at a German University Clinic 2004－2008 [J]. Dental Traumatol，2013，29 (2)：127－133.

[2] Bourguignon C，Sigurdsson A. Preventive strategies for traumatic dental injuries [J]. Dent Clin North Am，2009，53 (4)：729－749.

[3] 钱虹. 儿童牙外伤的风险因素及其预防策略 [J]. 口腔疾病防治，2017，25 (8)：477－481.

[4] Meng MM，Chen YD，Ren HD，et al. Effect of tetracyclines on pulpal and periodontal healing after tooth replantation：a systematic review of human and animal studies [J]. BMC Oral Health，2021，21 (1)：289.

[5] Francisco SS，Filho FJ，Pinheiro ET，et al. Prevalence of traumatic dental injuries and associated factors among Brazilian schoolchildren [J]. Oral Health Prev Dent，2013，11 (1)：31－38.

[6] Fernandes LM，Neto JCL，Lima TFR，et al. The use of mouthguards and prevalence of dento－alveolar trauma among athletes：a systematic review and meta－analysis [J]. Dental Traumatol，2019，35 (1)：54－72.

[7] Gould TE，Piland SG，Caswell SV，et al. National athletic trainers'

association position statement: preventing and managing sport-related dental and oral injuries [J]. J Athl Train, 2016, 51 (10): 821-839.

[8] Guérard S, Barou JL, Petit J, et al. Characterization of mouthguards: impact performance [J]. Dent Traumatol, 2017, 33 (4): 281-287.

[9] Verissimo C, Costa PV, Santos-Filho PC, et al. Custom-fitted EVA mouthguards: what is the ideal thickness? a dynamic finite element impact study [J]. Dental Traumatol, 2016, 32 (2): 95-102.

[10] Westerman B, Stringfellow PM, Eccleston JA. EVA mouthguards: how thick should they be? [J]. Dent Traumatol, 2002, 18 (1): 24-27.

[11] Knapik JJ, Marshall SW, Lee RB, et al. Mouthguards in sport activities: history, physical properties and injury prevention effectiveness [J]. Sports Med, 2007, 37 (2): 117-144.

[12] Bochnig MS, Oh MJ, Nagel T, et al. Comparison of the shock absorption capacities of different mouthguards [J]. Dent Traumatol, 2017, 33 (3): 205-213.

[13] Firmiano TC, Oliveira MTF, de Souza JB, et al. Influence of impacted canines on the stress distribution during dental trauma with and without a mouthguard [J]. Dent Traumatol, 2019, 35 (4-5): 276-284.

[14] Gawlak D, Mańka-Malara K, Kamiński T, et al. Comparative evaluation of custom and standard boil and bite (self-adapted) mouthguards and their effect on the functioning of the oral cavity [J]. Dent Traumatol, 2016, 32 (5): 416-420.

[15] Gawlak D, Mierzwińska-Nastalska E, Mańka-Malara K, et al. Assessment of custom and standard, self-adapted mouthguards in terms of comfort and users subjective impressions of their protective function [J]. Dent Traumatol, 2015, 31 (2): 113-117.

[16] Knapik JJ, Hoedebecke BL, Rogers GG, et al. Effectiveness of mouthguards for the prevention of orofacial injuries and concussions in sports: systematic review and meta-analysis [J]. Sports Med, 2019, 49 (8): 1217-1232.

[17] Miyahara T, Dahlin C, Galli S, et al. A novel dual material mouthguard for patients with dental implants [J]. Dent Traumatol,

2013，29（4）：303－306.

[18] Parker K，Marlow B，Patel N，et al. A review of mouthguards: effectiveness，types，characteristics and indications for use [J]. Br Dent J，2017，222（8）：629－633.

[19] Takahashi M，Bando Y. Thermoforming technique for maintaining the thickness of single－layer mouthguard during pressure formation [J]. Dent Traumatol，2019，35（4－5）：285－290.

[20] Tanaka Y，Tsugawa T，Maeda Y. Effect of mouthguards on impact to the craniomandibular complex [J]. Dent Traumatol，2017，33（1）：51－56.

[21] Tribst JPM，de Oliveira Dal Piva AM，Borges ALS，et al. Influence of custom－made and stock mouthguard thickness on biomechanical response to a simulated impact [J]. Dent Traumatol，2018，34（6）：429－437.

[22] van Vliet KE，Kleverlaan CJ，Lobbezoo F，et al. Maximum impact heights of currently used mouthguards in field hockey [J]. Dent Traumatol，2020，36（4）：427－432.

[23] Zamora－Olave C，Willaert E，Montero－Blesa A，et al. Risk of orofacial injuries and mouthguard use in water polo players [J]. Dent Traumatol，2018，34（6）：406－412.

[24] For the dental patient. the importance of using mouthguards. tips for keeping your smile safe [J]. J Am Dent Assoc，2004，135（7）：1061.

[25] Chapman PJ. The pattern of use of mouthguards in rugby league（a study of the 1986 Australian Rugby League touring team）[J]. Br J Sports Med，1988，22（3）：98－100.

[26] Found MS，Patrick DG，Pearson JR. The influence of strain measurement on the impact performance of sports mouthguards [J]. Compos Part A Appl Sci Manuf，2006，37（11）：2164－2170.

[27] 聂小汉，杨晓江. 运动护齿器力的缓冲原理研究 [J]. 中国运动医学杂志，2016，35（3）：262－268.

[28] Donaldson L，Li B，Cusimano MD. Economic burden of time lost due to injury in NHL hockey players [J]. Inj Prev，2014，20（5）：347－349.

[29] Navarro SM，Pettit RW，Haeberle HS，et al. Short－term impact of concussion in the nhl：an analysis of player longevity，performance，and financial loss [J]. J Neurotrauma，2018，35 (20)：2391－2399.

[30] Tribst JPM，Dal Piva AMO，Bottino MA，et al. Mouthguard use and TMJ injury prevention with different occlusions：a three－dimensional finite element analysis [J]. Dent Traumatol，2020，36 (6)：662－669.

[31] Zupan MF，Bullinger DL，Buffington B，et al. Physiological effects of wearing athletic mouth pieces while performing various exercises [J]. Mil Med，2018，183 (suppl 1)：510－515.

[32] Benson BW，Meeuwisse WH. Ice hockey injuries [J]. Med Sport Sci，2005，49：86－119.

[33] Mihalik JP，McCaffrey MA，Rivera EM，et al. Effectiveness of mouthguards in reducing neurocognitive deficits following sports－related cerebral concussion [J]. Dent Traumatol，2007，23 (1)：14－20.

[34] Davis GT，Knott SC. Dental trauma in Australia [J]. Aust Dent J，1984，29 (4)：217－221.

[35] Jagger RG，Abbasbhai A，Patel D，et al. The prevalence of dental，facial and head injuries sustained by schoolboy rugby players. a pilot study [J]. Prim Dent Care，2010，17 (3)：143－146.

[36] Bergman L，Milardovi Ortolan S，Žarkovi D，et al. Prevalence of dental trauma and use of mouthguards in professional handball players [J]. Dent Traumatol，2017，33 (3)：199－204.

[37] Maestrello－deMoya MG，Primosch RE. Orofacial trauma and mouth－protector wear among high school varsity basketball players [J]. ASDC J Dent Child，1989，56 (1)：36－39.

[38] McNutt T，Shannon SW Jr，Wright JT，et al. Oral trauma in adolescent athletes：a study of mouth protectors [J]. Pediatr Dent，1989，11 (3)：209－213.

[39] Garon MW，Merkle A，Wright JT. Mouth protectors and oral trauma：a study of adolescent football players [J]. J Am Dent Assoc，1986，112 (5)：663－665.

［40］Labella CR，Smith BW，Sigurdsson A. Effect of mouthguards on dental injuries and concussions in college basketball ［J］. Med Sci Sports Exerc，2002，34（1）：41—44.

［41］Blignaut JB，Carstens IL，Lombard CJ. Injuries sustained in rugby by wearers and non－wearers of mouthguards ［J］. Br J Sports Med，1987，21（2）：5—7.

［42］Maurer C，Heller S，Sure JJ，et al. Strength improvements through occlusal splints? the effects of different lower jaw positions on maximal isometric force production and performance in different jumping types ［J］. PLoS One，2018，13（2）：e0193540.

［43］Maurer C，Stief F，Jonas A，et al. Influence of the lower jaw position on the running pattern ［J］. PLoS One，2015，10（8）：e0135712.

［44］Pae A，Yoo RK，Noh K，et al. The effects of mouthguards on the athletic ability of professional golfers ［J］. Dent Traumatol，2013，29（1）：47—51.

［45］Zupan MF，Bullinger DL，Buffington B，et al. Physiological effects of wearing athletic mouth pieces while performing various exercises ［J］. Mil Med，2018，183（suppl 1）：510—515.

［46］Dunn－Lewis C，Luk HY，Comstock BA，et al. The effects of a customized over－the－counter mouth guard on neuromuscular force and power production in trained men and women ［J］. J Strength Cond Res，2012，26（4）：1085—1093.

［47］Lee SY，Hong MH，Park MC，et al. Effect of the mandibular orthopedic repositioning appliance on trunk and upper limb muscle activation during maximum isometric contraction ［J］. J Phys Ther Sci，2013，25（11）：1387—1389.

［48］Ebben WP，Flanagan EP，Jensen RL. Jaw clenching results in concurrent activation potentiation during the countermovement jump ［J］. J Strength Cond Res，2008，22（6）：1850—1854.

［49］Schultz Martins R，Girouard P，Elliott E，et al. Physiological responses of a jaw－repositioning custom－made mouthguard on airway and their effects on athletic performance ［J］. J Strength Cond Res，2020，34（2）：422—429.

[50] Andrade RA，Evans PL，Almeida AL，et al. Prevalence of dental trauma in Pan American games athletes [J]. Dent Traumatol，2010，26 (3)：248—253.

[51] Fakhruddin KS，Lawrence HP，Kenny DJ，et al. Use of mouthguards among 12—to 14—year—old Ontario schoolchildren [J]. J Can Dent Assoc，2007，73 (6)：505.

[52] Ma W. Basketball players' experience of dental injury and awareness about mouthguard in China [J]. Dent Traumatol，2008，24 (4)：430—434.

[53] Bruggesser S，Kühl S，Solakoglu Ö，et al. The prevalence of orofacial injuries in judo：a cross—sectional study [J]. Dent Traumatol，2020，36 (4)：411—416.

[54] ADA Council on Access，Prevention and Interprofessional Relations，ADA Council on Scientific Affairs. Using mouthguards to reduce the incidence and severity of sports—related oral injuries [J]. J Am Dent Assoc，2006，137 (12)：1712—7120，1731.

[55] D'Ercole S，Martinelli D，Tripodi D. Influence of sport mouthguards on the ecological factors of the children oral cavity [J]. BMC Oral Health，2014，14：97.

[56] Liew AK，Abdullah D，Wan Noorina WA，et al. Factors associated with mouthguard use and discontinuation among rugby players in Malaysia [J]. Dent Traumatol，2014，30 (6)：461—467.

[57] Maeda Y，Yang TC，Miyanaga H，et al. Mouthguard and sports drinks on tooth surface pH [J]. Int J Sports Med，2014，35 (10)：871—873.

（徐舒豪　李诗佳）

第二章　儿童行为管理及疼痛控制

第一节　音乐疗法和虚拟现实技术

- 牙科焦虑症是儿童于口腔科就诊时的常见症状。
- 音乐疗法通过设计特定音乐或患者自选喜爱的音乐作为就诊陪伴，具有人性化、成本低、易操作、无创伤的优点，易被患者接受，能有效缓解牙科焦虑症。
- 虚拟现实技术（VR）暴露疗法指利用 VR 将患者暴露于恐惧的虚拟环境中；VR 分心疗法则指通过让患者佩戴头戴式显示器，给予患者愉快有趣的刺激，使患者沉浸在虚拟世界或与虚拟世界互动，以分散患者注意力。
- VR 因其操作简单、副作用小等特点被患者广泛接受。儿童较成人更易分散注意力，且拥有极大的好奇心和想象力，对未知的事物更具有探索精神，VR 治疗在儿童口腔诊疗中的应用潜力巨大。

焦虑指对于即将发生的未知灾难的一种恐惧与害怕的心理，严重时可能导致焦虑症而影响正常生活。儿童因身心发育尚不完全，对自己的情绪掌控与行为管理尚未成熟，在医院就诊过程中往往会对未知的就诊流程、发出噪音的器械或针头等产生焦虑情绪。

牙科焦虑症是儿童于口腔科就诊时的常见症状，据报道，全球 5%～20% 的儿童深受牙科焦虑症的影响[1]。我国儿童牙科焦虑症患病率高达 67.7%[2]。患有牙科焦虑症的儿童不愿配合医生治疗，从而延误诊疗时间，降低治疗效果，甚至导致病情恶化，这给医患双方都带来了莫大的压力。

随着全球医学模式向"心理－社会－生物"的模式转变，就诊时的牙科焦虑症越来越受到医学界的重视[3]。缓解牙科焦虑症的行为管理方式有药物治疗与非药物治疗两种。主要的药物治疗方式有镇静剂、抗焦虑药或麻醉手段的使用。非药物治疗的类型繁多，如音乐疗法、VR、"说－示－做"行为镇静疗法、注意力分散疗法、催眠疗法等，特点都为成本低、易操作、无创伤、患者接受度高。其中，音乐疗法和VR被广泛用于儿童牙科焦虑症的缓解及疼痛控制。

一、音乐疗法

1. 概述

音乐疗法是一种以心理治疗的理论和方法为基础，通过设计特定音乐或患者自选喜爱的音乐作为就诊陪伴，以缓解患者焦虑，消除心理障碍，恢复和改善患者身心健康，提高诊疗效果的一种新型治疗方式[4]。音乐疗法又分为主动治疗与被动干预。

（1）主动治疗指在就诊过程中，患者在音乐治疗师的引导下与音乐进行互动的诊疗模式。音乐治疗师可以通过观察患者的实时状态，与患者进行积极的沟通并营造轻松欢快的就诊氛围，打造适合患者当下情绪管理的即兴音乐治疗策略，如现场演奏音乐、与患者一同创造音乐等，并指导患者通过享受音乐、体会音乐节奏感和想象身在音乐之中缓解焦虑[5]。

（2）被动干预则指让患者聆听音乐，包括预先设定的特定音乐或患者自行选择喜爱的音乐。音乐类型多种多样，包括古典音乐、现代音乐、摇滚音乐、民谣等，患者可以选择使用耳机或扬声器播放相关音乐。一些口腔治疗中心还通过精心设计的环境背景音乐缓解患者焦虑[6]。

音乐疗法最先应用于精神疾病的管理，20世纪40年代被美国公认为一种有效的辅助治疗手段，如今已被广泛使用于各个医疗领域。音乐疗法在我国起步较晚，1979年音乐治疗博士刘邦瑞教授将"音乐治疗"一词引入我国，后来在中央音乐学院张鸿懿教授的带领下，音乐疗法在我国得到了改良发扬[4]。音乐疗法被认为是一种无接触，可以提高患者幸福感，缓解患者焦虑、恐惧、孤独与抑郁的有效方案，音乐治疗师也可通过虚拟音乐疗法与数字远程医疗工具线上对患者进行身心疏导与情绪管理[7, 8]。

牙科焦虑症是儿童口腔科区别于其他口腔治疗的特殊之处，为提高治疗效率，达到舒适化诊疗的目的，改善牙科焦虑症非常重要。相较于药物治疗所产生的不良反应与昂贵价格，音乐疗法人性化、成本低、易操作、安全有效，被广大儿童及家长接受。同时，儿童因注意力更容易分散，较成人而言音乐疗法效果更好，可见音乐疗法在儿童口腔科诊疗过程中的重要性与巨大潜力。

2. 音乐疗法缓解焦虑的作用机制

音乐疗法已被证实对患者神经、循环、呼吸和内分泌系统等有一定的正性作用，可以缓解患者焦虑情绪，促进自我认知与自我肯定，避免过激行为。一般认为音乐疗法通过物理、生理和心理三重维度对患者进行干预治疗。

音乐疗法可有效降低有关心理压力的各种生命指标，如唾液皮质醇与α-淀粉酶含量、心率、呼吸频率等。唾液皮质醇常被作为反映心理压力的生物学指标，可反映下丘脑－垂体－肾上腺轴（the hypothalamic－pituitary－adrenal axis，HPA axis）调节压力的水平[9]。研究表明，患者在口腔诊疗期间聆听较低频率（如432Hz）的音乐可降低唾液皮质醇含量，说明较低频率音乐愉快和谐，能够抑制HPA轴活跃程度，从而缓解患者心理压力。音乐疗法也可作用于自主神经系统（autonomic nervous system，ANS），ANS活跃可引起心率加快、血压升高，从而产生焦虑情绪。Yamashita等人[10]研究发现，拔除下颌第三磨牙时让患者聆听音乐可以抑制交感神经活动，缓解术后焦虑情绪。音乐疗法也被证实可以刺激中脑边缘系统的活动，参与大脑处理奖励与愉悦刺激的反应[11]。其主要作用于大脑情绪管理区，增加多巴胺的释放，使患者感到愉悦轻松，缓解患者的焦虑情绪[12]。同时，音乐疗法还可影响体内各种神经递质、细胞因子、激素的产生和分布，增加免疫活性物质，提高人体免疫力[13]。

3. 音乐疗法在儿童口腔治疗中的应用

Klassen等人[14]探究了音乐疗法对缓解接受临床手术儿童疼痛和焦虑的疗效，共纳入19项随机对照试验。研究者对其中9项试验（共704名儿童）进行分析。总体而言，音乐疗法可显著缓解疼痛和焦虑（$SMD = -0.35$，95％ $CI = -0.55 \sim -0.14$，$I^2 = 42\%$）。随后进行亚组分析，其中5项试验（共284名儿童）的meta分析结果显示焦虑缓解（$SMD = -0.39$，95％ $CI = -0.76 \sim -0.03$，$I^2 = 52.4\%$）。5项试验（共465名儿童）的meta分析结果显示疼痛明显缓解（$SMD = -0.39$，95％ $CI = -0.66 \sim -0.11$，$I^2 = 49.7\%$），说明音乐疗法可有效缓解儿童焦虑与疼痛。

Moola等人[15]对音乐疗法能否有效缓解儿童和成人患者牙科焦虑症进行

了系统评价，其中仅 2 项为以儿童为对象的研究，发现音乐疗法在缓解儿童牙科焦虑症方面有效性的证据尚不足。

虽然目前音乐疗法对儿童牙科焦虑症影响的研究较少，但总体趋势提示音乐疗法可能是缓解儿童牙科焦虑症的有效辅助治疗方式。

由于口腔治疗环境噪声大，容易引起焦虑，音乐疗法已被作为一种分心方式广泛应用于各种口腔诊疗过程中。Didix 等人[16]比较了芳香疗法与音乐疗法缓解儿童牙科焦虑症的疗效，120 名儿童随机分为芳香疗法组、音乐疗法组和对照组，在术前、术中和术后记录多种生命体征。研究者为音乐疗法组提供耳机并播放印度古典音乐。研究发现，音乐疗法可有效降低儿童的脉搏频率、收缩压和舒张压，说明儿童焦虑情绪得到改善，牙科焦虑症有所缓解。

Ganesh 等人[17]将 120 名健康儿童随机分为两组，一组使用普通牙刷，一组使用音乐牙刷，在第 0、30、60、90 天记录儿童牙菌斑指数、牙龈改善指数和牙龈出血指数。结果显示使用音乐牙刷的儿童在刷牙初期改善以上参数的效果较好。音乐牙刷可以在儿童刷牙时自动播放音乐，营造欢快舒适的氛围，与普通牙刷相比，音乐牙刷可以更好地培养儿童良好的刷牙习惯，放松心情，让儿童适应刷牙，有助于维持儿童口腔卫生与健康，减少龋齿和牙周病的发生。

Singh 等人[18]评估音乐疗法在儿童拔牙期间缓解牙科焦虑症的效果，将 60 名 6～12 岁儿童随机分为音乐组和对照组，音乐组通过耳机聆听选定的音乐，记录两组的相关指标。结果显示音乐组的脉搏频率和收缩压小于对照组，说明儿童在接受治疗时听音乐可以缓解他们的焦虑，使其更加配合医生治疗。

另外，音乐疗法也被用作缓解正畸治疗期间疼痛的策略之一[19]。口腔候诊室的环境也对儿童情绪有一定影响，儿童更喜欢在候诊室聆听歌曲或器乐而不是安静等待就诊[20]。有研究还建议家长准备儿童喜欢的音乐[21]。少部分研究认为音乐疗法对儿童在口腔科就诊期间的焦虑无缓解作用，但研究自身的局限性或许是影响结果的重要因素，如没有让儿童长时间暴露于音乐之中、音乐疗法缓解焦虑的程度不够、儿童基于自身对音乐的偏好而对研究人员提供的音乐不感兴趣等[5]。

4. 音乐疗法可减少药物治疗用量以减少不良反应的发生

Fu 等人[22]探究 18 岁以上患者手术治疗过程中配合使用音乐疗法对麻醉镇静药物用量和手术住院时间的影响，共纳入 55 项随机对照试验（共 4968 名患者）。在达到相同的镇静效果时，9 项试验（共 554 名患者）的 meta 分析结果显示，手术过程中配合使用音乐疗法降低了术中异丙酚的用量（$SMD=$

-0.72，$95\%CI=-1.01\sim-0.43$，$P<0.00001$，$I^2=61.1\%$）。3 项试验（共 184 名患者）的 meta 分析结果显示，咪达唑仑需求也有所下降（$SMD=-1.07$，$95\%CI=-1.70\sim-0.44$，$P<0.001$，$I^2=73.1\%$）。20 项试验（共 1398 名患者）的 meta 分析结果显示，围手术期使用音乐疗法的患者术后对阿片类镇痛药物的需求量降低（$SMD=-0.31$，$95\%CI=-0.45\sim-0.16$，$P<0.001$，$I^2=44.3\%$）。该研究说明围手术期联合音乐疗法可起到良好的镇痛镇静效果。音乐疗法可减少麻醉镇静药物的使用，减少药物治疗带来的不良反应。虽然此类对比研究在儿童牙科领域还未开展，但也可说明音乐疗法的可行性和巨大潜力，这将对儿童的身心健康给予莫大的支持。

5．小结

音乐疗法作为一种简单的放松手段，已广泛用于非药物治疗中。音乐可参与大脑对情绪的调控，调节 ANS 的活动，提升自我幸福感，缓解焦虑情绪。音乐疗法具有人性化、成本低、易操作、无创伤的优点，易被接受。如今越来越多的研究表明，音乐疗法对于缓解儿童牙科焦虑症有明显效果，但具体机制、实践方式和有效性还待考究。对于儿童，音乐疗法的使用可能降低药物用量，从而减少药物不良反应的发生。可见，音乐疗法运用于儿童口腔诊疗的潜力与意义巨大。

二、VR

1．概述

VR 是一种构建人造三维仿真环境的新型计算机技术，通过让使用者佩戴头戴式显示器，调动使用者的视觉、听觉，乃至触觉、嗅觉，让使用者参与虚拟世界的互动，有身临其境的真实感与体验感[23]。VR 最早出现在 20 世纪 60 年代，1968 年 Ivan Sutherland 和 Bob Sproull 发明了世界上第一款头戴式 VR 显示器，被用于军事训练和影视娱乐。随着计算机技术的不断发展，VR 已被广泛应用于护理、教育、设计、艺术、医学等领域。在医学领域，VR 首先被作为一种高效训练外科医生手术操作技巧的辅助训练方式，随后又作为一种非药物治疗手段用于缓解患者就诊时的焦虑情绪。因其简单易行、副作用少、形式多样、价格实惠，受到患者的青睐。

2. VR治疗分类

VR治疗可分为VR暴露疗法与VR分心疗法两种类型。

VR暴露疗法指利用VR将患者暴露于恐惧的虚拟环境中，经过反复刺激后达到对于某种恐惧的习惯化，进而缓解焦虑情绪[24,25]。此疗法对治疗焦虑症、创伤后应激障碍、强迫症和饮食障碍等疾病有显著效果。

VR分心疗法则指通过让患者佩戴头戴式VR显示器，给予患者愉快有趣的刺激，使患者沉浸在虚拟世界或与虚拟世界互动，以分散患者注意力、减轻患者术中疼痛与焦虑，且分心效果不会因为干预次数增加而降低[26]。研究表明，使用VR分心疗法可显著抑制岛叶、丘脑和次级躯体感觉皮层中与疼痛相关的大脑活动，产生镇痛镇静效果[27]。VR分心疗法一般让患者在手术治疗中进行游戏互动、观看自然景象或城市景象，以达到放松心情的目的。

可见，不论是VR暴露疗法还是VR分心疗法，都为缓解患者焦虑情绪提供了新的非药物治疗手段。

3. VR治疗在儿童口腔治疗中的运用

VR治疗作为一种简单易行、无创伤、副作用小、价格合适的非药物治疗手段，已被广泛用于儿童口腔诊疗。

VR暴露疗法在儿童口腔诊疗领域还未展开广泛实践。Gujjar等人[28]对VR暴露疗法缓解成人牙科恐惧症的效果进行研究，将患有较严重牙科恐惧症的30名患者随机均分为VR暴露组与对照组，VR暴露组通过佩戴头戴式VR显示器观看三维立体的牙科手术情景，研究者通过设置5级逐渐加强的恐惧情景刺激患者。对照组则不加干预措施。一个疗程结束后收集两组患者在之后口腔科就诊时的焦虑水平与相关体征。结果表明，VR暴露组随着暴露次数增加，焦虑情绪较对照组明显改善，维持在一个较低水平。使用VR暴露疗法后患者心率较初始心率有所下降，回避行为也有所减少。说明VR暴露疗法对治疗牙科恐惧症有良好效果。因VR暴露疗法将患者暴露于令其恐惧的情景中，在暴露初期会加重患者的焦虑，可能对儿童造成不适，因为儿童无法很好控制自身的情绪和行为，使用VR暴露疗法可能使焦虑情绪更加剧烈甚至影响身心健康，故如今面向儿童的VR暴露疗法还未普及。但Eijlers等人[29]提出可利用VR暴露疗法模拟口腔诊室环境，创造一个动态的、可互动的环境，让儿童在进行口腔治疗之前熟悉口腔诊室内的各种仪器用途，并有虚拟麻醉师和护士向儿童解释手术程序和术后不良反应，让儿童了解并习惯全麻程序，以达到缓解儿童焦虑情绪的目的。有研究将 191 名儿童分组，分别进行 VR 暴露疗法（VR 暴露组）与一般诊疗，发现 VR 暴露组对术后镇痛需求明显减少，但 VR 暴露疗法在儿童口腔诊疗中的可行性还有待更深入的研究。

VR 分心疗法已被广泛运用于儿童中。Custódio 等人[30]探究 VR 分心疗法对儿童口腔诊疗期间的焦虑、疼痛和行为的影响。研究者纳入 9 项随机对照试验（共 579 名儿童），并进行亚组分析。结果显示，VR 分心疗法使儿童行为有所改善（$MD=-0.26$，$95\%CI=-0.47\sim-0.06$），亚组分析包括牙科治疗时采用局部麻醉（3 项试验）、橡皮障技术（2 项试验）和龋齿治疗（1 项试验）。结果显示前两者联合使用 VR 分心疗法对改善儿童行为无显著帮助，而龋齿治疗期间联合使用 VR 分心疗法对改善儿童行为更有帮助（$MD=-0.33$，$95\%CI=-0.58\sim-0.08$）。

使用 VR 分心疗法能缓解儿童在手术中的疼痛（$MD=-0.46$，$95\%CI=-0.91\sim-0.01$），亚组分析包括牙科治疗时采用局部麻醉（4 项试验）和牙体修复治疗（2 项试验），结果显示，在儿童进行牙体修复时，VR 分心疗法的疼痛缓解作用明显（$MD=-0.70$，$95\%CI=-1.23\sim-0.16$）。

使用 VR 分心疗法使焦虑也得到了良好的缓解（$MD=-3.37$，$95\%CI=-4.57\sim-2.18$），亚组分析包括牙科治疗时使用局部麻醉（6 项试验）、橡皮障技术（3 项试验）、龋齿治疗（2 项试验）、牙体修复治疗（3 项试验）。结果显示，VR 分心疗法在儿童牙体修复期间缓解儿童焦虑的作用尤为明显（$MD=-5.07$，$95\%CI=-5.34\sim-4.80$），但对其心率影响不大，且对其他治疗影响不大。以上结果说明，采用 VR 分心疗法可有效吸引儿童注意力，降低儿童对疼痛的感觉和焦虑。同时，也可对儿童行为管理有一定的帮助，使儿童能配合医生高效完成治疗。

Eijlers 等人[31]探究 VR 分心疗法能否有效缓解医疗过程中儿童的疼痛和焦虑，共纳入口腔护理、静脉穿刺、肿瘤护理、烧伤护理等领域的 17 项研究。如图 2-1-1 所示，其中 14 项为有关疼痛的研究，包括口腔护理（1 项）、烧伤护理（6 项）、肿瘤护理（3 项）和静脉穿刺（4 项），meta 分析显示，VR 分心疗法能够有效缓解儿童术中疼痛（$SMD=1.297$，$95\%CI=0.680\sim1.914$，$P=0.000$）。如图 2-1-2 所示，其中 7 项为有关焦虑的研究，包括口腔护理（1 项）、肿瘤护理（3 项）、静脉穿刺（2 项）、手术前干预（1 项），meta 分析显示，VR 分心疗法对缓解儿童焦虑影响明显（$SMD=1.323$，$95\%CI=0.205\sim2.442$，$P=0.020$）。儿童较成人更容易分心，且充满好奇心，对虚拟世界有无限的幻想与喜爱，故 VR 分心疗法已广泛用于儿童疼痛、焦虑的管理中。

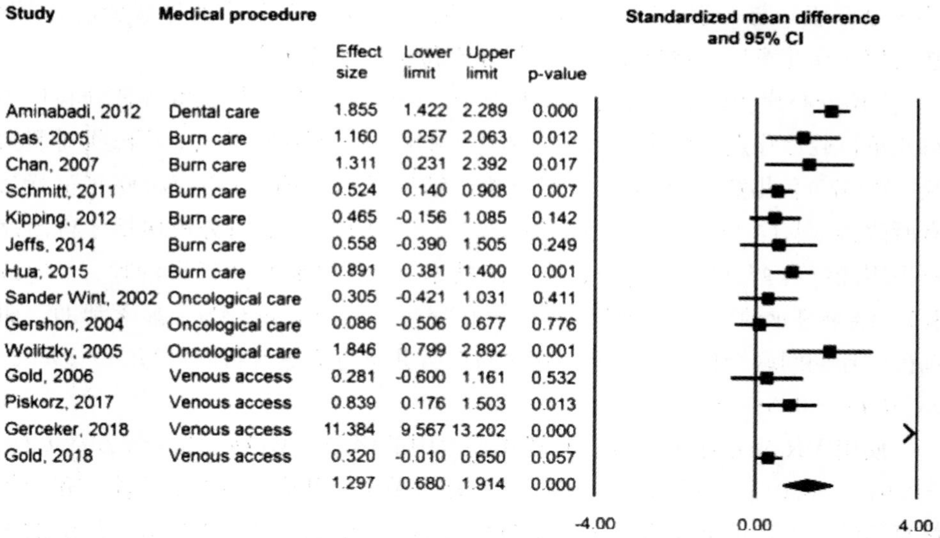

Study	Medical procedure	Effect size	Lower limit	Upper limit	p-value	Standardized mean difference and 95% CI
Aminabadi, 2012	Dental care	1.855	1.422	2.289	0.000	
Das, 2005	Burn care	1.160	0.257	2.063	0.012	
Chan, 2007	Burn care	1.311	0.231	2.392	0.017	
Schmitt, 2011	Burn care	0.524	0.140	0.908	0.007	
Kipping, 2012	Burn care	0.465	-0.156	1.085	0.142	
Jeffs, 2014	Burn care	0.558	-0.390	1.505	0.249	
Hua, 2015	Burn care	0.891	0.381	1.400	0.001	
Sander Wint, 2002	Oncological care	0.305	-0.421	1.031	0.411	
Gershon, 2004	Oncological care	0.086	-0.506	0.677	0.776	
Wolitzky, 2005	Oncological care	1.846	0.799	2.892	0.001	
Gold, 2006	Venous access	0.281	-0.600	1.161	0.532	
Piskorz, 2017	Venous access	0.839	0.176	1.503	0.013	
Gerceker, 2018	Venous access	11.384	9.567	13.202	0.000	
Gold, 2018	Venous access	0.320	-0.010	0.650	0.057	
		1.297	0.680	1.914	0.000	

图 2-1-1　疼痛研究 meta 分析

Study	Medical procedure	Effect size	Lower limit	Upper limit	p-value	Standardized mean difference and 95% CI
Aminabadi, 2012	Dental care	5.586	4.784	6.388	0.000	
Schneider, 1999	Oncological care	0.557	-0.295	1.409	0.200	
Gershon, 2004	Oncological care	0.443	-0.156	1.041	0.147	
Wolitzky, 2005	Oncological care	0.707	-0.196	1.611	0.125	
Piskorz, 2017	Venous access	0.968	0.296	1.640	0.005	
Gold, 2018	Venous access	0.270	-0.059	0.600	0.108	
Ryu, 2017	Preoperative	0.841	0.349	1.334	0.001	
		1.323	0.205	2.442	0.020	

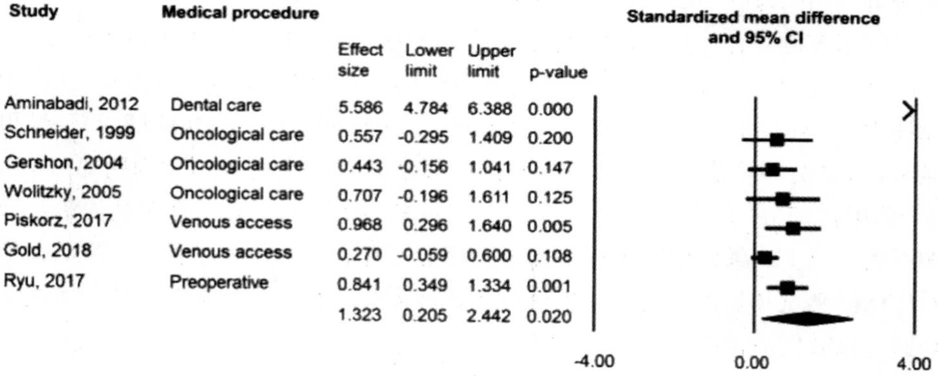

图 2-1-2　焦虑研究 meta 分析

有研究证明，VR 分心疗法对缓解青少年和成人的急性疼痛有效，但不能增加其疼痛耐受性[32]。儿童在接受口腔治疗时产生的疼痛大多属于急性疼痛，故在管理儿童疼痛时，VR 分心疗法为有效且实用的方法。且 VR 分心疗法与药物治疗手段联合使用时可能降低药物的使用剂量，从而减少不良反应的发生，这对儿童的身心健康意义重大，但有关联合使用技术的研究还较少，有待进行更深入的研究。

4. VR 治疗的局限性及潜在副作用

VR 治疗虽能在一定程度上缓解患者对于诊疗过程的焦虑，或与药物治疗手段联合使用，减少药物带来的不良反应，提升就诊的舒适度和幸福感。但VR 治疗也有自身局限性。因为患者的个体差异，适应 VR 的程度不同，在佩戴时可能因为设备不合适而产生头晕、恶心的情况，同时，也有可能出现记忆差错，产生幻觉[33]。故如何使患者达到最佳的就诊体验，还需大量临床实践与研究。

5. 小结

VR 治疗作为一种基于计算机技术的治疗手段，已广泛应用于教育、医疗、护理、艺术等领域。在医学教育领域，其因可以模拟手术诊疗过程而被广泛应用于外科教学。同时，因其可有效分散患者注意力，被作为一种镇痛镇静、缓解患者焦虑的非药物治疗手段。VR 治疗因具有操作简单、副作用小等特点被患者广泛接受。儿童因较成人更易分散注意力，且拥有极大的好奇心和想象力，故 VR 治疗在儿童诊疗中的应用潜力巨大。VR 暴露疗法和 VR 分心疗法可能对儿童口腔治疗有一定的帮助，但还需更多的临床研究证明其有效性和可行性。

三、总结

音乐疗法和 VR 治疗都属于镇静镇痛、缓解焦虑中的非药物治疗手段。相比于药物治疗手段，其简单易操作、副作用小且成本较低，已广泛被用于各种医疗程序。随着未来科技的发展，将会有更多更加有效易行的非药物治疗手段应用于口腔诊疗，为患者提供更加舒适安全的诊疗方案。

【参考文献】

[1] Seligman LD, Hovey JD, Chacon K, et al. Dental anxiety: an understudied problem in youth [J]. Clin Psychol Rev, 2017, 55: 25—40.

[2] 谷楠，刘富萍，张宇娜，等. 儿童牙科焦虑症的治疗及其研究进展 [J]. 国际口腔医学杂志，2015，42 (5)：575—577.

[3] Engel GL. The need for a new medical model: a challenge for biomedicine [J]. Science, 1977, 196 (4286): 129—136.

[4] Liang J, Tian XF, Yang W. Application of music therapy in general surgical treatment [J]. Bio Med Res Int, 2021, 2021: 6169183.

［5］ Bradt J，Teague A. Music interventions for dental anxiety ［J］. Oral Dis，2018，24（3）：300－306.

［6］ Tran D，Edenfield SM，Coulton K，et al. Anxiolytic intervention preference of dental practitioners in the Savannah，Chatham County area：a pilot study ［J］. J Dent Hyg，2010，84（3）：151－155.

［7］ Kantorová L，Kantor J，Hořejší B，et al. Adaptation of music therapists' practice to the outset of the covid－19 pandemic－going virtual：a scoping review ［J］. Int J Environ Res Public Health，2021，18（10）：5138.

［8］ Biondi Situmorang DD. Music Therapy for the treatment of patients with covid－19：psychopathological problems intervention and well－being improvement ［J］. Infect Dis Clin Pract（Baltim Md），2021，29（3）：e198.

［9］ Hellhammer DH，Wüst S，Kudielka BM. Salivary cortisol as a biomarker in stress research ［J］. Psychoneuroendocrinology，2009，34（2）：163－171.

［10］ Yamashita K，Kibe T，Ohno S，et al. The effects of music listening during extraction of the impacted mandibular third molar on the autonomic nervous system and psychological state ［J］. J Oral Maxillofac Surg，2019，77（6）：1153. e1－1153. e8.

［11］ Menon V，Levitin DJ. The rewards of music listening：response and physiological connectivity of the mesolimbic system ［J］. Neuroimage，2005，28（1）：175－184.

［12］ Boso M，Politi P，Barale F，et al. Neurophysiology and neurobiology of the musical experience ［J］. Funct Neurol，2006，21（4）：187－191.

［13］ Rebecchini L. Music，mental health，and immunity ［J］. Brain Behav Immun Health，2021，18：100374.

［14］ Klassen JA，Liang Y，Tjosvold L，et al. Music for pain and anxiety in children undergoing medical procedures：a systematic review of randomized controlled trials ［J］. Ambul Pediatr，2008，8（2）：117－128.

［15］ Moola S，Pearson A，Hagger C. Effectiveness of music interventions on dental anxiety in paediatric and adult patients：a systematic review ［J］. JBI Libr Syst Rev，2011，9（18）：588－630.

[16] Dixit UB，Jasani RR. Comparison of the effectiveness of Bach flower therapy and music therapy on dental anxiety in pediatric patients：a randomized controlled study［J］. J Indian Soc Pedod Prev Dent，2020，38（1）：71-78.

[17] Ganesh M，Shah S，Parikh D，et al. The effectiveness of a musical toothbrush for dental plaque removal：a comparative study［J］. J Indian Soc Pedod Prev Dent，2012，30（2）：139-145.

[18] Singh D，Samadi F，Jaiswal J，et al. Stress reduction through audio distraction in anxious pediatric dental patients：an adjunctive clinical study［J］. Int J Clin Pediatr Dent，2014，7（3）：149-152.

[19] Fleming PS，Strydom H，Katsaros C，et al. Non-pharmacological interventions for alleviating pain during orthodontic treatment［J］. Cochrane Database Syst Rev，2016，12（12）：CD010263.

[20] Panda A，Garg I，Shah M. Children's preferences concerning ambiance of dental waiting rooms［J］. Eur Arch Paediatr Dent，2015，16（1）：27-33.

[21] Evans MM，Rubio PA. Music：a diversionary therapy［J］. Todays OR Nurse，1994，16（4）：17-22.

[22] Fu VX，Oomens P，Klimek M，et al. The effect of perioperative music on medication requirement and hospital length of stay：a meta-analysis［J］. Ann Surg，2020，272（6）：961-972.

[23] 陈妍君，李杨. 虚拟现实技术在疼痛管理中的应用研究进展［J］. 护理研究，2020，34（22）：4015-4018.

[24] Kothgassner OD，Felnhofer A. Lack of research on efficacy of virtual reality exposure therapy（VRE）for anxiety disorders in children and adolescents：a systematic review［J］. Neuropsychiatr，2021，35（2）：68-75.

[25] Foa EB，McLean CP. The efficacy of exposure therapy for anxiety-related disorders and its underlying mechanisms：the case of OCD and PTSD［J］. Annu Rev Clin Psychol，2016，12：1-28.

[26] Indovina P，Barone D，Gallo L，et al. Virtual reality as a distraction intervention to relieve pain and distress during medical procedures：a comprehensive literature review［J］. Clin J Pain，2018，34（9）：858-

877.

[27] Hoffman HG, Richards TL, Van Oostrom T, et al. The analgesic effects of opioids and immersive virtual reality distraction: evidence from subjective and functional brain imaging assessments [J]. Anesth Analg, 2007, 105 (6): 1776−1783.

[28] Gujjar KR, van Wijk A, Kumar R, et al. Efficacy of virtual reality exposure therapy for the treatment of dental phobia in adults: a randomized controlled trial [J]. J Anxiety Disord, 2019, 62: 100 − 108.

[29] Eijlers R, Legerstee JS, Dierckx B, et al. Development of a virtual reality exposure tool as psychological preparation for elective pediatric day care surgery: methodological approach for a randomized controlled trial [J]. JMIR Res Protoc, 2017, 6 (9): e174.

[30] Custódio NB, Costa FDS, Cademartori MG, et al. Effectiveness of virtual reality glasses as a distraction for children during dental care [J]. Pediatr Dent, 2020, 42 (2): 93−102.

[31] Eijlers R, Utens EMWJ, Staals LM, et al. Systematic review and meta−analysis of virtual reality in pediatrics: effects on pain and anxiety [J]. Anesth Analg, 2019, 129 (5): 1344−1353.

[32] Huang QR, Lin JQ, Han R, et al. Using virtual reality exposure therapy in pain management: a systematic review and meta−analysis of randomized controlled trials [J]. Value Health, 2022, 25 (2): 288− 301.

[33] Won AS, Bailey J, Bailenson J, et al. Immersive virtual reality for pediatric pain [J]. Children (Basel), 2017, 4 (7): 52.

（黄睿洁　蒋瑞仪）

第二节　局部麻醉技术

• 冷冻麻醉是以药物降温为原理的浅表麻醉方法，适用于黏膜下和皮下浅表脓肿的切开引流以及松动乳牙的拔除，使用时要注意保护周围组织，目前临床应用较少。

• 表面麻醉适用于浅表脓肿的切开引流、松动乳牙的拔除以及行气管插管前的黏膜表面麻醉。操作简单无痛，但麻醉效果可能不佳，使用时需要注意药物的毒性。

• 浸润麻醉技术简单，易于掌握，成功后可麻醉沉积区域的所有神经末梢，儿童口腔医生常用的浸润麻醉方法有骨膜上浸润法与牙周膜注射法。但对于年龄较大的儿童，浸润麻醉可能无法达到理想的效果。

• 阻滞麻醉通过将局部麻醉药物注射于神经干或主要分支周围，产生麻醉效果。相对于浸润麻醉，阻滞麻醉效果好，麻药用量和注射次数少，可以有效减少疼痛和避免感染扩散。目前，阻滞麻醉出现了许多改良技术，如用于下牙槽神经阻滞麻醉的 Gow-Gates 技术和 Vazirani-Akinosi 技术。

• 无痛麻醉指利用计算机监控下的无痛麻醉仪进行麻醉，以最大程度减轻注射痛感，适用于浸润麻醉、阻滞麻醉等，能够较好地达到无痛、舒适、安全的要求。

疼痛控制是口腔科，尤其是儿童口腔科疼痛管理中的重要组成部分[1]。局部麻醉（local anesthesia）是疼痛控制的有效方法，简称局麻，是用麻醉药物暂时、可逆性地阻断特定区域内的神经传导、神经末梢和纤维的感觉传导，从而使该区域痛觉消失的方法。麻醉药物通过抑制神经元冲动产生所需的钠离子的快速流入来稳定神经元[2]。局部麻醉确切的含义应该是局部无痛，即除痛觉消失外，其他感觉如触压、温度觉仍存在，患者仍保持清醒的意识。

局部麻醉的优点在于简单易行、安全有效，且对软组织的刺激小，对患者生理功能影响小，且过敏反应很少见[1]。如果在麻醉药物中加入适量的血管收缩剂，还可以减少术区出血，便于手术操作[3]。局部麻醉适用于绝大多数的口腔门诊治疗，包括牙拔除术、牙体牙髓病的治疗、牙体预备以及种植术等。但对于炎症性疼痛的患者以及无法配合诊疗工作的患者（如精神病患者等），局部麻醉的有效性会受到一定影响。口腔科临床常用的局部麻醉方法包括冷冻麻醉、表面麻醉、浸润麻醉、阻滞麻醉等。此外，无痛麻醉技术正被广泛应用于口腔科的疼痛控制。

一、冷冻麻醉

冷冻麻醉（frozen anesthesia）指应用药物使局部组织迅速散热，使温度骤然降低，以致局部感觉（首先是痛觉）消失，从而达到暂时性浅表麻醉的效果，目前临床应用较少。

冷冻麻醉适用于黏膜下和皮下浅表脓肿的切开引流以及松动乳牙的拔除。临床上常用的冷冻麻醉药物是氯乙烷。冷冻麻醉的优点是方法简便，麻醉持续时间 3～5 分钟。但对组织刺激性大，在使用时麻醉区周围的皮肤、黏膜应涂布凡士林加以保护。

二、表面麻醉

表面麻醉（superficial or topical anesthesia）指将麻醉药物涂布或喷射于手术区表面，药物吸收后麻醉末梢神经，使浅层组织的痛觉消失[4]。临床应用主要集中于其他注射麻醉药物的注射前麻醉、牙周治疗麻醉、呕吐的抑制以及术后止痛、术后拆线麻醉、活组织检查麻醉等[5]。

1）适应证：适用于浅表脓肿的切开引流、松动乳牙的拔除以及行气管插管前的黏膜表面麻醉。

2）操作要点：涂布麻醉药物前保持术区的清洁干燥，将麻醉药物涂布于术区表面 30～60 秒。临床常用的麻醉药物是 2%～5% 的利多卡因溶液和 0.25%～0.50% 的盐酸丁卡因溶液。

3）优缺点：表面麻醉的优点在于操作简单、无痛、无损伤、减少患者对疼痛的恐惧感以及避免注射疼痛。缺点有起效慢、作用浅表、麻醉效果不佳等，且麻醉药物一般浓度较高、毒性大，有使血管扩张的作用，会增强麻醉药物吸收，故用于表面麻醉时应将剂量限制在 1mL 内，或加入少量肾上腺素，以减慢组织对麻醉药物的吸收[5]。

三、浸润麻醉

浸润麻醉（infiltration anesthesia）是将麻醉药物注入组织，以作用于神经末梢，使之失去传导痛觉的能力而产生麻醉效果的方法。浸润麻醉的优点是技术简单、易于掌握，成功后可麻醉沉积区域的所有神经末梢，与神经干无关[6]。儿童口腔医生常用的浸润麻醉方法包括骨膜上浸润法和牙周膜注射法[7]。

1. 骨膜上浸润法

1）定义和适应证：骨膜上浸润法（supraperiosteal infiltration）指将麻醉药物注射到牙根尖部位的骨膜浅面，主要用于上颌及下颌前份的牙及牙槽突手术。

2）操作要点：根据注射部位调整患者椅位，用口镜牵引注射处黏膜使之绷紧，以减少穿刺时的疼痛，进针点选择目标牙唇颊侧前庭沟附着龈与游离黏膜的交界处，使麻醉药物可局限在目标牙根尖区域。进针后，注射针头刺入骨膜后注射麻醉药物 0.5~1.0mL，一般 2~4 分钟起效[3,4]。

3）在儿童口腔科的应用：与成人相比，儿童的颌骨密度一般较低，麻醉药物能够更有效且迅速地扩散入牙槽骨，而且儿童体格较小，因此在针头刺入较浅程度时通常即可完成注射，上、下颌麻醉均可通过骨膜上浸润法实现[8]。

骨膜上浸润法用于上颌麻醉时，牵引注射部位的颊侧黏膜，并轻轻拉到倾斜放置的针头斜面上，将少量麻醉药物注入浅表黏膜，几秒钟后，将针头缓慢推进 1~2mm。骨膜上浸润法用于下颌麻醉时，效果较好的是对 5 岁以下儿童的下颌乳磨牙以及下颌中切牙的麻醉[9,10]。但在上颌第一恒磨牙区域以及较大年龄儿童的下颌乳磨牙麻醉中，骨膜上浸润法麻醉效果有时不太理想，可能原因是这些部位的骨密度较大，麻醉药物难以扩散。一项临床研究表明，下颌浸润麻醉对大多数 10 岁以下儿童成功率较高（85.2%），而在这个年龄之后，成功率急剧下降（25%）[11]。一项调查显示，在儿童口腔诊疗中，大部分医生（69%，312/449）认为骨膜上浸润法麻醉效果不佳或一般，麻醉效果不佳或一般的牙位主要是下颌后牙（82%，367/449），当需要进行补充麻醉时，一半以上的医生选择牙周膜注射法作为补充麻醉[7]。

2. 牙周膜注射法

1）定义和适应证：牙周膜注射法（periodontal membrane injection）又名

牙周韧带内注射法（intraligamentary injection），指将麻醉药物注射于牙周膜，通过牙槽窝渗透进入牙槽骨中麻醉神经发挥作用，是公认的较有效的麻醉方法之一[12]。

2）操作要点：牙周膜注射法一般采用后装式金属注射器，进针时保持针头的长轴与牙齿长轴成30°角，从目标牙的近中和远中侧进针。进针深度约0.5cm，推注麻醉药物并在原位保持5~10秒以提高麻醉药物的扩散量。如果提前退出针头，麻醉药物会被挤出牙周膜，降低麻醉效果[4]。牙周膜注射法麻醉起效快，约30秒即可发挥作用。但其持续时间长短不一，单牙的持续时间仅15分钟，下颌乳磨牙的持续时间更短[4]。

3）优缺点：牙周膜注射法麻醉起效快、麻醉剂量小、麻醉组织范围小，在对单牙的麻醉方面优于阻滞麻醉[13]，且出血风险小于阻滞麻醉[14]。

缺点在于对牙髓的麻醉效果不佳，不能用于拔牙术前麻醉[15]，且注射时较为疼痛，可能损坏牙根甚至伤及牙髓组织，破坏了正常的牙周组织结构，形成了潜在感染通道，具有一定的引起菌血症的风险，在使用时需要对高危心脏病患者进行抗菌预防[16]。另外，需要注意牙周膜注射法应谨慎用于下方有继承恒牙胚的乳牙，因为对乳牙进行注射可能会产生釉质发育不全或矿化不全，或者两者同时出现[17,18]。

4）在儿童口腔科的应用：牙周膜注射法在儿童口腔科中常用于下颌的单牙麻醉，在下颌使用牙周膜注射法的最大优势是牙髓和软组织麻醉的区域局限性，不会使额外的软组织（如舌和下唇）也被麻醉[8]。一项随机对照试验结果表明，牙周膜注射法应用于下颌尖牙时与阻滞麻醉一样有效[19]。另一项临床研究指出，牙周膜注射法可以用于年轻第一恒磨牙牙髓病治疗前的麻醉，原因可能在于第二恒磨牙萌出前，此处骨质相对疏松，且年轻恒牙根尖孔粗大。在年轻第一恒磨牙牙髓病治疗前，选择远中牙周膜注射法麻醉创伤小、麻醉效果良好，与骨膜下浸润法相比可以减轻儿童的疼痛感及对牙齿治疗的恐惧感，但仅适用于6~12岁第二恒磨牙尚未萌出的儿童[20]。

此外，牙周膜注射法对患有出血性疾病的儿童的出血风险较低，同时可以使用血管收缩剂，有助于局部止血并消除或减少注射部位的出血。患有进行性肌肉骨化症（fibrodysplasia ossificans progressiva）的儿童不适合使用阻滞麻醉时，可使用牙周膜注射法麻醉[16]。

四、阻滞麻醉

1）定义和适应证：阻滞麻醉（block anesthesia）是将麻醉药物注射于神

经干或主要分支周围，以阻断神经末梢的传入刺激，使该神经分布区域产生麻醉效果的方法。此法能麻醉的区域广泛，可以避免多次注射带来的疼痛。使用药物剂量少、麻醉效果完全、麻醉作用深、维持时间长。适用于一次要拔除一个区域多颗牙的情况或浸润麻醉失败后。

2）操作要点：口腔科常用的阻滞麻醉方法包括上颌神经阻滞麻醉、上牙槽后神经阻滞麻醉、眶下神经阻滞麻醉、腭前神经阻滞麻醉、鼻腭神经阻滞麻醉、下颌神经阻滞麻醉、下牙槽神经阻滞麻醉、舌神经阻滞麻醉、颊（长）神经阻滞麻醉等[3]（表 2-2-1）。

表2-2-1　口腔科常用的阻滞麻醉技术

阻滞麻醉技术	适应证	患者体位（口内注射）	注射方法 口内进针	注射方法 口外进针	麻药量	麻醉范围	备注
上颌神经阻滞麻醉	上颌窦手术、高位阻伏第三磨牙拔除术、上颌骨切除术、上颌骨折复位术、上颌骨囊肿或骨髓炎刮治术、上颌骨畸形矫治术等	患者取坐位，头后仰，大张口，上颌牙平面与地平面成60°角	进针点为上颌第二或第二磨牙腭侧龈缘至上腭中线连线的中外1/3的交界处，约0.5cm。针头抵达腭大孔后注射少许麻醉药物，将注射器移至同侧，使注射针头与上颌牙平面成45°角，缓慢进入翼腭管，进针深度3～4cm，回抽无血时注入麻醉药物	进针点为颧弓下缘与下颌切迹之中点，进针深度为5cm。于皮下注入少许麻醉药物，垂直进针皮下，退针至皮下后，向前15°角再进针10°角，此时针尖已达翼腭窝1cm，回抽无血时注入麻醉药物	2～3mL	同侧上颌骨、同侧鼻、下睑、上唇以及硬软腭	—
上牙槽后神经阻滞麻醉	上颌磨牙的拔除术以及相应的颊侧牙龈、黏膜和上颌结节部位的手术	患者取坐位，头稍后仰，半张口，上颌牙平面与地平面成45°角	进针点为上颌第二磨牙近中颊侧根部前庭沟。注射针头与上颌牙平面成45°角，向后上方向进入，同时将注射器向同侧口角方向移动，使针头沿上颌结节外后面的弧形骨面滑动，向后、上、内方向进针，深约2cm，回抽无血时注入麻醉药物	临床不常用	1.5～2.0mL	除上颌第一磨牙颊侧近中根外的同侧上颌磨牙及其颊侧牙周膜、牙槽突、骨膜、骨膜黏膜	注射针尖刺入不宜过深，以免刺破上颌结节后方的翼静脉丛，引起深部血肿
眶下神经阻滞麻醉	同侧上颌切牙至双尖牙拔除术、上颌前牙、双尖牙区牙槽突修整、唇裂整复术	患者取坐位，头稍后仰，上下颌牙闭合	进针点为上颌侧切牙根尖部前庭沟顶。注射器与上颌中线成45°角，向后、外方向进针沿骨面向上，针尖抵眶下孔，注入麻醉药物1mL。然后用示指在眶下缘中点的下方，寻找技眶下孔，进入眶下孔，注入麻醉药物1mL	进针点为眶下孔内下方1cm，鼻翼外侧约1cm处，注射针与皮肤成45°角向上、向后，外直接刺入眶下孔。如针尖抵眶下孔周围的骨面，可先注射麻醉药物，再寻找技眶下孔，回吸深度0.5cm左右，回吸无血时，注入麻醉药物1～2mL	1～2mL	同侧下睑及眶下区、鼻、上唇、上颌前牙（牙眼、唇颊侧牙龈、牙槽骨）、上颌双尖牙（牙齿、颊侧牙眼、黏骨膜、牙槽骨）	进针深度不宜过深，否则容易刺伤眼球

续表

阻滞麻醉技术	适应证	患者体位（口内注射）	注射方法		麻药量	麻醉范围	备注
			口内进针	口外进针			
腭前神经阻滞麻醉	上颌前磨牙、磨牙拔除术的腭侧麻醉，腭隆突切除及腭裂修复术，需配合其他麻醉技术	患者取坐位，头后仰，大张口，上颌牙颌平面与地平面成60°角	进针点为上颌第三或第二磨牙腭侧龈缘至中线连线的中外1/3的交界处，软硬腭交界前约0.5cm。注射针从对侧下颌尖牙与第一磨牙之间，向后、上、外方向进针，刺入麻醉药物达骨面，稍回抽0.1cm，然后注入麻醉药物，此时可见局部腭黏膜变白	—	0.3～0.5mL	同侧上颌前磨牙、磨牙腭侧牙龈、黏骨膜和牙槽骨	注射点过于靠近，注射点后，注射剂量过多可引起恶心、呕吐反应
鼻腭神经阻滞麻醉	—	患者取坐位，头后仰，大张口	进针点为上颌中切牙中切的腭侧，左右尖牙连线与腭中缝的交点。针头从上颌面刺入腭乳头的基底部。然后将注射器摆到中线，使注射针与牙长轴平行，注射针进入切牙孔，深度达0.5cm，注入麻醉药物	—	0.25～0.50mL	两侧尖牙连线前方的腭侧牙龈、黏骨膜和牙槽突	避免用力过大而造成针头脱落
下颌神经阻滞麻醉	范围较广的下颌骨手术及面部疼痛的诊断性封闭	—	—	进针点为颧弓下缘与下颌切迹中点。用21号注射针头套上消毒橡皮片。注射针头与皮肤垂直，进针至针尖抵翼外板后，将橡皮片移至距皮肤1cm处以标记进针深度。将注射针退至皮下，使其向后、上、内偏斜15°角，进针至标记深度，针尖即达卵圆孔附近，回抽无血时注入麻醉药物	3～4mL	同侧下颌骨、牙、舌、口底、下唇、颊及颞区等	—

续表

阻滞麻醉技术	适应证	患者体位（口内注射）	注射方法		麻药量	麻醉范围	备注
			口内进针	口外进针			
下牙槽神经阻滞麻醉	下颌骨体、下颌牙及牙槽突的牙手术	患者取坐位，大张口，下颌牙平面与地平面平行	进针点为翼下颌皱襞中点外侧3～4mm。进针深度2.0～2.5cm。注射器在对侧下颌前磨牙区，注射针与中线成45°角向后方刺入。深度2.0～2.5cm，针尖触及骨面，即下颌神经沟处。如针尖触及骨面时深度不足2cm，说明部位过于靠前；如深度超过2.5cm还未触及骨面，说明过于靠后，需调整方向，再次进针；回吸无血时注入麻醉药物	临床不常用	1.0～1.5mL	同侧下颌骨，同侧下颌牙及牙周膜、下唇，同侧前牙及双尖牙唇（颊）侧牙龈、黏骨膜	—
舌神经阻滞麻醉	一般与下牙槽神经阻滞麻醉配合使用	患者取坐位，大张口，下颌牙平面与地平面平行	进行下牙槽神经阻滞口内法注射后，注射针退出1cm，或边推边注入麻醉药物1mL，可麻醉舌神经	临床不常用	0.5～1.0mL	同侧舌侧牙龈、口底黏膜及舌前2/3黏膜	—
颊（长）神经阻滞麻醉	一般与下牙槽神经或舌神经阻滞麻醉配合使用	患者取坐位，大张口，下颌牙平面与地平面平行	进行下牙槽神经或舌神经阻滞麻醉后，针尖退至肌层、黏膜下层，注入麻醉药物1mL	临床不常用	0.5～1.0mL	下颌磨牙颊侧牙龈、黏膜及颊部黏膜	—

3）优点与技术改良：相对于浸润麻醉，阻滞麻醉效果良好、药物剂量小、注射次数少，可以有效减轻疼痛和避免感染扩散[3]，被广泛应用于下颌麻醉。尽管也有研究者发现使用4%的阿替卡因溶液和1：100000的肾上腺素溶液进行颊侧与舌侧浸润可以达到与下牙槽神经阻滞麻醉（IANB）相似的效果[21]，但绝大多数情况下，阻滞麻醉比浸润麻醉效果更好。一项研究显示，在乳磨牙的治疗中，浸润麻醉对牙髓治疗和拔牙期间的麻醉效果不如阻滞麻醉（$P<0.05$）[22]。一项临床试验也得出了相似的结论，在儿童口腔的麻醉中，阻滞麻醉的有效率（100%）高于浸润麻醉（67%）[23]。欧洲儿童牙科学会提出的实践指南指出，在麻醉下颌第一、第二恒磨牙和第二乳磨牙时，IANB比颊侧浸润麻醉更有效[16]。

Gow－Gates（G－G）技术和Vazirani－Akinosi（V－A）技术是常规IANB的两种改良技术，分别由George AE Gow－Gates（G－G技术）和Sunder J. Vazirani与Oyekunle J. Akinosi（V－A技术）提出。G－G技术指当患者最大张口时，下颌髁状突向前移动到下颌骨后缘的下方，下颌神经最接近髁突颈部的前内侧区域，将麻醉药物注入髁突颈部的前内侧，颊神经终末分支所分布区域都被麻醉[24]。V－A技术是一种闭口位麻醉法，使用长注射器沿上颌牙龈黏膜交界水平进针，针在颊沟上方向后继续进针[25,26]。一项meta分析的结果显示，在拔除下颌第三磨牙前的麻醉中，G－G技术和V－A技术安全性较高，具体表现为较低的阳性吸液风险。G－G技术在镇痛效果方面显示出较高的麻醉成功率，但起效时间比常规IANB长。V－A技术起效时间较短，但在麻醉成功率上与常规IANB没有显著差异（图2－2－1、图2－2－2）[27]。在不可逆牙髓炎患者的治疗中，不同研究结论略有差异，Goldberg得出的结论是G－G技术、V－A技术、常规IANB的麻醉成功率没有显著差异，且常规IANB起效更快[28]，Aggarwal等人[29]则认为G－G技术的麻醉成功率（52%）高于常规IANB（36%），而V－A技术（41%）与常规IANB相比没有显著差异。

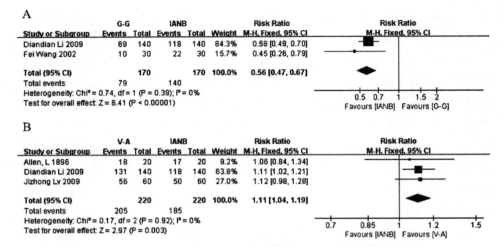

图 2-2-1　G-G 技术、V-A 技术与常规 IANB 的起效时间比较

注：A 为 G-G 技术与常规 IANB 进行比较；B 为 V-A 技术与常规 IANB 比较。

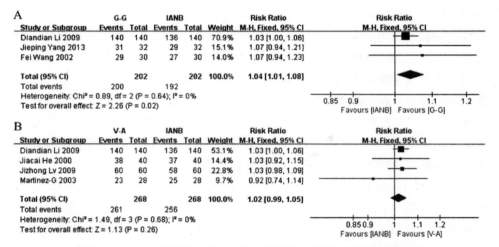

图 2-2-2　G-G 技术、V-A 技术与常规 IANB 的麻醉成功率比较

注：A 为 G-G 技术与常规 IANB 进行比较；B 为 V-A 技术与常规 IANB 比较。

对于阻滞麻醉在牙髓麻醉方面表现不佳的问题，可通过配合浸润麻醉来解决。一项 meta 分析的结果显示，在有症状的不可逆牙髓炎的下颌后牙麻醉中，浸润麻醉配合常规 IANB 可以取得比单独使用常规 IANB 更佳的麻醉效果（$RR=1.84$，$P=0.004$，$95\%CI=1.22\sim2.79$，$I^2=52\%$）（图 2-2-3）[30]。

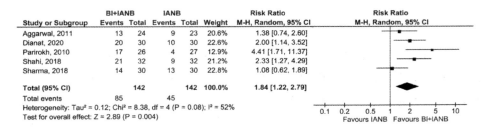

图 2-2-3　常规 IANB 与浸润麻醉＋常规 IANB 的麻醉效果比较

五、无痛麻醉

牙科焦虑症的主要来源是对注射疼痛的恐惧[31]，为了减轻局部麻醉注射过程中产生的疼痛，临床医生曾采用许多辅助措施，比如在进针点行表面麻醉、选用细针头、边进针边麻醉、缓慢注射等，这些方法虽可减轻麻醉过程中产生的疼痛，但总体说来效果并不理想[32]。与此同时，麻醉器械经历了一次性注射器、金属注射器和压力注射器的发展，美国 Milestone Scientific 公司于 1997 年开发了名为"The Wand"的计算机监控下的局部麻醉剂传输仪（computer-controlled local anesthetic delivery，C-CLAD），随后不断改良，成为无痛麻醉仪，已广泛应用于儿童口腔科的诊疗。

1. 无痛麻醉仪的特点

无痛麻醉仪的特点包括恒定、缓慢的注射速度，注射针细小、针孔微创，以及旋转的进针方式三方面。

1）注射速度和注射针：麻醉剂的注射速度以及注射针的粗细对患者的疼痛感有一定影响，临床上，医生常使用尽量恒定和缓慢的注射速度以达到减轻疼痛的目的，但无法消除施力不均的问题，因此效果不佳。无痛麻醉仪注射针细小、针孔微创，而且在计算机的监控下可以实现麻醉剂的恒定推注，且能调整速度。一项临床试验表明，缓慢、恒定的注射速度（161s/mL）相比于快速注射（29s/mL），可以更有效减轻患者的疼痛[33]。

2）进针方式：无痛麻醉仪在进针时采用旋转进针法，可以降低针尖阻力，最大程度减少对组织的二次伤害。进针后药液在针尖前排出形成麻醉通道，使麻醉药物总是保持于针头前方完成预麻醉（pre-anesthesia），从而最大程度减轻患者的疼痛[34]。

2. 无痛麻醉仪的适用范围及使用方法

无痛麻醉仪除能完成常规的浸润麻醉及阻滞麻醉外，还能完成上牙槽前中神经阻滞麻醉、经腭部入路的上牙槽前神经阻滞麻醉等新型麻醉术。下面以 Milestone Scientific 公司的 STA 无痛麻醉仪为例介绍无痛麻醉仪的使用方法。

1) 一般操作要点：STA 无痛麻醉仪有三种工作模式，即 STA、Normal 及 Turbo 模式。其中，STA 模式有 1 种注射速度 (0.005mL/s)；Normal 模式有 2 种注射速度 (0.005 和 0.03mL/s)；Turbo 模式有 3 种注射速度 (0.005、0.03 及 0.06mL/s)[32]。

(1) 注射前的安装准备。连接后端电源，打开开关；在仪器前端安装脚踏并旋紧衔接部位；将麻醉药物药筒安装至药筒盒中；将针头帽插入至一侧的手柄槽中；将软管从手柄槽中拉出。

可根据需要将手柄折断变短，将药筒盒装入顶部的插槽中，逆时针旋转 90°，剩余药量显示窗的 LED 灯被激活变亮，表示安装成功。

(2) 注射。持续踩住脚踏时机器持续给药，脚离开脚踏时机器停止给药，同时系统自动回吸。慢速给药时，持续踩住脚踏，可启动巡航功能，自动给药，防止医生足部疲劳，再次短暂踩住脚踏并松开可停止给药。

(3) 注射后的拆卸操作。顺时针旋转 90°，活塞完全回缩后，将药筒盒从插槽中取出。将手指放入药筒盒一端的缝隙中，推出用过的药筒。

2) 上牙槽前中神经阻滞麻醉：上牙槽前中神经阻滞 (anterior middle superior alveolar nerve block，AMSA) 麻醉技术于 1998 年由 Friedman 等人提出，可以实现同侧切牙、尖牙、前磨牙及其牙周组织和中线至磨牙的腭部组织的麻醉，适用于上颌窦提升、腭侧多生牙的拔除、多颗牙全冠修复以及牙周刮治，因 AMSA 麻醉不会影响面部表情肌，尤其适用于需评估微笑线的患者[35]。

具体操作为：选用 30G1/2 注射针，设定 STA 模式，从第一、二前磨牙间游离龈缘与腭中缝垂直连线的中点进针，先行预麻醉，后注射麻醉药物 0.9mL，麻醉时间 60~90 分钟。

3) 经腭部入路的上牙槽前神经阻滞麻醉：经腭部入路的上牙槽前神经阻滞 (palatal approach-anterior superior alveolar nerve block，P-ASA) 麻醉技术同样由 Friedman 等人提出，可通过单次注射麻醉上颌前牙，且不会出现面部和嘴唇的麻醉，预麻醉技术可以有效减轻腭部疼痛[36]，适用于儿科腭侧多生牙的拔除、牙体牙髓治疗、前牙或多颗牙全冠修复、牙周刮治与种植。

具体操作为：选用 30G1/2 注射针，设定 STA 模式，从切牙乳头侧面的乳头沟进针，先行预麻醉，然后改变进针方向，针尖进入鼻腭神经管的深度 6～10mm，注射麻醉药物 0.9mL，麻醉时间 60～90 分钟。

4）STA－牙周韧带组织麻醉：STA－牙周韧带组织（periodontal ligament，PDL）麻醉相比一般的 PDL 麻醉，麻醉效果好、起效快、药物剂量少、更安全、无出血风险，还能防止唇、舌和其他软组织的麻醉。尤其适用于血液病患者、下牙槽神经阻滞麻醉及其他方法效果欠佳而又禁忌大面积麻醉且总剂量要求最小化的患者[37]。

具体操作为：选用 30G1/2 注射针，设定 STA 模式，若行下颌牙麻醉，需预弯针头。在目标牙的颊、舌（腭）侧近中和/或远中角进针，单牙在远中注射 0.45～0.60mL 麻醉药物，多牙先远中后近中，各注射 0.45～0.60mL 麻醉药物。注射时针头斜面朝向牙根，与牙体长轴成 30°～45°角。针尖达正确注射点时，有升调提示音，压力显示区的 LED 灯亮至橙色区域。

3. 无痛麻醉的评价

多项研究表明，无论是在儿童还是成人患者中，无痛麻醉都可以有效地减轻注射疼痛[38]。在注射耗时方面，无痛麻醉耗时较长，对医生的耐心和患者的配合度要求较高[37]。在价格方面，无痛麻醉仪价格昂贵，注射装置为一次性，成本较高[37]。在焦虑方面，无痛麻醉并不能减轻患者的焦虑，甚至因为设备较大，可能加重患者的焦虑情绪[39,40]，这提示医生在使用仪器前应向患者耐心解释以减轻其焦虑情绪。在麻醉有效率方面，无痛麻醉比传统注射局部麻醉表现更佳，尤其是在腭部麻醉方面[38]。在医生的使用体验感上，无痛麻醉仪由于其手柄和脚踏的设计以及计算机控制给药的特点，可以大大提高医生使用舒适度，防止疲劳。在术后并发症方面，在一些研究中，无痛麻醉术后并发症与传统麻醉术后并发症的发生率无显著差异[41,42]。总体来说，无痛麻醉能够较好地达到无痛、舒适、安全的要求，值得推广应用。

六、总结

冷冻麻醉与表面麻醉适用于浅表脓肿的切开引流与松动乳牙的拔除等，表面麻醉也可用于其他麻醉注射之前以减轻疼痛，但这两种方法麻醉效果不够理想，且需要注意组织损伤和药物毒性的问题。

儿童口腔科常用的浸润麻醉包括骨膜上浸润法、牙周膜注射法。骨膜上浸润法适用于上颌及下颌前份的牙及牙槽突手术，对于颌骨密度较低的儿童患者，上、下颌麻醉均可通过骨膜上浸润法来实现。牙周膜注射法在儿童口腔科中常用于下颌的单牙麻醉，麻醉起效快、药物剂量小、麻醉组织范围小，且出血风险较小，但对牙髓麻醉效果不佳，且会对恒牙胚造成不良影响。浸润麻醉对年龄较大的儿童患者可能效果不佳。

阻滞麻醉效果好、药物剂量小和注射次数少，可以有效减轻疼痛和避免感染扩散，适用于颌骨密度较大的儿童患者，但对牙髓麻醉效果不佳。在儿童口腔科临床应用时可以根据实际情况（如麻醉范围需要、患者年龄、患者全身健康情况等）选择浸润麻醉或阻滞麻醉，或者两者配合使用。

无痛麻醉除能够完成常规的浸润麻醉与阻滞麻醉以外，还可进行多种新型麻醉术，对周围软组织影响很小，能够较好地达到无痛、舒适、安全的要求，现正被广泛应用于儿童口腔治疗，但无痛麻醉费用较为昂贵。

儿童口腔医生在临床工作中应该根据每种局部麻醉技术的特点、适应证，综合考虑儿童的年龄、全身健康情况、家庭经济状况及依从性等，选择相对合适的局部麻醉技术。

【参考文献】

[1] Peedikayil FC，Vijayan A. An update on local anesthesia for pediatric dental patients [J]. Anesth Essays Res，2013，7 (1)：4−9.

[2] Ogle OE，Mahjoubi G. Local anesthesia：agents，techniques，and complications [J]. Dent Clin North Am，2012，56 (1)：133−148.

[3] 张志愿. 口腔颌面外科学 [M]. 8 版. 北京：人民卫生出版社，2020.

[4] 余擎，李鹏，李明伟. 口腔局部麻醉策略与技术 [J]. 中国实用口腔科杂志，2012，5 (7)：394−399.

[5] Lee HS. Recent advances in topical anesthesia [J]. J Dent Anesth Pain Med，2016，16 (4)：237−244.

[6] Kijsamanmith K，Sriworapongpun C，Pawasut N，et al. The effect of single buccal infiltration anesthesia of 4% articaine with either 1：100000 or 1：200000 epinephrine on pulpal blood flow and anesthesia of maxillary first molars and second premolars in humans [J]. Clin Oral Investig，2022，26 (1)：343−351.

[7] 韩欣欣，杜样，赵辛，等. 儿童口腔医生使用局部麻醉的现状调查 [J/OL]. 中华口腔医学研究杂志（电子版），2020，14 (3)：164−170.

[8] 张晓敏，周琼，方慧. 局部麻醉在儿童口腔科的应用研究 [J]. 疾病监测

与控制，2016，10（1）：38-41.

[9] Wright GZ，Weinberger SJ，Marti R，et al. The effectiveness of infiltration anesthesia in the mandibular primary molar region [J]. Pediatr Dent，1991，13（5）：278-283.

[10] Meechan JG，Ledvinka JI. Pulpal anaesthesia for mandibular central incisor teeth：a comparison of infiltration and intraligamentary injections [J]. Int Endod J，2002，35（7）：629-634.

[11] Salomon E，Mazzoleni S，Sivolella S，et al. Age limit for infiltration anaesthesia for the conservative treatment of mandibular first molars. a clinical study on a paediatric population [J]. Eur J Paediatr Dent，2012，13（3 Suppl）：259-262.

[12] Brkovic BM，Savic M，Andric M，et al. Intraseptal vs. periodontal ligament anaesthesia for maxillary tooth extraction：quality of local anaesthesia and haemodynamic response [J]. Clin Oral Investig，2010，14（6）：675-681.

[13] Hochman MN. Single-tooth anesthesia：pressure-sensing technology provides innovative advancement in the field of dental local anesthesia [J]. Compend Contin Educ Dent，2007，28（4）：186-188，190，192-193.

[14] Moore PA，Cuddy MA，Cooke MR，et al. Periodontal ligament and intraosseous anesthetic injection techniques：alternatives to mandibular nerve blocks [J]. J Am Dent Assoc，2011，142 Suppl 3：13S-18S.

[15] 张心明. 牙周膜内注射法麻醉效果 [J]. 医药论坛杂志，2006，27（6）：76，78.

[16] Kühnisch J，Daubländer M，Klingberg G，et al. Best clinical practice guidance for local analgesia in paediatric dentistry：an EAPD policy document [J]. Eur Arch Paediatr Dent，2017，18（5）：313-321.

[17] Brännström M，Nordenvall KJ，Hedström KG. Periodontal tissue changes after intraligamentary anesthesia [J]. ASDC J Dent Child，1982，49（6）：417-423.

[18] Brannstrom M，Lindskog S，Nordenvall KJ. Enamel hypoplasia in permanent teeth induced by periodontal ligament anesthesia of primary teeth [J]. J Am Dent Assoc，1984，109（5）：735-736.

[19] Yassen GH. Evaluation of mandibular infiltration versus mandibular block

anaesthesia in treating primary canines in children [J]. Int J Paediatr Dent, 2010, 20 (1): 43-49.

[20] 胥阳. 牙周膜注射与根尖浸润用于儿童第一恒磨牙麻醉的效果评价 [J]. 河北医学, 2020, 26 (9): 1570-1573.

[21] Bataineh AB, Alwarafi MA. Patient's pain perception during mandibular molar extraction with articaine: a comparison study between infiltration and inferior alveolar nerve block [J]. Clin Oral Investig, 2016, 20 (8): 2241-2250.

[22] Oulis CJ, Vadiakas GP, Vasilopoulou A. The effectiveness of mandibular infiltration compared to mandibular block anesthesia in treating primary molars in children [J]. Pediatr Dent, 1996, 18 (4): 301-305.

[23] Arrow P. A comparison of articaine 4% and lignocaine 2% in block and infiltration analgesia in children [J]. Aust Dent J, 2012, 57 (3): 325-333.

[24] Gow-Gates GA. Mandibular conduction anesthesia: a new technique using extraoral landmarks [J]. Oral Surg Oral Med Oral Pathol, 1973, 36 (3): 321-328.

[25] Akinosi JO. A new approach to the mandibular nerve block [J]. Br J Oral Surg, 1977, 15 (1): 83-87.

[26] 李点典, 南欣荣, 谢耕耘. 3 种下牙槽神经阻滞麻醉方法的临床应用与评价 [J]. 中国实用口腔科杂志, 2009, 2 (1): 36-38.

[27] Yu FY, Xiao Y, Liu HH, et al. Evaluation of three block anesthesia methods for pain management during mandibular third molar extraction: a meta-analysis [J]. Sci Rep, 2017, 7: 40987.

[28] Goldberg S, Reader A, Drum M, et al. Comparison of the anesthetic efficacy of the conventional inferior alveolar, Gow-Gates, and Vazirani-Akinosi techniques [J]. J Endod, 2008, 34 (11): 1306-1311.

[29] Aggarwal V, Singla M, Kabi D. Comparative evaluation of anesthetic efficacy of Gow-Gates mandibular conduction anesthesia, Vazirani-Akinosi technique, buccal-plus-lingual infiltrations, and conventional inferior alveolar nerve anesthesia in patients with irreversible pulpitis [J]. Oral Surg Oral Med Oral Pathol Oral Radiol Endod, 2010, 109 (2): 303-308.

[30] Dias－Junior LCL，Bezerra AP，Schuldt DPV，et al. Effectiveness of different anesthetic methods for mandibular posterior teeth with symptomatic irreversible pulpitis：a systematic review and meta－analysis [J]. Clin Oral Investig，2021，25 (12)：6477－6500.

[31] Milgrom P，Coldwell SE，Getz T，et al. Four dimensions of fear of dental injections [J]. J Am Dent Assoc，1997，128 (6)：756－766.

[32] 赵吉宏，蔡育. 无痛局部麻醉技术及其临床应用 [J]. 中国实用口腔科杂志，2012，5 (7)：400－403.

[33] Primosch RE，Brooks R. Influence of anesthetic flow rate delivered by the wand local anesthetic system on pain response to palatal injections [J]. Am J Dent，2002，15 (1)：15－20.

[34] 辛宇，吕东升，赵英. 无痛口腔局麻注射仪在拔牙术中的应用效果评价 [J]. 武警医学院学报，2011，20 (2)：100－102.

[35] Friedman MJ，Hochman MN. The AMSA injection：a new concept for local anesthesia of maxillary teeth using a computer－controlled injection system [J]. Quintessence Int，1998，29 (5)：297－303.

[36] Friedman MJ，Hochman MN. P－ASA block injection：a new palatal technique to anesthetize maxillary anterior teeth [J]. J Esthet Dent，1999，11 (2)：63－71.

[37] 杨霞，侯锐，许广杰，等. STA 无痛麻醉仪在口腔治疗中的应用特点 [J]. 中国实用口腔科杂志，2015，8 (7)：442－446.

[38] Kwak EJ，Pang NS，Cho JH，et al. Computer－controlled local anesthetic delivery for painless anesthesia：a literature review [J]. J Dent Anesth Pain Med，2016，16 (2)：81－88.

[39] Versloot J，Veerkamp JS，Hoogstraten J. Pain behaviour and distress in children during two sequential dental visits：comparing a computerised anaesthesia delivery system and a traditional syringe [J]. Br Dent J，2008，205 (1)：E2；discussion 30－31.

[40] Chang H，Noh J，Lee J，et al. Relief of injection pain during delivery of local anesthesia by computer－controlled anesthetic delivery system for periodontal surgery：randomized clinical controlled trial [J]. J Periodontol，2016，87 (7)：783－789.

[41] Schwartz－Arad D，Dolev E，Williams W. Maxillary nerve block－a

new approach using a computer－controlled anesthetic delivery system for maxillary sinus elevation procedure. a prospective study［J］. Quintessence Int，2004，35（6）：477－480.

［42］ Alamoudi NM，Baghlaf KK，Elashiry EA，et al. The effectiveness of computerized anesthesia in primary mandibular molar pulpotomy：a randomized controlled trial［J］. Quintessence Int，2016，47（3）：217－224.

（黄睿洁　刘桢）

第三节　药物镇静镇痛

- 镇静剂的使用不仅可以减少儿童的就诊不适，也使其能较好地配合医生完成治疗，提高患者就诊质量。
- 联合使用清醒性镇静药物是儿童药物镇静的有效手段。
- 笑气/氧气吸入技术作为辅助技术广泛应用于儿童镇静镇痛。
- 右美托咪定较咪达唑仑的镇静镇痛效果可能更佳。

牙科焦虑症和牙科行为管理问题是儿童口腔治疗中的常需面临的难题。儿童对医生和口腔治疗过程所产生的害怕、恐惧甚至焦虑会延长治疗时间，加大治疗难度，甚至导致病情恶化。这对儿童及医生来说都是极大的负担。缓解牙科焦虑症和解决牙科行为管理问题的方法包括药物治疗和非药物治疗两种治疗类型，往往联合使用。本节将探讨药物治疗中的笑气/氧气吸入技术、咪达唑仑及右美托咪定的镇静镇痛技术，并阐述其中的相互关系。

一、概述

1. 牙科焦虑症和牙科行为管理问题

牙科焦虑症指在口腔治疗过程中对特定威胁刺激产生的一种过度消极的非正常恐惧现象。区别于牙科恐惧这一正常心理现象[1]，牙科焦虑症患者更易产生极端情绪和破坏行为，从而不配合医生治疗，大大延长治疗时间，加重治疗痛苦，干扰正常生活。儿童由于身心发育还未成熟，对自身情绪掌控能力和行为控制能力较差，更易患牙科焦虑症，且严重者更加排斥口腔治疗，导致病情的进一步恶化。儿童牙科焦虑症已被证实为全球性的问题，统计的患病率为 $5\%\sim20\%$[2]。我国有调查显示，儿童牙科焦虑症患病率可高达 67.7%[3]。研究表明，年龄是重要的影响因素，年龄较大的儿童，牙科焦虑症患病率较低，且随着年龄的增长，牙科恐惧逐渐下降[4]。同时，焦虑程度也与家庭人员组成、家庭人均月收入、家庭文化水平、口腔健康宣教及口腔知识掌握情况密切相关。

牙科行为管理问题是儿童口腔区别于其他口腔医学专业的特殊之处。牙科焦虑症可以导致牙科行为管理问题，部分儿童可同时存在牙科焦虑症与牙科行为管理问题。一项研究显示，9%的儿童和青少年都深受牙科焦虑症和牙科行为管理问题的困扰[5]。

由此可见，牙科焦虑症和牙科行为管理问题对儿童和医生都会造成极大压力，如何改善儿童行为、缓解儿童牙科焦虑症是如今儿童口腔医学需要深入研究的领域之一。

2. 镇静镇痛技术

口腔治疗对于儿童来说往往是漫长且痛苦的。现有药物治疗和非药物治疗两种治疗方式缓解牙科焦虑症、解决牙科行为管理问题。随着我国国民经济水平和人均生活质量的不断提高，人们对疾病治疗中舒适化诊疗技术的需求越来越多。其中，镇静镇痛技术是舒适化治疗的主要专业手段[6]，主要通过镇静剂实现。镇静剂的使用不仅可以减少儿童的就诊不适，也使其能较好地配合医生完成治疗，提高就诊质量。

欧洲儿科麻醉协会将儿童镇静镇痛程度分为最低限度的镇静镇痛、中度镇静镇痛和深度镇静镇痛[7]。针对轻度及中度牙科焦虑症，以使用咪达唑仑、右美托咪定等药物和笑气/氧气吸入技术维持的镇静镇痛代替全身麻醉最为推荐。上述镇静镇痛技术称为清醒性镇静镇痛[8]。与深度镇静镇痛甚至麻醉相比，患者能够保持一定意识，维持自主呼吸，具有保护性反射和对接受的刺激做出反应的能力，这为缓解牙科焦虑症、解决牙科行为管理问题提供了安全有效的方案，并且避免了全身麻醉可能引起的危险后果，如引起神经毒性、影响大脑发育、导致苏醒后躁动等。

二、笑气/氧气吸入技术

笑气/氧气吸入技术是历史悠久，且目前广泛使用的安全、有效、简单的镇静镇痛技术。一氧化二氮是一种无色、有甜味气体，因轻度吸食能使人身心愉悦，产生快感，甚至大笑，也被称作"笑气"，但这一特性常被非法使用。一氧化二氮以鼻面罩吸入给药最为常见。1844年，Horace Wells偶然发现当人们在吸入一氧化二氮后，即使受到严重创伤也不会产生疼痛反应，于是将其应用于拔牙手术的镇痛中。此后，一氧化二氮作为麻醉药物在口腔领域广泛应用[9]。

一氧化二氮具有镇静镇痛、抗抑郁作用，但作用机制不完全清楚。目前普遍认为的机制有：①一氧化二氮通过非竞争性抑制突触后 NMDA 型谷氨酸受体实现镇静作用[10]；②一氧化二氮诱导中脑导水管阿片肽释放，刺激去甲肾上腺素释放，作用于 $\alpha2-$肾上腺素能受体发挥镇痛作用[11]。

有研究表明，虽然一氧化二氮起效较快，但其发挥镇静作用的最低肺泡浓度过大[12]，且不能在正常大气压下达到。针对麻醉手术，单独使用一氧化二氮不能达到良好的效果，需要与其他高效麻醉剂联合使用，以降低其他麻醉剂的副作用。一氧化二氮常与咪达唑仑与右美托咪定共同使用，发挥更安全高效的联合镇静镇痛作用。

笑气/氧气吸入技术一般适用于 4 岁及以上患者，因为他们更能配合治疗并且懂得如何使用面罩吸入气体。同时，一氧化二氮的含量至关重要，当其浓度达 30％时即可发挥良好镇静镇痛效果，最大浓度不能超过 70％[13]，且不良反应不会随着一氧化二氮含量增加而增加。但如果吸入纯一氧化二氮，则会导致血氧饱和度下降，严重时危及生命。加入一定量氧气能保证镇静镇痛安全，但在镇静镇痛过程中应随时注意血氧饱和度变化，以 95％及以上为宜[14]。对于镇静而言，镇静程度也与患者自身体质有关，应根据患者情况随时调整一氧化二氮含量，避免镇静不足或镇静过度[15]。

一氧化二氮的不良反应较多，较常见的不良反应为术后恶心与呕吐。Fernández-Guisasola 等人[16]研究使用一氧化二氮与成人术后发生恶心和呕吐是否有关。如图 2-3-1 所示，研究者纳入 30 项研究，meta 分析结果发现，不使用一氧化二氮可显著降低术后恶心和呕吐的发生率（$RR=0.80$，$95％CI=0.71\sim0.90$，$P=0.0003$），且针对女性患者更能说明其影响力，但总体影响不大。

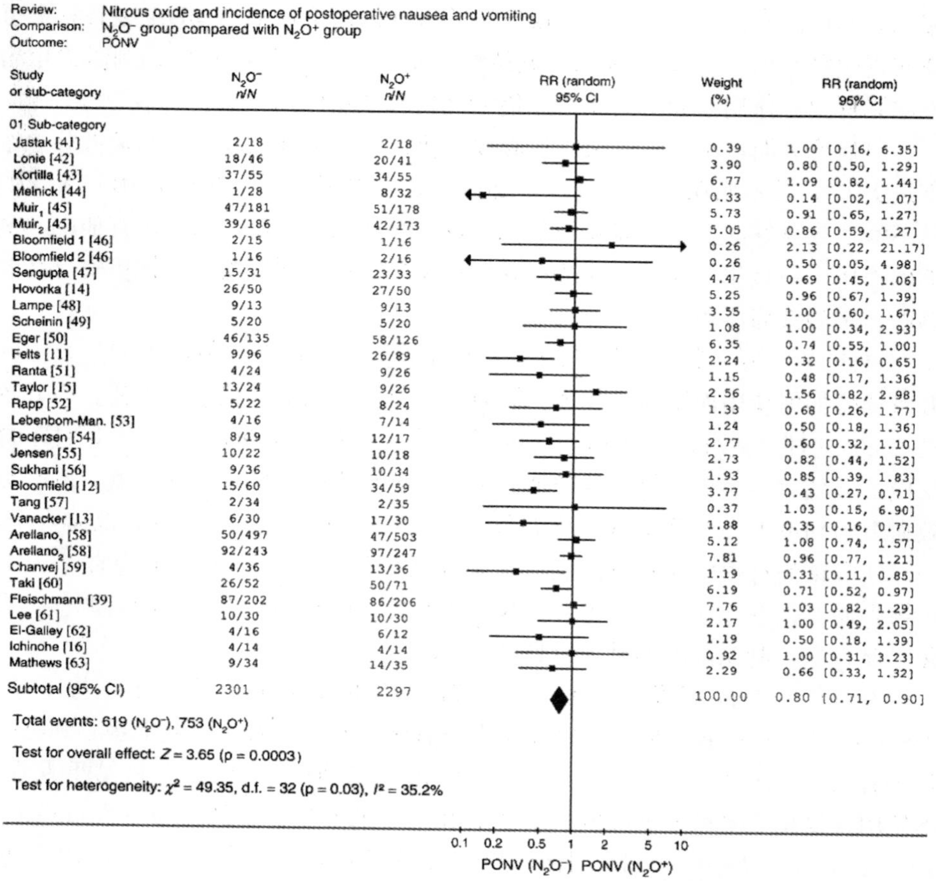

Review:　　　Nitrous oxide and incidence of postoperative nausea and vomiting
Comparison:　N_2O^- group compared with N_2O^+ group
Outcome:　　PONV

Study or sub-category	N_2O^- n/N	N_2O^+ n/N	RR (random) 95% CI	Weight (%)	RR (random) 95% CI
01 Sub-category					
Jastak [41]	2/18	2/18		0.39	1.00 [0.16, 6.35]
Lonie [42]	18/46	20/41		3.90	0.80 [0.50, 1.29]
Kortilla [43]	37/55	34/55		6.77	1.09 [0.82, 1.44]
Melnick [44]	1/28	8/32		0.33	0.14 [0.02, 1.07]
Muir₁ [45]	47/181	51/178		5.73	0.91 [0.65, 1.27]
Muir₂ [45]	39/186	42/173		5.05	0.86 [0.59, 1.27]
Bloomfield 1 [46]	2/15	1/16		0.26	2.13 [0.22, 21.17]
Bloomfield 2 [46]	1/16	2/16		0.26	0.50 [0.05, 4.98]
Sengupta [47]	15/31	23/33		4.47	0.69 [0.45, 1.06]
Hovorka [14]	26/50	27/50		5.25	0.96 [0.67, 1.39]
Lampe [48]	9/13	9/13		3.55	1.00 [0.60, 1.67]
Scheinin [49]	5/20	5/20		1.08	1.00 [0.34, 2.93]
Eger [50]	46/135	58/126		6.35	0.74 [0.55, 1.00]
Felts [11]	9/96	26/89		2.24	0.32 [0.16, 0.65]
Ranta [51]	4/24	9/26		1.15	0.48 [0.17, 1.36]
Taylor [15]	13/24	9/26		2.56	1.56 [0.82, 2.98]
Rapp [52]	5/22	8/24		1.33	0.68 [0.26, 1.77]
Lebenbom-Man. [53]	4/16	7/14		1.24	0.50 [0.18, 1.36]
Pedersen [54]	8/19	12/17		2.77	0.60 [0.32, 1.10]
Jensen [55]	10/22	10/18		2.73	0.82 [0.44, 1.52]
Sukhani [56]	9/36	10/34		1.93	0.85 [0.39, 1.83]
Bloomfield [12]	15/60	34/59		3.77	0.43 [0.27, 0.71]
Tang [57]	2/34	2/35		0.37	1.03 [0.15, 6.90]
Vanacker [13]	6/30	17/30		1.88	0.35 [0.16, 0.77]
Arellano₁ [58]	50/497	47/503		5.12	1.08 [0.74, 1.57]
Arellano₂ [58]	92/243	97/247		7.81	0.96 [0.77, 1.21]
Chanvej [59]	4/36	13/36		1.19	0.31 [0.11, 0.85]
Taki [60]	26/52	50/71		6.19	0.71 [0.52, 0.97]
Fleischmann [39]	87/202	86/206		7.76	1.03 [0.82, 1.29]
Lee [61]	10/30	10/30		2.17	1.00 [0.49, 2.05]
El-Galley [62]	4/16	6/12		1.19	0.50 [0.18, 1.39]
Ichinohe [16]	4/14	4/14		0.92	1.00 [0.31, 3.23]
Mathews [63]	9/34	14/35		2.29	0.66 [0.33, 1.32]
Subtotal (95% CI)	2301	2297		100.00	0.80 [0.71, 0.90]

Total events: 619 (N_2O^-), 753 (N_2O^+)

Test for overall effect: $Z = 3.65$ (p = 0.0003)

Test for heterogeneity: $\chi^2 = 49.35$, d.f. = 32 (p = 0.03), $I^2 = 35.2\%$

```
0.1 0.2    0.5  1    2    5   10
PONV (N₂O⁻)    PONV (N₂O⁺)
```

图 2—3—1　Fernández—Guisasola 等人[16]对 30 项研究进行 meta 分析的结果

最新研究发现，一氧化二氮也可能对儿童大脑发育产生有害影响，并引起代谢相关疾病[17]，故一氧化二氮在儿童中使用的安全性还需深入探究。

三、咪达唑仑与右美托咪定的镇静镇痛技术

1. 咪达唑仑

1）特点及作用机制：咪达唑仑是一种由 Walser 和 Fryer 在 1976 年合成的短效性苯二氮䓬类药物。因具有抗焦虑、抗惊厥、肌肉松弛、镇静、催眠、顺行性遗忘等特点，被广泛用于外科手术、治疗癫痫和急性躁动等。其在酸性条件下（pH 值<4）水溶性高、在生理 pH 值下脂溶性高，进入机体后起效

快、持续时间短，有较好的局部耐受性、较大的血浆清除率和较少的不良反应，且代谢产物不具有生物活性，被广泛用于儿童术前镇静[18]。但目前研究表明，咪达唑仑没有镇痛作用。

咪达唑仑相关的苯二氮䓬类药物的确切作用机制尚不完全清楚，但一般认为它们以高亲和力结合于中枢神经系统中的苯二氮䓬类受体，加强 γ－氨基丁酸（GABA）抑制作用。这类药物并不影响 GABA 的合成、代谢和释放，而是通过改变 GABA－A 受体复合物结构，提高 GABA 与受体结合能力，从而增加氯离子通过离子通道的流动量来增强 GABA 的抑制作用。苯二氮䓬类药物通过增加 GABA 诱导氯离子通道开放的频率，引发大量氯离子内流而引起细胞膜超极化，从而降低神经元的兴奋性，起到镇静、抗焦虑等作用[19]。

2）给药方式：咪达唑仑常通过口服、鼻内、舌下、直肠、静脉注射或肌肉注射给药。口服是儿童疾病治疗中最为常见的给药方式，有易于操作控制、减少过敏反应产生、安全的特点[19]。口服咪达唑仑的一般用量为 0.3～0.5mg/kg，最大剂量 12mg[20]。但口服给药不可避免首过效应，即从胃肠道吸收的药物在到达全身前被肠壁和肝脏部分代谢，从而使作用于全身的有效药物量减少。因此，需加大咪达唑仑的用量才能抵消首过效应的影响。同时，咪达唑仑的味道不易被儿童患者接受，口服给药对儿童胃肠道可能造成不适，一般制成糖浆口服。如今，咪达唑仑也被建议以鼻内给药的方式用于儿童镇静。通过滴鼻器或鼻内喷雾是鼻内给药的主要方式，滴鼻器给药虽然操作简单，但药物可能刺激鼻黏膜，使患者产生不适，鼻内喷雾因舒适度更高而被患者接受。鼻内给药通过鼻黏膜丰富的血液供应直接吸收进入血液循环，起效快，可一定程度上避免首过效应，从而提高药物利用率，也可以降低药物的使用量。另外，鼻内给药更易维持镇静深度和持续时间，易于操作。Lang 等人[21]纳入30 名 4～10 岁需要口腔治疗的儿童进行研究并随机分为 2 组，采用随机交叉试验分别进行口服咪达唑仑糖浆和一氧化二氮吸入联合镇静（口服组）、鼻内喷雾咪达唑仑和一氧化二氮吸入联合镇静（鼻内组）。结果显示口服组平均起效时间为 20.1（17～25）分钟，鼻内组平均起效时间为 12.1（8～18）分钟，有显著差异（$P < 0.001$），这表明鼻内给药可能是一种有效代替口服给药用于儿童口腔治疗镇静的方式。Lee－Kim 等人[22]也得出类似的结果，发现鼻内给药平均起效时间大约为口服给药起效时间的 1/3，发挥作用时长较口服给药平均缩短 10 分钟，但口服和鼻内给药整体镇静效果相似。Preethy 等人[20]试探究咪达唑仑鼻内给药较其他途径给药对儿童镇静和行为管理方面的有效性，纳入13 项研究进行系统评价。结果显示所纳入的研究均存在高偏移风险，鼻内给

药和其他途径给药对儿童镇静和行为管理的有效性没有显著差异。目前，欧洲儿童牙科协会推荐对需要口腔治疗的儿童使用口服咪达唑仑镇静[8]。可见还需更多临床试验探究咪达唑仑的最佳给药方式，以提高镇静效率、降低给药剂量以及不良反应影响。

3）不良反应：咪达唑仑主要的不良反应为打嗝、恶心、轻度呼吸抑制、心动过速、镇静过度、躁动等，但通过与其他镇静剂（如一氧化二氮）联合使用可减少咪达唑仑的用量，从而降低不良反应的影响。

咪达唑仑不仅可以用于口腔治疗中的镇静，也可用于癫痫、急性躁动的治疗，从而存在与多种药物混合使用的情况。因此，需了解它与其他药物存在的配伍禁忌，避免使用咪达唑仑时与此类药物接触而产生严重的不良反应，详见表2－3－1。

表 2－3－1　咪达唑仑注射液的配伍禁忌[23]

配伍药物	现象
甘油磷酸钠注射液	立即出现白色浑浊样改变并产生白色絮状物
苯巴比妥钠注射液	立即出现白色浑浊样改变及沉淀物
注射用兰索拉唑	在输液管道中立即出现白色浑浊样改变
注射用磷霉素钠	立即在头皮针上方出现大量白色沉淀物
呋塞米注射液	立即出现白色浑浊样改变，静置10分钟后出现白色絮状物
注射用果糖二磷酸钠	立即出现白色浑浊样改变
氨甲环酸注射液	立即出现明显白色浑浊样改变，静置1小时后混合液仍保持白色浑浊
左卡尼汀注射液	立即出现乳白色浑浊样改变，静置5、10、30分钟后仍保持乳白色浑浊
地塞米松磷酸注射液	立即出现白色浑浊样改变，静置10秒后出现白色云团样絮状物
复方氨基酸注射液	立即出现白色浑浊样改变，静置24小时后出现白色云团样絮状物
头孢哌酮钠他唑巴坦钠	立即出现白色絮状物，静置24小时后无明显变化
注射用夫西地酸钠	立即成为白色半透明液体，伴白色絮状物
5%碳酸氢钠注射液	静脉滴注时注射器内立刻出现白色浑浊样改变
注射用丙戊酸钠	立即出现白色沉淀物，静置30分钟后变为白色结晶沉淀物

2. 右美托咪定

1）特点及作用机制：右美托咪定是一种强效、高度选择性的α2－肾上腺素能受体激动剂，具有镇静、镇痛、抗焦虑、抗交感神经兴奋的作用[24]。自1999 年在美国被批准作为一种应用于重症监护病房中危重患者插管和受伤人员的短期镇静镇痛剂以来，其应用范围逐渐从成人治疗转向儿童治疗，其中，在儿童口腔治疗中逐渐被广泛应用。

α2-肾上腺素能受体是 G 蛋白偶联受体超家族中的一员，脑干蓝斑则是大脑内负责调控机体觉醒和睡眠的关键部位。右美托咪定与苯二氮䓬类药物的作用机制完全不同，它通过激活脑干蓝斑突触前膜上的 α2-肾上腺素能受体，抑制腺苷酸环化酶的合成，从而抑制 cAMP 合成和 Ca^{2+} 进入神经末梢，使去甲肾上腺素分泌减少，抑制脑干蓝斑活动，产生类似自然睡眠的镇静作用[25]。同时，也可作用于骨髓和脑干蓝斑的 α2-肾上腺素能受体，促进 K^+ 内流，使神经元超极化，抑制疼痛信号传播和交感神经兴奋，从而起到镇痛、降低心率、扩张血管、降低血压等作用。因呼吸中枢无 α2-肾上腺素能受体，右美托咪定和其他抑制剂相比最显著的区别是使用剂量加大也不产生呼吸抑制[26]，这一优点可为日后右美托咪定在镇静镇痛领域的广泛使用做有力的支撑。同时，右美托咪定还可减少儿童谵妄、呕吐及认知功能障碍的发生[27]。

2）给药方式：右美托咪定可通过口服、鼻内、肌肉或静脉注射进行给药。右美托咪定无色、无味，采用口服给药不会产生味觉改变或胃肠道不适等不良反应，但口服给药缺点为首过效应明显、起效慢、恢复时间长。鼻内给药更为儿童接受且更常用。鼻内给药简单、有效，药物利用率高，减少儿童因药物注射而产生的恐惧或口服其他药物带来的不适。同时，鼻内给药可有效避免首过效应，鼻黏膜血管丰富，更易于药物的吸收利用，也不会产生类似咪达唑仑刺激鼻黏膜的情况，更为儿童接受。

3）不良反应：使用右美托咪定时不能忽略它主要的不良反应——心率过缓和低血压。右美托咪定是一种药物剂量依赖型药物，剂量越大，药物作用越强，心率、每搏输出量降低越多[28]。右美托咪定用量一般较咪达唑仑低，必须把握好给药剂量。鼻内给药的理想计量是每侧鼻孔 0.2～0.3mL[29]，1～4μg/kg[30]。过量的右美托咪定可能导致药物直接进入口腔，利用率不高，严重情况下会出现心率过缓导致的晕厥现象，危及生命。

四、药物联合使用

面对过于焦虑的儿童，单独使用某种药物无法对其进行较好的行为管理，需采用联合镇静镇痛技术。

Sivaramakrishnan 等人[31]将单独使用咪达唑仑与联合使用一氧化二氮和咪达唑仑所达到的治疗效果进行比较，以探究效果最好的治疗方式。如图2-3-2所示，纳入 2 项研究的 meta 分析发现，联合使用一氧化二氮与咪达唑仑较单独使用咪达唑仑所需的咪达唑仑用量少（$SMD=-0.29$，$95\%CI=-0.48\sim-0.10$），且镇静恢复时间短（$SMD=-0.20$，$95\%CI=-0.39\sim-0.01$），说明咪达唑仑与一氧化二氮的联合使用，通过减少咪达唑仑剂量而减少咪达唑仑引起的不良反应，增加一氧化二氮的吸入，可以提高镇静镇痛效果，有效缓解焦虑。同时，联合使用也可缩短镇静恢复时间，提高手术安全性。但由于所纳入的研究没有年龄限制，其结果对于儿童是否适用还有待考量。

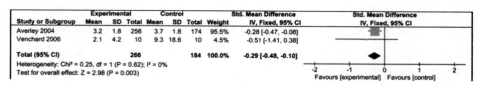

(a)

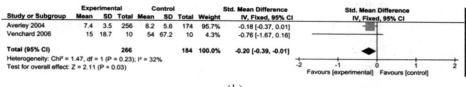

(b)

图 2-3-2　联合使用一氧化二氮和咪达唑仑与单独使用咪达唑仑比较的 meta 分析结果

注：（a）联合使用一氧化二氮与咪达唑仑较单独使用咪达唑仑所需咪达唑仑用量少（$SMD=-0.29$，$95\%CI$：$-0.48\sim-0.10$）；（b）联合使用一氧化二氮与咪达唑仑较单独使用咪达唑仑镇静恢复时间短（$SMD=-0.20$，$95\%CI$：$-0.39\sim-0.01$）。

Dawson 等人[32]研究发现右美托咪定可增强一氧化二氮的镇痛作用。虽然右美托咪定与一氧化二氮对 α2-肾上腺素能受体产生相反的作用。但研究表明，在耐受前，右美托咪定与一氧化二氮相互拮抗；耐受之后，一氧化二氮对脑干蓝斑的刺激作用减小，进而协同抑制，产生镇痛作用。

综上所述，联合使用的药物镇静镇痛技术可以提高镇静镇痛安全性，减少不良反应的发生，为患者提供较为舒适的治疗过程，但还需大量临床研究探究不同镇静镇痛药物之间的相互作用，以发现更为有效可取的药物联合使用方式。

五、右美托咪定与咪达唑仑的比较

Lang 等人[21]为探究右美托咪定与咪达唑仑在儿童镇静中的治疗效果和安全性，共纳入 34 项随机对照试验（共 2281 名儿童）。其中 18 项试验的 meta 分析结果显示，与使用咪达唑仑相比，与父母分离后使用右美托咪定的儿童镇静成功率更好（81.36% vs 60.96%，$RR=0.78$，$95\%CI=0.65\sim0.92$，$P=0.004$，$I^2=90\%$）。其中 8 项试验的 meta 分析结果显示，与使用咪达唑仑相比，使用右美托咪定镇静的儿童术后抢救发生概率更低（22.88% vs 34.58%，$RR=0.57$，$95\%CI=0.35\sim0.93$，$P=0.02$，$I^2=67\%$）。其中 14 项试验的 meta 分析显示，与使用咪达唑仑相比，使用右美托咪定的儿童镇静苏醒后出现躁动的概率更低（10.54% vs 34.23%，$RR=0.31$，$95\%CI=0.24\sim0.41$，$P<0.00001$，$I^2=42\%$）。这说明右美托咪定较咪达唑仑更能缓解镇静苏醒后引发的躁动，降低儿童术后激动的程度，提高镇静效果，减少镇静药物对儿童身心的伤害。种种结果表明右美托咪定可能是儿童镇静药物的更好选择。

孟秋雨等人[33]对右美托咪定和几种镇静药物在口腔门诊手术中的镇静效果进行 meta 分析，共纳入 12 项随机对照试验（共 678 名患者）。针对右美托咪定与咪达唑仑的比较，其中 3 项试验的 meta 分析结果显示，使用右美托咪定的儿童镇静效果（$RR=1.38$，$95\%CI=1.15\sim1.67$，$P=0.0006$）。其中 4 项试验的 meta 分析结果显示使用右美托咪定的儿童镇静后行为表现更加满意（$RR=1.28$，$95\%CI=1.07\sim1.54$，$P=0.008$）。其中 2 项试验的 meta 分析显示使用右美托咪定更能减轻儿童术中痛苦（$SMD=-1.85$，$95\%CI=-2.36\sim-1.33$，$P<0.00001$）。以上结果都说明右美托咪定可提高儿童镇静效果，缓解儿童患者疼痛、焦虑，适用于儿童行为管理，较咪达唑仑是更好的儿童镇静药物选择。

Zhang 等人[34]进行了类似的 meta 分析，探究右美托咪定与咪达唑仑在牙科手术中对心脏活动指标的影响，一共纳入了 5 项随机对照试验。如图 2-3-3 所示，meta 分析发现右美托咪定与咪达唑仑药效类似，但可以明显稳定和降低牙科手术患者的舒张压（$SMD=-0.58$，$95\%CI=-0.95\sim-0.22$，$P=0.002$），这表明右美托咪定在牙科手术中可稳定患者生命指征，提高镇静效果，更加安全。但这也说明了右美托咪定可能导致心动过缓，若不控制用量可能危及生命。

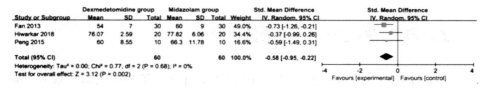

图 2-3-3　右美托咪定与咪达唑仑在牙科手术中对心脏活动指标的影响

Lin 等人[28]将右美托咪定与水合氯醛、戊巴比妥和咪达唑仑进行对比，探究其镇静的安全性与可靠性，共纳入了 9 项随机对照试验（共 1076 名儿童）。如图 2-3-4 所示，与水合氯醛、戊巴比妥和咪达唑仑相比，meta 分析结果显示，使用右美托咪定的儿童呼吸抑制或血氧饱和度降低的发生率更低（$OR = 0.29$，$95\%CI = 0.15 \sim 0.57$，$P = 0.0004$，$I^2 = 0\%$），使用右美托咪定的镇静成功率高于使用咪达唑仑（$OR = 10.04$，$95\%CI = 4.67 \sim 21.55$，$P < 0.00001$，$I^2 = 0\%$），且有更短的起效时间（$WMDs = -3.90$，$95\%CI = -7.68 \sim -0.12$，$P = 0.04$，$I^2 = 95\%$）和更短的恢复时间（$WMDs = -7.09$，$95\%CI = -13.02 \sim -1.15$，$P = 0.02$，$I^2 = 57\%$）。这些数据都说明右美托咪定有广泛应用于儿童治疗的潜力，同时也证明了右美托咪定的优势：几乎没有呼吸抑制，即右美托咪定可以保持患者的气道反射和呼吸动力[35]，并且随着药物浓度增加，呼吸抑制效果不明显。

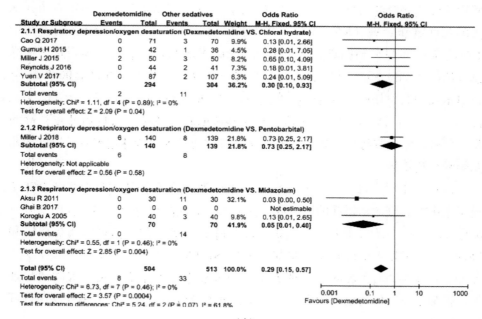

（A）

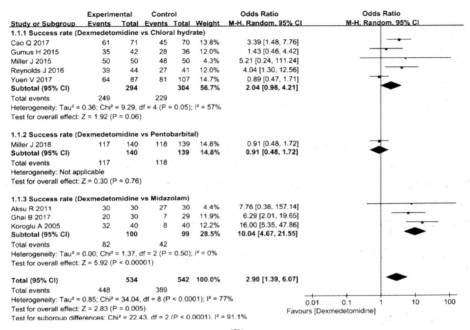

Study or Subgroup	Experimental Events	Total	Control Events	Total	Weight	Odds Ratio M-H, Random, 95% CI
1.1.1 Success rate (Dexmedetomidine vs Chloral hydrate)						
Cao Q 2017	61	71	45	70	13.8%	3.39 [1.48, 7.76]
Gumus H 2015	35	42	28	36	12.0%	1.43 [0.46, 4.42]
Miller J 2015	50	50	48	50	4.3%	5.21 [0.24, 111.24]
Reynolds J 2016	39	44	27	41	12.0%	4.04 [1.30, 12.56]
Yuen V 2017	64	87	81	107	14.7%	0.89 [0.47, 1.71]
Subtotal (95% CI)		294		304	56.7%	2.04 [0.98, 4.21]
Total events	249		229			
Heterogeneity: Tau² = 0.36; Chi² = 9.29, df = 4 (P = 0.05); I² = 57%						
Test for overall effect: Z = 1.92 (P = 0.06)						
1.1.2 Success rate (Dexmedetomidine vs Pentobarbital)						
Miller J 2018	117	140	118	139	14.8%	0.91 [0.48, 1.72]
Subtotal (95% CI)		140		139	14.8%	0.91 [0.48, 1.72]
Total events	117		118			
Heterogeneity: Not applicable						
Test for overall effect: Z = 0.30 (P = 0.76)						
1.1.3 Success rate (Dexmedetomidine vs Midazolam)						
Aksu R 2011	30	30	27	30	4.4%	7.76 [0.38, 157.14]
Ghai B 2017	20	30	7	29	11.9%	6.29 [2.01, 19.65]
Koroglu A 2005	32	40	8	40	12.2%	16.00 [5.35, 47.86]
Subtotal (95% CI)		100		99	28.5%	10.04 [4.67, 21.55]
Total events	82		42			
Heterogeneity: Tau² = 0.00; Chi² = 1.37, df = 2 (P = 0.50); I² = 0%						
Test for overall effect: Z = 5.92 (P < 0.00001)						
Total (95% CI)		534		542	100.0%	2.90 [1.39, 6.07]
Total events	448		389			
Heterogeneity: Tau² = 0.85; Chi² = 34.04, df = 8 (P < 0.0001); I² = 77%						
Test for overall effect: Z = 2.83 (P = 0.005)						
Test for subgroup differences: Chi² = 22.43, df = 2 (P < 0.0001); I² = 91.1%						

(B)

Study or Subgroup	Dexmedetomidine Mean	SD	Total	Other sedatives Mean	SD	Total	Weight	Mean Difference IV, Random, 95% CI
4.1.1 Onset time								
Aksu R 2011	0	0	0	0	0	0		Not estimable
Cao Q 2017	14.4	5.8	61	15.5	6.5	45	14.5%	-1.10 [-3.49, 1.29]
Ghai B 2017	24	3.3	30	24	3.43	29	14.9%	0.00 [-1.72, 1.72]
Gumus H 2015	35.9	3.5	42	34	4.6	36	14.8%	1.90 [0.06, 3.74]
Koroglu A 2005	19	8.2	40	35	11	40	12.8%	-16.00 [-20.25, -11.75]
Miller J 2015	13	5	50	14	9	48	14.1%	-1.00 [-3.90, 1.90]
Miller J 2018	0	0	0	0	0	0		Not estimable
Reynolds J 2016	24.5	2.3	44	34.5	7.4	41	14.5%	-10.00 [-12.36, -7.64]
Yuen V 2017	19.8	6.6	64	22.4	7.8	81	14.5%	-2.60 [-4.95, -0.25]
Subtotal (95% CI)			331			320	100.0%	-3.90 [-7.68, -0.12]
Heterogeneity: Tau² = 24.21; Chi² = 109.24, df = 6 (P < 0.00001); I² = 95%								
Test for overall effect: Z = 2.02 (P = 0.04)								
Total (95% CI)			331			320	100.0%	-3.90 [-7.68, -0.12]
Heterogeneity: Tau² = 24.21; Chi² = 109.24, df = 6 (P < 0.00001); I² = 95%								
Test for overall effect: Z = 2.02 (P = 0.04)								
Test for subgroup differences: Not applicable								

(C)

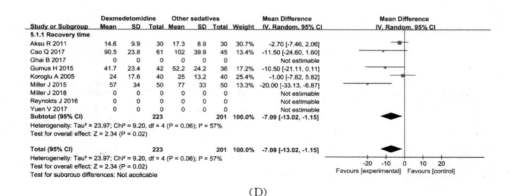

（D）

图 2-3-4　右美托咪定与其他镇静剂的安全性、可靠性比较

注：（A）Meta 分析结果显示，使用右美托咪定较其他镇静剂对呼吸抑制和血氧饱和度降低的影响更小；（B）Meta 分析结果显示，使用右美托咪定较咪达唑仑镇静成功率更高；（C）Meta 分析结果显示，使用右美托咪定较其他镇静剂起效时间更短；（D）Meta 分析结果显示，使用右美托咪定较其他镇静剂恢复时间更短。

总之，现有数据分析表明，右美托咪定可能是用于儿童镇静镇痛的更优选择。

六、总结

牙科焦虑症和牙科行为管理问题是儿童口腔治疗区别于其他口腔治疗需注意的问题。笑气/氧气吸入技术历史悠久、使用广泛，且安全高效，但由于一氧化二氮的镇静作用较弱，恢复时间较短，且需要随时监控镇静情况，常作为辅助镇静手段与其他高效镇静剂一同使用，以发挥更高效的联合镇静作用。咪达唑仑与右美托咪定因起效快、恢复快且不良反应较少也被广泛推广。

本文通过对现有研究的 meta 分析数据发现，右美托咪定因其药代学和药动学具有显著优势，并且极少有呼吸抑制，可能是用于儿童口腔治疗镇静镇痛的更优选择，希望对临床应用有一定的参考意义。但如今相关的临床研究与整合分析较少，还需更加深入的研究，以明确在儿童口腔诊疗中最为适用的药物镇静镇痛技术。

【参考文献】

[1] Cianetti S, Lombardo G, Lupatelli E, et al. Dental fear/anxiety among children and adolescents. a systematic review [J]. Eur J Paediatr Dent,

2017, 18 (12)：121－130.

[2] Seligman LD, Hovey JD, Chacon K, et al. Dental anxiety：an understudied problem in youth [J]. Clin Psychol Rev, 2017, 55：25－40.

[3] 谷楠, 刘富萍, 张宇娜, 等. 儿童牙科焦虑症的治疗及其研究进展 [J]. 国际口腔医学杂志, 2015, 42 (5)：575－577.

[4] Gao S, Lu JX, Li P, et al. Prevalence and risk factors of children's dental anxiety in China：a longitudinal study [J]. BMJ Open, 2021, 11 (4)：e043647.

[5] Klingberg G, Broberg AG. Dental fear/anxiety and dental behaviour management problems in children and adolescents：a review of prevalence and concomitant psychological factors [J]. Int J Paediatr Dent, 2007, 17 (6)：391－406.

[6] 赵乐, 刘乐, 林洁. 儿童口腔镇痛镇静治疗现状 [J]. 吉林医学, 2020, 41 (12)：3009－3011.

[7] Zielinska M, Bartkowska－Sniatkowska A, Becke K, et al. Safe pediatric procedural sedation and analgesia by anesthesiologists for elective procedures：a clinical practice statement from the European Society for Paediatric Anaesthesiology [J]. Paediatr Anaesth, 2019, 29 (6)：583－590.

[8] Ashley P, Anand P, Andersson K. Best clinical practice guidance for conscious sedation of children undergoing dental treatment：an EAPD policy document [J]. Eur Arch Paediatr Dent, 2021, 22 (6)：989－1002.

[9] Tanchyk AP. Horace Wells as a classic tragic hero [J]. J Anesth Hist, 2021, 7 (2)：27－31.

[10] Jevtovi－Todorovi V, Todorovi SM, Mennerick S. Nitrous oxide (laughing gas) is an NMDA antagonist, neuroprotectant and neurotoxin [J]. Nat Med, 1998, 4 (4)：460－463.

[11] Zhang C, Davies MF, Guo TZ, et al. The analgesic action of nitrous oxide is dependent on the release of norepinephrine in the dorsal horn of the spinal cord [J]. Anesthesiology, 1999, 91 (5)：1401－1407.

[12] Hornbein TF, Eger EI 2nd, Winter PM, et al. The minimum alveolar

concentration of nitrous oxide in man [J]. Anesth Analg, 1982, 61 (7): 553—556.

[13] Babl FE, Oakley E, Seaman C, et al. High—concentration nitrous oxide for procedural sedation in children: adverse events and depth of sedation [J]. Pediatrics, 2008, 121 (3): e528—e532.

[14] 钟恬, 胡道勇. 笑气/氧气吸入镇静技术及其在儿童口腔临床中的应用 [J]. 华西口腔医学杂志, 2014, 32 (1): 101—104.

[15] Clark MS, Campbell SA, Clark AM. Technique for the administration of nitrous oxide/oxygen sedation to ensure psychotropic analgesic nitrous oxide (PAN) effects [J]. Int J Neurosci, 2006, 116 (7): 871—877.

[16] Fernández—Guisasola J, Gómez—Arnau JI, Cabrera Y, et al. Association between nitrous oxide and the incidence of postoperative nausea and vomiting in adults: a systematic review and meta—analysis [J]. Anaesthesia, 2010, 65 (4): 379—387.

[17] Schmitt EL, Baum VC. Nitrous oxide in pediatric anesthesia: friend or foe? [J]. Curr Opin Anaesthesiol, 2008, 21 (3): 356—359.

[18] Griffin CE 3rd, Kaye AM, Bueno FR, et al. Benzodiazepine pharmacology and central nervous system—mediated effects [J]. Ochsner J, 2013, 13 (2): 214—223.

[19] Bagheri M. The use of midazolam in paediatric dentistry: a review of the literature [J]. Razavi Int J Med, 2014, 2 (3): e16913.

[20] Preethy NA, Somasundaram S. Sedative and behavioral effects of intranasal midazolam in comparison with other administrative routes in children undergoing dental treatment—a systematic review [J]. Contemp Clin Dent, 2021, 12 (2): 105—120.

[21] Lang BC, Zhang LL, Zhang WS, et al. A comparative evaluation of dexmedetomidine and midazolam in pediatric sedation: a meta—analysis of randomized controlled trials with trial sequential analysis [J]. CNS Neurosci Ther, 2020, 26 (8): 862—875.

[22] Lee—Kim SJ, Fadavi S, Punwani I, et al. Nasal versus oral midazolam sedation for pediatric dental patients [J]. J Dent Child (Chic), 2004, 71 (2): 126—130.

[23] 秦琼，魏小燕，孙媛，等. 咪达唑仑注射液与多种药物存在配伍禁忌研究进展 [J]. 中国药物滥用防治杂志，2018，24（3）：174，155.

[24] Lee S. Dexmedetomidine：present and future directions [J]. Korean J Anesthesiol，2019，72（4）：323-330.

[25] Hayashi. ALPHA，Alpha 2 adrenoceptor agonists and anaesthesia [J]. British Journal of Anaesthesia，2000，13（4）：437-442.

[26] Ebert TJ，Hall JE，Barney JA，et al. The effects of increasing plasma concentrations of dexmedetomidine in humans [J]. Anesthesiology，2000，93（2）：382-394.

[27] 董浩垚，侯俊德，迟晓慧，等. 右美托咪定对咪达唑仑麻醉所致认知功能障碍的保护作用及其机制研究 [J]. 医学综述，2021，27（12）：2473-2477.

[28] Lin YQ，Zhang R，Shen WH，et al. Dexmedetomidine versus other sedatives for non-painful pediatric examinations：a systematic review and meta-analysis of randomized controlled trials [J]. J Clin Anesth，2020，62：109736.

[29] 徐瑾，邓晓明. 右美托咪定滴鼻用于小儿临床麻醉的研究进展 [J]. 医学综述，2016，22（20）：4068-4071.

[30] Mondardini MC，Amigoni A，Cortellazzi P，et al. Intranasal dexmedetomidine in pediatrics：update of current knowledge [J]. Minerva Anestesiol，2019，85（12）：1334-1345.

[31] Sivaramakrishnan G，Sridharan K. Nitrous oxide and midazolam sedation：a systematic review and meta-analysis [J]. Anesth Prog，2017，64（2）：59-65.

[32] Dawson C，Ma D，Chow A，et al. Dexmedetomidine enhances analgesic action of nitrous oxide：mechanisms of action [J]. Anesthesiology，2004，100（4）：894-904.

[33] 孟秋雨，黄慧敏，徐辉. 右美托咪定与几种镇静药物在口腔门诊手术中镇静效果的 meta 分析 [J]. 上海口腔医学，2019，28（1）：100-109.

[34] Zhang YB，Li C，Shi JJ，et al. Comparison of dexmedetomidine with midazolam for dental surgery：a systematic review and meta-analysis [J]. Medicine（Baltimore），2020，99（43）：e22288.

［35］ Talon MD, Woodson LC, Sherwood ER, et al. Intranasal dexmedetomidine premedication is comparable with midazolam in burn children undergoing reconstructive surgery ［J］. J Burn Care Res，2009，30（4）：599—605.

（黄睿洁　蒋瑞仪　王洁雪　张云娇）

第四节　激光去龋与化学去龋

- 传统机械钻治疗是一种高效、快速的去龋方法，但是这种非选择性的去龋方法常常会导致健康牙本质的过度去除，从而增加了穿髓的风险。同时传统机械去龋过程中会产生机械振动、噪音等，牙髓温度的升高也会引起患者的焦虑和不适感，因此对于局部麻醉的需求更高，且在儿童口腔治疗中会导致儿童的不配合，甚至造成牙科焦虑症。

- 微创的选择性去龋方法可以尽可能地保存健康的以及仍具有再矿化能力的牙体组织，同时具有安全、有效的特点，使患者特别是儿童在治疗中更加舒适、安全，接受度普遍较高。

- 目前主流的激光器为 Er：YAG 激光器和 CO_2 激光器。激光去龋治疗可以有效减少患者的不适和痛苦，且与传统机械钻治疗相比去龋效果并无明显差别。因此，激光去龋治疗在儿童龋病治疗中显现了极大的潜力和优势。

- 主流的化学去龋治疗技术主要采用以次氯酸钠为主要成分的 Carisolv 化学机械去龋系统和以木瓜蛋白酶为主要成分的 Papacárie 化学机械去龋系统。化学去龋无噪音，儿童易于接受，但对较硬的龋损牙体组织去除能力较弱。

龋病（dental caries or tooth decay）是在以细菌为主的多种因素影响下，发生在牙体硬组织的一种慢性进行性破坏性疾病，是人类常见、多发的口腔疾病，发病率位于儿童口腔疾病前列，如果得不到及时治疗，不仅会影响儿童的咀嚼、发音、微笑等，还会影响儿童的心理及生活质量[1]。针对龋病过去常采用传统机械钻治疗的方法，虽然有时候可以通过局部麻醉缓解疼痛，但是噪声、机械震动等因素仍然会让儿童感到不适和恐惧。此外，机械磨除有可能会造成部分正常牙体组织丧失且会使局部温度升高，对牙髓产生热刺激，有一定的损伤牙髓的风险[2]。如今，人们探索了许多更为舒适且安全的替代疗法，包括激光去龋、化学去龋等，儿童更能接受。

一、激光去龋

1. 概述

自 1960 年开发激光器以来，激光被用于皮肤、眼科等多个医学领域，激光在牙科治疗的首次应用是口腔软组织手术。牙体组织中的羟基磷灰石晶体根据其所含水分可吸收波长 2780～2940nm 的中段红外波，应注意儿童和成年人牙体组织（牙釉质、牙本质）所含水分不同，在激光去龋治疗时也应选择不同的波长[3]。有研究表明，被激光照射的介质中的水分吸收激光后，可在极短的时间内汽化，由此导致的体积突变会转化成高压能量，当激光作用于有水膜覆盖的釉质表面时，会在釉质表面形成很多微孔，使水分渗入釉质，同时还会使釉质内部的水汽化，产生微爆炸，使釉质破裂，釉质碎片以极高的速度飞出，达到切割牙体的目的。龋损牙体组织水分含量比正常牙体组织更高，因此龋损牙体组织与正常牙体组织相比仅需要较低的能量即可被激光切割。使用激光去龋后的牙本质表面清洁无裂纹，几乎没有玷污层，牙本质小管开放。激光还可以用于备洞，被切割后的正常牙本质表面粗糙，呈鳞片状，没有裂纹或炭化现象，被切割后的正常牙釉质表面呈沟纹状，洞壁边缘锐利，洞缘角规则[4]。

2. 技术

牙科中常用的激光器有 CO_2 激光器、掺钕钇铝石榴石（Nd：YAG）激光器、掺铒钇铝石榴石（Er：YAG）激光器、掺铒铬钇钪镓石榴石（Er－Cr：YSGG）激光器、氩激光器、二极管激光器、钬钇铝石榴石（HO：YAG）激光器等[5]，其中 HO：YAG 激光器和二极管激光器主要用于促进口腔伤口愈合、系带或牙龈切除术及对牙龈轮廓的修整。

CO_2 激光具有去除龋损牙体组织的功能，Luk 等人[6]分析得出，CO_2 激光可以通过提高龋损牙体组织的耐酸能力，抑制致龋菌的生长，促进脱矿组织对氟的吸收，使龋损牙体组织再矿化。Luk 等人[7]通过对比 9300、9600、10300、10600nm 波长的 CO_2 激光分别对牙釉质和牙本质的吸收率和吸收深度得出结论，构成牙釉质及牙本质的主要成分羟基磷灰石对于 9300nm 和 9600nm 波长的 CO_2 激光的吸收率和吸收深度显著高于和深于 10300nm 和 10600nm。通过将不同波长与不同激光密度结合、不同波长与不同脉冲时间结合，研究最终证明 9600nm 波长的 CO_2 激光对于牙体硬组织（尤其是牙釉质）的去龋效果最好

（图 2－4－1、图 2－4－2）。

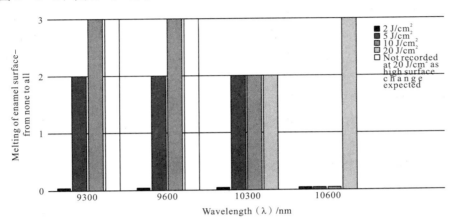

图 2－4－1　脉冲时间为 100μs 时不同波长和

不同激光密度的 CO_2 激光对牙釉质表面的去龋效果

注：纵坐标 0 表示无釉质表面融化；1 表示釉质表面轻微融化，无内部晶体融合；2 表示部分釉质表面融化和内部晶体融合；3 表示大块的釉质表面融化和内部晶体融合。

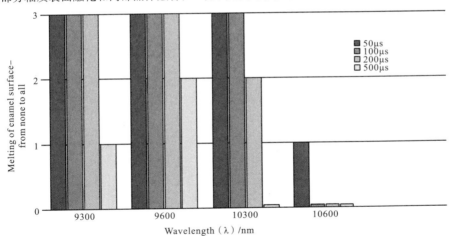

图 2－4－2　激光密度为 5J/cm^2 时不同波长和

不同脉冲时间的 CO_2 激光对牙釉质表面的去龋效果

注：纵坐标 0 表示无釉质表面融化；1 表示釉质表面轻微融化，无内部晶体融合；2 表示部分釉质表面融化和内部晶体融合；3 表示大块的釉质表面融化和内部晶体融合。

　　Er：YAG 激光主要通过使矿化组织中水分蒸发产生微爆炸而去除龋损牙体组织，且一般不会扩展到正常的牙体组织，可尽最大可能保存较为正常的牙体组织。有研究证明，Er：YAG 的切割（去除）效率与被切割组织的含水量呈正相关。在无水情况下用 Er：YAG 激光备洞时，牙齿表面出现不规则的凹陷、炭化和裂隙，且髓腔温度也升高，温差高达 27℃，在表面喷水后再进行激光切割，不仅切割效率大大提高，髓腔温度升高较小，因此，喷水在 Er：YAG 激光治疗时既起到冷却降温的作用，也能起到传递、转化能量的重要作用。Baraba 等人[8]评估了不同脉冲时间下的 Er：YAG 对龋损牙体组织的去龋效果，他们将 60 颗由于牙周病拔除的人工牙分成五个组，分别使用荧光反馈控制 Er：YAG（FFC）、50 微秒超短脉冲 Er：YAG（SSP）、100 微秒中短脉冲 Er：YAG（MSP）、300 微秒短脉冲 Er：YAG（SP）、低速手机（SB）去除龋损牙体组织，结果表明，SSP 的去龋效果最好（图 2−4−3），因为该方法可以集中将激光能量应用于牙体组织的烧灼。Raucci−Neto 等人[9]对比 4、6、10Hz 的 Er：YAG 激光的去龋效果，结果表明随着 Er：YAG 激光频率的增加，去龋效果增加，但是激光频率的增加并不能提高激光对牙本质龋的特异选择性。除 Er：YAG 激光以外，还有两种和它波长相近的、位于电磁光谱的中红外区域的激光 Er：YSGG 和 Er−Cr：YSGG，他们也常用于龋损牙体组织去除及备洞，三者的工作波长分别为 2940、2790、2780nm，虽然三者的工作波长极为相近，但 Er：YAG 激光对于龋损牙体部位的烧蚀效率最高[10]。

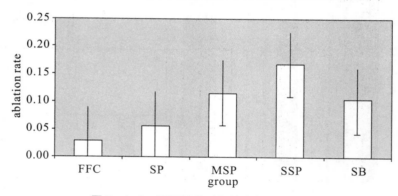

图 2−4−3　不同脉冲时间的去龋效果比较

二、化学去龋

1. 概述

近年来，人们致力于研究并使用微创方法去龋，以尽可能多地保存较为正常的牙体组织，延长牙齿寿命，避免重复修复给牙体组织带来二次伤害，于是人们提出了化学机械去龋（chemochemical caries removal，CMCR）（简称化学去龋）。牙本质中的有机基质约占 20％，其中约 18％ 为胶原，牙本质中的胶原纤维以复杂形式排列，并被矿化，当龋病发生时，牙菌斑微生物利用醇解碳水化合物产酸，导致牙釉质表面脱矿。随着龋病进一步发展，细菌通过牙本质小管继续侵蚀深部牙体组织并引起牙体组织脱矿，脱矿后胶原更加易于被细菌蛋白酶和其余水解酶降解，胶原降解后可以分为两层：内层部分脱矿，胶原纤维仍然完整存在，可以再矿化；外层胶原纤维部分降解，不能再矿化。CMCR要求化学试剂能够使部分降解的胶原发生进一步降解[11]。次氯酸钠可用于CMCR，但是由于次氯酸钠对正常牙体组织的腐蚀性过强，需加入缓冲液使用，于是临床上又发现了甘氨酸溶液，甘氨酸残基的氧化裂解使胶原变得易于破裂，从而被降解。毒性研究显示，次氯酸钠和甘氨酸溶液均对正常牙体组织及牙髓组织无不良影响，虽然很多患者觉得该溶液的味道很奇怪，但是在患者中的普遍接受度很高。CMCR 的优点包括减少局部麻醉的需要，保存完整牙齿结构，降低牙髓的暴露风险，然而仍然存在一些限制，如在降解牙本质胶原后仍需要使用手动器械去除部分组织。

2. 技术

CMCR 是一种非侵入性的龋病治疗方式，通过化学制剂溶解龋损牙体组织，再使用手动器械去除部分组织，CMCR 的优势为对龋损牙体组织的高度选择性，在不去除仍能够发生再矿化的牙体组织的前提下减少龋洞内的细菌数量，在去龋过程中保存尽可能完整的牙齿结构[12]。有研究表明，CMCR 处理后的牙本质比其他方式处理过后的牙本质对粘接材料有更好的亲和力和粘接性。20 世纪 90 年代出现了 Carisolv 化学机械去龋系统，其包括由 0.5％ 的次氯酸钠溶液和氨基酸组成的凝胶[13]，还包括特定的手动器械，用来去除龋损的牙本质。Fure 等人开发了一种改良的新型 Carisolv 化学机械去龋系统，其中次氯酸钠的浓度几乎是原来的两倍，而氨基酸为原来的一半，通过实验发现，新型系统对于深龋的溶解时间明显缩短。通过对患者进行问卷调查得知该新型系统与原始系统在味道、气味、缓解疼痛等方面无显著差异，在成年人中，90％认为该气味是可以接受的，60％认为治疗中感觉不到疼痛，但是在对于 16 名儿童的治疗中仅 7 人认为 Carisolv 化学机械去龋系统的凝胶味道无异常，7 人认为味道不好闻，2 人认为很糟糕，年龄较大的儿童对于凝胶的接受度普遍较高[14]。

Papacárie 化学机械去龋系统是另一种用于化学机械去龋的系统，其凝胶主要由木瓜蛋白酶组成，操作简便，价格便宜，具有抗菌的特性[15]。Neves

等人[16]评估了木瓜蛋白酶的有效性（去除牙本质体积与残留牙本质的矿物密度）和特异性（去除的龋损牙本质和初始龋损牙本质的体积比），证明木瓜蛋白酶能够有效去除龋损牙本质，龋病的病变特点，如龋病的活性和病变部位的形态均可影响木瓜蛋白酶对于龋损牙本质的去除（图2-4-4）。

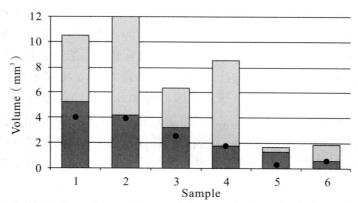

■Initial caries volume □Removed tissue ●Carious dentin in removed tissue

图2-4-4　木瓜蛋白酶能够有效去除龋损牙本质

Kumar 等人[17]的研究表示 Carisolv 化学机械去龋系统和 Papacárie 化学机械去龋系统的去龋平均时间为（11.67±3.25）分钟和（10.48±2.96）分钟。Motta 等人[18]发现 Papacárie 化学机械去龋系统去龋平均时间为 6 分钟。Pandit 等人[19]发现 Carisolv 化学机械去龋系统的去龋平均时间为 8 分钟。

三、两种去龋方式与传统去龋方式对比

原始的去龋方式是使用手动器械进行挖除，但这种方法去龋效果很不明显，后来出现了电石钻等旋转器械。现今传统的去龋方式主要是通过使用高速手机上的钻孔器及低速手机来接触、磨除龋损部位，这样的方法能够高速、有效地去除龋损部位，但是这些器械在去除龋损部位的同时会不加选择地破坏下一层完好无损的牙本质，可能导致健康牙本质的去除，甚至使具有再矿化能力的牙本质被去除，而且在治疗中常常给患者带来显著的不适感和痛苦感，需要局部麻醉配合治疗。于是，人们开始致力于发展微创的去龋方式。

Johar 等人[20]的牙体研究样本是由 25 名 6～10 岁儿童的 50 颗牙齿组成的，每一位儿童的乳牙上至少有两处龋损部位，一处采用 Er-Cr：YSGG 激光治疗（A 组），另一处采用空气转子手机治疗（B 组）。A 组治疗平均时间为（189.64±23.18）秒，B 组治疗平均时间为（13.60±5.39）秒。A 组与 B 组

术后疼痛评定量表评分（WBFPRS）的均值分别为（1.12±1.013）分和（1.92±0.954）分（表2-4-1）。结果表明，与空气转子手机相比，Er-Cr：YSGG激光治疗可以让儿童承受较少的痛苦。使用龋损去除检测染料检测龋损部位是否完全去除，发现两种去龋方式的效果相同。在此研究中，80％的儿童更喜欢Er-Cr：YSGG激光去龋及备洞，因此，Er-Cr：YSGG激光治疗是一种高效、安全的去龋及备洞方法，且在患者（特别是儿童患者）中具有极高的接受度。

表2-4-1　A组（Er-Cr：YSGG激光治疗）和B组（空气转子手机治疗）术后疼痛评定量表得分的比较

	Mean ± SD	Mann-Whitney	Wilcoxon W	Signifi-cance
Group A	1.12 ± 1.013	186.500	511.500	0.01
Group B	1.92 ± 0.954			

　　Li等人[21]将从1997—2017年的7项随机对照试验中提取的数据进行meta分析，其中5项随机对照试验评估治疗时间、疼痛情况，结果表明与传统去龋方式相比，Er：YAG激光治疗所需时间更长、引起的疼痛程度更轻（图2-4-5、图2-4-6）。其中3项随机对照试验评估边缘变色、边缘适应性情况，结果表明Er：YAG激光备洞与传统机械备洞后龋齿填充修复体的边缘变色情况及边缘适应性无显著差异（图2-4-7、图2-4-8）。另有研究表明，Er：YAG激光备洞所需的时间是传统机械备洞的3倍[22]，在去除牙釉质龋损部位时Er：YAG激光比传统去龋方式治疗时间显著增加，但是对于牙本质龋损部位的去除两者治疗时间相似。

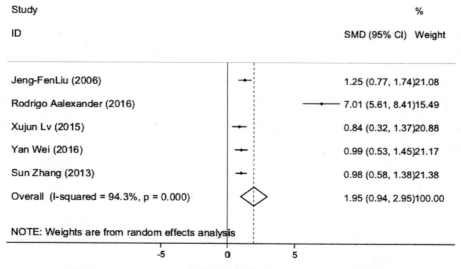

图 2-4-5　Er：YAG 激光治疗较传统去龋方式所需时间更长

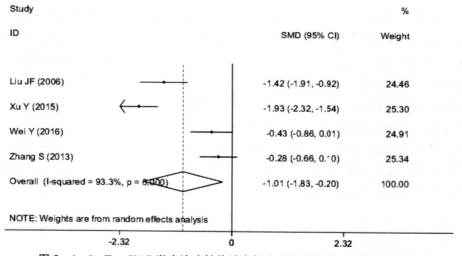

图 2-4-6　Er：YAG 激光治疗较传统去龋方式患者治疗时疼痛程度更轻

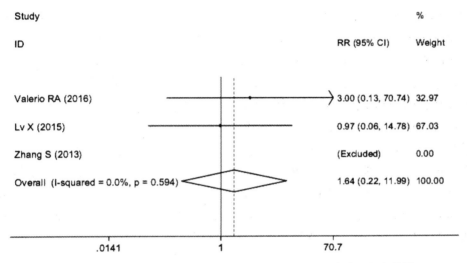

图 2－4－7　Er：YAG 激光备洞与传统机械备洞相比龋齿填充修复体的
边缘变色情况无显著差异

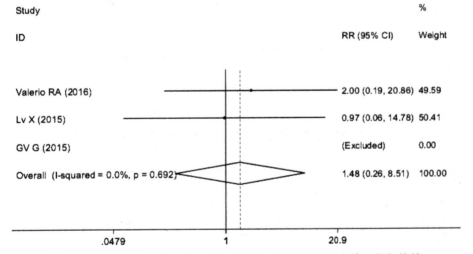

图 2－4－8　Er：YAG 激光备洞与传统机械备洞相比龋齿填充修复体的
边缘适应性无显著差异

　　有研究表明，疼痛是综合感觉不适的一部分，除疼痛之外，感觉不适还包括噪音、气味、震动所带来的不愉快的感受，74％的人认为使用激光治疗比传统钻切割更为舒适[23]。

　　Montedori 等人[24]纳入了 1998—2014 年发表的 9 项研究，涉及了 662 名参与者，其中 4 项研究参与者为儿童及青少年，4 项研究参与者为成人，1 项研究参与者为儿童和成人；其中4项研究只评估了恒牙的情况，5项研究评估了乳牙和恒牙的情况；其中6项研究采用了Er：YAG激光器，2项研究采用了Er-Cr：YSGG激光器，1项研究采用了Nd：YAG激光器；其中4项研究使用水雾冷却激光光线，4项研究采用水雾和空气冷却激光光线，1项研究没有使用任何冷却手段。其中5项研究评估了激光治疗与传统钻切割治疗所带来的疼痛，meta分析结果发现感受到中、重度疼痛的患者中，采用传统钻切割治疗的人数明显多于采用激光治疗的人数（图2-4-9）。其中3项研究评估修复体的边缘完整性，meta分析结果发现激光治疗与传统钻切割治疗对于修复体边缘的完整性没有差别。其中3项研究对比了儿童在去龋治疗时的局部麻醉需求，1项研究对比了成人在去龋治疗时的局部麻醉需求，meta分析结果发现激光治疗的局部麻醉需求明显低于传统钻切割治疗（图2-4-10）。

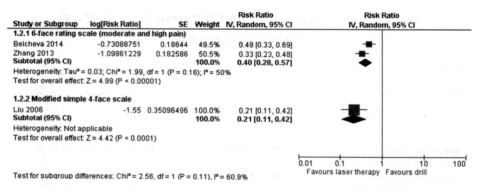

图2-4-9　激光治疗与传统钻切割治疗相比患者疼痛感受明显减轻

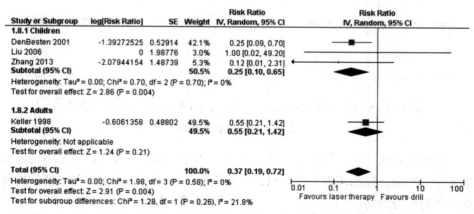

图2-4-10　激光治疗与传统钻切割治疗相比患者治疗中局部麻醉需求明显减少

　　Wong[25]对2016年以前的相关试验研究数据进行meta分析，在3.5～

84.0 岁的 662 名参与者中，777 颗牙齿仅接受激光治疗，732 颗牙齿仅接受机械钻治疗，12 颗牙齿在一颗牙齿上分别接受了两种治疗，两种治疗方法在去龋效果、修复体的边缘完整性、修复体耐久性、继发龋的发生、牙髓炎症或坏死的发生上均无显著差异，激光治疗患者在治疗中的疼痛、不适感明显减轻，麻醉需求明显减少。传统机械钻治疗伴随着噪声、振动、不适、疼痛，可能引起患者的焦虑不安，特别是在儿童治疗中，甚至可能使儿童不愿意主动接受牙科治疗，激光治疗可以有效减轻患者的不适和痛苦，且激光治疗与传统机械钻治疗去龋效果并无差别，激光治疗在儿童治疗中显现出了极大的潜力和优势。

除了激光治疗，还有一种能够显著减轻治疗疼痛和不适感的微创方式，即 CMCR。Hamama 等人[26] 比较了基于次氯酸钠的 Carisolv 化学机械去龋系统和基于木瓜蛋白酶的 Papacárie 化学机械去龋系统与传统旋转器械在牙本质龋治疗中形态学、显微硬度等方面的不同。该研究选用了 32 颗龋齿和 8 颗非龋坏恒牙，龋齿随机分成四组：①阳性对照组，为未去除龋损牙体组织的恒牙；②采用传统旋转器械挖除龋损牙体组织；③采用 Carisolv 化学机械去龋系统挖除龋损牙体组织；④采用 Papacárie 化学机械去龋系统挖除龋损牙体组织。阴性对照组为 8 颗非龋坏恒牙。结果表明，基于木瓜蛋白酶的 Papacárie 化学机械去龋系统为传统旋转器械去龋提供了一种可靠、有效且安全的替代治疗方法，该方法尽可能保守地去除龋损牙体组织，保存正常牙体组织；Papacárie 化学机械去龋系统与 Carisolv 化学机械去龋系统相比，去除龋损牙体组织的治疗时间更短，且保留了剩余牙本质的形态特征及粘接性。

Asal 等人[27] 评估了 Carisolv 化学机械去龋系统、聚合物钻（Smartburs Ⅱ®）与传统机械去龋技术在临床和微生物学上对于乳牙龋损牙体组织的选择性去除效果。他们选择了 60 名有龋齿的儿童，随机分成 3 组，第 1 组使用聚合物钻去除龋损牙体组织；第 2 组使用 Carisolv 化学机械去龋系统去除龋损牙体组织；第 3 组使用传统机械去龋技术去除龋损牙体组织。在橡皮障隔离后采集龋损牙体组织去除前后的牙本质样本进行微生物培养。起初，3 组的龋齿中活菌总数几乎一致，去除龋损牙体组织后，聚合物钻去龋组活菌总数显著高于其他两组，其他两组中活菌总数无明显差异（表 2-4-2）。Carisolv 化学机械去龋系统去龋的治疗时间明显比其他两组治疗时间长，其余两组治疗时间无显著差异。传统机械去龋技术具备一定的备洞效率和效果，但也有许多不可避免的缺点，如患者感觉不适、需要在去除感染及受影响的牙本质时使用局部麻醉药物、会导致牙体组织结构过度去除、对牙髓组织造成热损害，甚至有牙髓暴

143

露的风险。Carisolv 化学机械去龋系统和聚合物钻去龋技术均为微创去龋方法，可能会成为儿童龋齿治疗中传统机械去龋技术的替代方法。

表 2-4-2　三组患者去除龋损牙体组织前后活菌总数平均值

		Polymer bur group	Carisolv group	Conventional group	p value
Before	Mean	18,315	19,725	19,148	0.78
	±SD	6105	6575	6383	
After	Mean	909.0	476.0	357.0	<0.001*
	±SD	303.0	158.7	119.0	
	Post hoc		P1 = <0.001*	P2 = <0.001*, P3 = 0.17	

Data expressed as mean ± SD

SD, standard deviation; P, Probability; *, significance < 0.05

Test used: One-way ANOVA followed by post hoc Tukey

P1: Significance between polymer bur and Carisolv groups (significant difference)

P2: Significance between polymer bur and conventional groups (significant difference)

P3: Significance between Carisolv and conventional groups (non-significant difference)

Barros 等人[28]纳入了 10 项研究进行系统综述，结果表明，与逐步去除及手动器械去龋（非选择性去龋）相比，选择性去龋（如激光去龋、化学去龋）能够更好地维持牙髓活力（图 2-4-11），对于龋损牙体组织微生物数量、后续修复质量以及牙本质沉积情况，选择性去龋也表现得比非选择性去龋更好。科学研究已经表明，选择性去龋可以使罹患深龋的患牙经治疗后在口腔中维持更长时间，且更具安全性，去龋效果更为显著。

Aiem 等人[29]比较了完全去龋（complete caries removal，CCR）、选择性去龋（selective caries removal，SCR）、逐步去龋（stepwise caries removal，SWR）三种去龋技术的效果，在纳入的 15 篇文献中，5 篇文献比较了 SCR 和 CCR 的去龋效果，1 篇文献比较了 SCR 和 SWR 的去龋效果，1 篇文献比较了 SWR 和 CCR 的去龋效果。Meta 分析结果表示，SCR 治疗后牙髓暴露的风险远远低于 CCR 治疗。通过理解意向性（intention-to-treat，ITT）meta 分析和遵从研究方案性（per-protocol，PP）meta 分析均得出 SCR 和 CCR 在牙髓及牙周并发症方面无显著差异。其中理解意向性 meta 分析指只要入组就纳入数据分析，并且放在原定干预组别下；而遵从研究方案性 meta 分析指只纳入那些按照随机入组时指定的干预方案完成研究的患者，没有按照既定方案入组或者走完研究流程的患者则被排除。

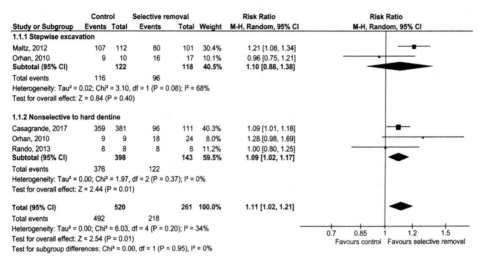

图 2-4-11 选择性去龋与非选择性去龋技术治疗过程中维持牙髓活力的情况

SWR 第一次治疗时仍留存部分靠近牙髓的龋损牙体组织，在剩余的龋损牙体组织上放置临时修复体并暂时封闭，几个月后第二次治疗时再去除全部龋损牙体组织，这样可以为最终的修复体提供矿化良好的牙本质基础。Meta 分析结果发现，与 CCR 相比，SWR 治疗后发生牙髓暴露的风险比较低，这可能与 SWR 治疗间期中间修复型牙本质的形成有关[29]。

综上所述，选择性去龋方法（如激光去龋、化学去龋等）作为一种更具安全性方法，可以尽可能减少去龋过程中牙髓暴露的风险，同时提供了一种更为舒适、儿童接受程度更高的去龋方法，但是选择性去龋的有效性及去龋速度仍有待探讨。

【参考文献】

[1] Mathur VP, Dhillon JK. Dental caries：a disease which needs attention [J]. Indian J Pediatr, 2018, 85 (3)：202-206.

[2] Cardoso M, Coelho A, Lima R, et al. Efficacy and patient's acceptance of alternative methods for caries removal—a systematic review [J]. J Clin Med，2020，9 (11)：3407.

[3] Olivi G, Genovese MD. Laser restorative dentistry in children and

adolescents [J]. Eur Arch Paediatr Dent, 2011, 12 (2): 68-78.

[4] Armengol V, Jean A, Rohanizadeh R, et al. Scanning electron microscopic analysis of diseased and healthy dental hard tissues after Er: YAG laser irradiation: in vitro study [J]. J Endod, 1999, 25 (8): 543-546.

[5] Nazemisalman B, Farsadeghi M, Sokhansanj M. Types of lasers and their applications in pediatric dentistry [J]. J Lasers Med Sci, 2015, 6 (3): 96-101.

[6] Luk K, Zhao IS, Yu OY, et al. Effects of 10600 nm carbon dioxide laser on remineralizing caries: a literature review [J]. Photobiomodul Photomed Laser Surg, 2020, 38 (2): 59-65.

[7] Luk K, Zhao IS, Gutknecht N, et al. Use of carbon dioxide lasers in dentistry [J]. Lasers Dent Sci, 2019, 3 (1): 1-9.

[8] Baraba A, Perhavec T, Chieffi N, et al. Ablative potential of four different pulses of Er: YAG lasers and low-speed hand piece [J]. Photomed Laser Surg, 2012, 30 (6): 301-307.

[9] Raucci-Neto W, Chinelatti MA, Ito IY, et al. Influence of Er: YAG laser frequency on dentin caries removal capacity [J]. Microsc Res Tech, 2011, 74 (3): 281-286.

[10] Walsh LJ. The current status of laser applications in dentistry [J]. Aust Dent J, 2003, 48 (3): 146-155, 198.

[11] Ammari MM, Moliterno LF, Hirata Júnior R, et al. Efficacy of chemomechanical caries removal in reducing cariogenic microbiota: a randomized clinical trial [J]. Braz Oral Res, 2014, 28: S1806-83242014000100242.

[12] Bastos LA, Silva FL, Thomé JPQ, et al. Effects of papain-based gel used for caries removal on macrophages and dental pulp cells [J]. Braz Dent J, 2019, 30 (5): 484-490.

[13] Guedes FR, Bonvicini JF, de Souza GL, et al. Cytotoxicity and dentin composition alterations promoted by different chemomechanical caries removal agents: a preliminary in vitro study [J]. J Clin Exp Dent, 2021, 13 (8): e826-e834.

[14] Fure S, Lingström P. Evaluation of the chemomechanical removal of

dentine caries in vivo with a new modified Carisolv gel [J]. Clin Oral Investig, 2004, 8 (3): 139—144.

[15] Bussadori SK, Castro LC, Galvão AC. Papain gel: a new chemo—mechanical caries removal agent [J]. J Clin Pediatr Dent, 2005, 30 (2): 115—119.

[16] Neves AA, Lourenço RA, Alves HD, et al. Caries—removal effectiveness of a papain—based chemo—mechanical agent: a quantitative micro—CT study [J]. Scanning, 2015, 37 (4): 258—264.

[17] Kumar J, Nayak M, Prasad KL, et al. A comparative study of the clinical efficiency of chemomechanical caries removal using Carisolv® and Papacarie®—a papain gel [J]. Indian J Dent Res, 2012, 23 (5): 697.

[18] Motta LJ, Martins MD, Porta KP, et al. Aesthetic restoration of deciduous anterior teeth after removal of carious tissue with Papacárie® [J]. Indian J Dent Res, 2009, 20 (1): 117—120.

[19] Pandit IK, Srivastava N, Gugnani N, et al. Various methods of caries removal in children: a comparative clinical study [J]. J Indian Soc Pedod Prev Dent, 2007, 25 (2): 93—96.

[20] Johar S, Goswami M, Kumar G, et al. Caries removal by Er, Cr: YSGG laser and Air—rotor handpiece comparison in primary teeth treatment: an in vivo study [J]. Laser Ther, 2019, 28 (2): 116—122.

[21] Li T, Zhang X, Shi H, et al. Er: YAG laser application in caries removal and cavity preparation in children: a meta—analysis [J]. Lasers Med Sci, 2019, 34 (2): 273—280.

[22] Aoki A, Ishikawa I, Yamada T, et al. Comparison between Er: YAG laser and conventional technique for root caries treatment in vitro [J]. J Dent Res, 1998, 77 (6): 1404—1414.

[23] Keller U, Hibst R, Geurtsen W, et al. Erbium: YAG laser application in caries therapy. evaluation of patient perception and acceptance [J]. J Dent, 1998, 26 (8): 649—656.

[24] Montedori A, Abraha I, Orso M, et al. Lasers for caries removal in deciduous and permanent teeth [J]. Cochrane Database Syst Rev, 2016, 9 (9): CD010229.

[25] Wong YJ. Caries removal using lasers [J]. Evid Based Dent，2018，19 (2)：45.

[26] Hamama HH，Yiu CK，Burrow MF，et al. Chemical，morphological and microhardness changes of dentine after chemomechanical caries removal [J]. Aust Dent J，2013，58 (3)：283-292.

[27] Asal MA，Abdellatif AM，Hammouda HE. Clinical and microbiological assessment of Carisolv and Polymer Bur for selective caries removal in primary molars [J]. Int J Clin Pediatr Dent，2021，14 (3)：357-363.

[28] Barros MMAF，De Queiroz Rodrigues MI，Muniz FWMG，et al. Selective，stepwise，or nonselective removal of carious tissue：which technique offers lower risk for the treatment of dental caries in permanent teeth? a systematic review and meta-analysis [J]. Clin Oral Investig，2020，24 (2)：521-532.

[29] Aïem E，Joseph C，Garcia A，et al. Caries removal strategies for deep carious lesions in primary teeth：systematic review [J]. Int J Paediatr Dent，2020，30 (4)：392-404.

（黄睿洁　张辰玥）

第三章　儿童口腔特色诊疗

第一节　金属预成冠与预制氧化锆冠

- 乳牙龋和乳牙发育异常导致的乳牙牙体缺损严重影响儿童患者的身心健康，修复治疗是最常用的治疗方法，直接充填修复在单面洞的修复中实用性较高。
- 若缺损涉及两个面或多个面，直接充填修复的技术敏感性极高，无法保证其抗力形、固位形，耗时较长，因此，更加便捷的全冠修复应运而生。金属预成冠和预制氧化锆冠是现阶段乳牙修复治疗中运用较为广泛的两种全冠修复方式。
- 金属预成冠抗力性能佳、造价低廉、便于制备、技术敏感性较低，但美观性欠佳，适用于大面积龋坏或多个牙面龋坏的乳磨牙及第一恒磨牙。
- 预制氧化锆冠美观性佳、家长满意度高、表面光滑、不易堆积菌斑、留存率高、生物相容性佳，但对患牙剩余牙体组织量要求较高，适用于缺损范围稍小的乳牙。

乳牙龋和乳牙发育异常是一类严重危害乳牙列健康、妨碍营养吸收、影响生长发育的儿童口腔疾病。乳牙龋进展快，可在短时间内发展为广泛性龋、环状龋和猖獗性龋等，造成牙体结构损害。2017年第四次全国口腔流行病学调查报告显示：我国5岁儿童乳牙患龋率为70.9%，比10年前上升了5.8个百分点[1]。而乳牙发育异常（主要是牙体结构异常）通常会造成萌出后牙齿进行性地呈现病理性的生理结构改变。

对儿童缺损牙体进行形态和功能修复，可以维护牙髓的正常活力，维持牙列美观性、完整性，保证乳恒牙正常替换，建立正常咬合关系，促进颌面部生长发育，进而使得儿童保持健康自信的心理状态。乳牙及第一恒磨牙龋坏的修复方法中，最早、最直接的是树脂基复合材料或玻璃离子水门汀（glass ionomer cement，GIC）的直接充填修复，在单面洞（如Ⅰ类、Ⅲ类及Ⅴ类洞）的修复中，实用性较高[2]。但乳牙的牙冠小、釉质薄、髓室大、髓角高，若缺损涉及多个面，直接充填修复的技术敏感性极高，尤其是乳牙牙面大面积龋坏时，直接充填无法保证其抗力形、固位形，且耗时较长，儿童的配合度难以得到保证，操作难度增加。因此，更加便捷的全冠修复应运而生，其适应证为单个牙面大面积龋坏；多个牙面龋坏，尤其是环状龋；发育缺陷或钙化障碍所致的牙体形态异常[3]。

1947年，Rocky Mountain Company 推出了金属预成冠，其抗力性能优良、持久性强、价格低廉、便于制备、技术敏感性较低，因此金属预成冠已成为乳磨牙和第一恒磨牙牙体大面积龋坏或多个牙面龋坏的首选治疗方案[4]。但其金属色的外观在儿童家长中接受度很低[5]，Lee[6] 的研究表明，金属预成冠的美观性欠佳是其最大缺陷，后来陆续出现了金属预成冠的改良产品，如开面预成冠、预贴面冠等[7]，但因牙周健康的维护困难、龈缘出血、修复体边缘暴露等原因没有得到大范围推广。

近年来，由于成人氧化锆全冠的广泛使用，适用乳牙的预制氧化锆冠应运而生，颇受儿童家长喜欢。但对于金属预成冠与预制氧化锆冠孰优孰劣尚有争议，本章节将对金属预成冠与预制氧化锆冠的特性、优缺点等做详细阐述。

一、金属预成冠

金属预成冠（因一般由不锈钢制成，又称 stainless steel crowns，SSCs）是一种针对儿童严重牙体组织损害修复的、预制的临时牙冠。乳牙金属预成冠是一类可以使用较长时间的暂时冠，可以恢复龋牙的外形和阻止龋进一步的损害[8]。不锈钢的成分主要是铁（Ferrum，Fe）、铬（chromium，Cr）、镍（nickel，Ni），现代医学证明镍会引起部分患者牙龈轻微发炎，导致龈缘红肿，有害牙龈健康，影响美观，且镍不稳定，其金属离子析出后，可导致口腔异味，金属离子沉积于颈缘牙龈，使牙龈变黑，同时，镍有致敏性，可能引起皮肤、黏膜的炎症。但是，镍铬合金的高强度、抗腐蚀性、低廉的价格，使得金属预成冠仍是家长和医生修复乳牙的第一选择[9]。

以下为乳牙金属预成冠修复临床操作指南[10]。

1. 范围

1）适应证：
（1）大面积龋坏或多个牙面龋坏的乳磨牙修复。
（2）其他牙科充填材料修复失败后的二次治疗。
（3）牙齿发育异常的乳牙修复，如牙本质发育不全及釉质发育不全等。
（4）牙髓治疗后，存在牙体折断风险的乳牙修复。
（5）咬合诱导治疗需要的固位装置，如间隙保持器的固位体等。
2）禁忌证：
（1）镍铬金属过敏的儿童。
（2）重度磨牙症儿童。
（3）无法进行舒适化治疗的严重牙科焦虑症儿童。

2. 操作所需器材

（1）牙冠选择器材：测量尺，如游标卡尺。
（2）牙体预备药品及器材：局部麻醉药物，如阿替卡因、利多卡因等；橡皮障套装；高速及慢速涡轮手机；纺锤形金刚砂车针、锥形金刚砂车针、柱状金刚砂车针等。
（3）牙冠修整器械：弯剪、咬合面调整钳、冠边缘修整钳、缩颈钳和细砂轮等。
（4）牙冠粘接材料：玻璃离子水门汀、磷酸锌水门汀、聚羧酸锌水门汀等。

3. 术前准备

询问和检查儿童全身、口腔及颌面部、牙列和患牙情况，进行全身和口腔健康评估，提出口腔治疗建议。问诊和检查结果记录在病历中。医生围绕儿童的主诉、病史和检查结果，对患牙做出正确的诊断。制订治疗计划和实施方案时需结合儿童口颌系统的发育时机和整体状况。术前对儿童配合程度、预期结果、治疗难度、治疗风险、后续治疗及所需费用进行综合评估，相关内容与儿童监护人充分沟通。建议在儿童及监护人知情同意的情况下开始治疗，术前签署知情同意书。

4. 金属预成冠临床操作

1) 选冠：利用测量尺测量患牙近远中径的长度，选择形态及大小合适的牙冠。

2) 牙体预备：

（1）预备前准备。基牙预备前明确患牙无龋，已完成牙髓治疗或牙体初步修复治疗。

（2）局部麻醉与术区隔离。建议采用局部麻醉方法，进行疼痛控制，建议使用橡皮障进行治疗术野隔离。

（3）咬合面预备。可通过高速涡轮手机采用锥形或纺锤形金刚砂车针调磨，保留原有生理外形，首先殆面预留 1.0~1.5 mm 指示沟，之后向整个咬合面延伸，保持牙尖生理斜度。第一、第二乳磨牙同时进行修复操作时，先完成一颗牙咬合面预备后再进行另一颗牙的预备，否则容易造成预备不足。

（4）邻面预备。通过高速涡轮手机采用锥形金刚砂车针进行牙齿邻面切削，使牙齿的邻面接触在合龈向和颊舌向均被打开，并保留 1mm 间隙，此外邻面不能形成台阶，建议制备为羽状边缘，注意不要破坏邻牙。

（5）颊舌（腭）面预备。通常牙体颊舌侧不需要过多预备，宜限于牙冠的殆向 1/3，可将锥形金刚砂车针与咬合面倾斜 30°~45°，沿牙体表面近远中向磨改，将颊合线角磨圆钝。如果颊舌面近颈部 1/3 处存在突出的发育隆起或牙尖，或患牙牙体形态异常时可根据需要进行颊舌面修整。

（6）牙体的面线角成形。可将锥形金刚砂车针与牙体长轴平行，修整颊、舌、邻面的面线角，使其尽量符合正常牙面自然移行状态。预备体的所有线角均应圆钝，不要形成一个圆的预备体。

3) 牙冠试戴：

（1）将选好的牙冠试戴，戴入时上颌牙冠从颊侧向舌侧施加压力，下颌牙冠从舌侧向颊侧施加压力，使牙冠就位。

（2）牙冠就位后，对比邻牙边缘嵴高度初步确定牙冠高度，咬合面高时可通过降低牙齿合面或咬合面调整钳对牙冠尖窝进行调整。

（3）若牙冠过高，可能存在咬合面预备不充分，牙冠过长或牙体存在肩台或异常凸起，阻碍牙冠的完全就位。牙龈大面积发白提示牙冠过长或牙体预备过度。

（4）理想牙冠应延伸入龈沟 0.5~1.0mm。在进行边缘修整时使用冠桥剪或慢速直手机配合砂轮。冠缘修整需与牙龈形态平行，呈连续曲线状，没有直线或锐角。

（5）内收预成冠的颈部边缘，使牙冠与牙齿紧密贴合。通常可使用缩颈钳进行边缘内聚，将牙冠颈 1/3 边缘向内收缩以恢复天然牙解剖形态，严密卡抱患牙颈部，进而防止微渗漏。

（6）牙冠再次就位后用探针检查牙龈边缘是否密合，观察牙龈是否发白，并检查邻面接触情况。

（7）取下橡皮障，再次戴入牙冠，检查咬合。可在双侧后牙区放置咬合纸，嘱患者正中咬合时抽取咬合纸，如果双侧咬合纸都不能抽出，提示双侧咬合平衡。观察咬合力作用下牙冠的动度，并检查是否有牙龈过度发白。

（8）冠缘平整和抛光。

4）牙冠粘接：

（1）将牙冠内外冲洗干净，酒精棉球进行消毒，吹干。推荐使用玻璃离子水门汀，也可使用磷酸锌水门汀、聚羧酸锌水门汀等，水门汀需充满牙冠2/3，覆盖所有内表面。

（2）在水门汀硬固前，患者保持正中咬合。

（3）彻底去除龈沟内的粘结剂，可在粘结剂凝固达到橡胶弹性时用探针去除，邻间隙可用牙线打结后穿过邻面接触区进行清洁。

5．术后注意事项

（1）若在局麻下操作，局麻药效维持约 2 小时，注意勿咬伤嘴唇。

（2）治疗完成后，待粘结剂完全结固后方可正常使用。

（3）术后当天可能会出现患牙胀痛不适，一般一周内可缓解，必要时应联系就诊。

（4）保持口腔卫生。

6．效果评价

（1）术后应每 3~6 个月进行口腔常规检查。

（2）复诊检查包括牙齿松动度情况、咬合情况、牙龈及牙周组织情况、预成冠固位情况、边缘适合情况等，必要时配合 X 线检查。

（3）若患牙出现继发龋坏或根尖周/牙髓病变，则行进一步治疗。

根据经验总结，临床上常见因下颌第一乳磨牙近远中龋坏时间较长造成的间隙丧失，修复治疗时会发现患牙近远中径与颊舌径比例不调，此时可以尝试使用对侧上颌第一乳磨牙的金属预成冠进行修复。

有多位研究者曾对金属预成冠的修复效果进行研究，罗来才[11]对 210 颗乳磨牙进行分组研究，经过 12 个月的随访观察，发现金属预成冠修复组成功率为 98.6%，高于复合树脂充填组（85.7%）和银汞合金充填组（72.9%），且在粘接关系、咬合关系和防止继发龋等方面的表现也更胜一筹。王琳琳等人[12]对 72 颗第一恒磨牙进行分组研究，1 个月后发现，金属预成冠组在六个方面（口臭、食物嵌塞、咬不动硬物、吃饭花时间比以前长、不能吃过冷过热食物、被别人嘲笑）的表现都优于对照组（复合树脂充填组），患者的生活质量有显著的提高。

二、预制氧化锆冠

虽然金属预成冠的各项表现都十分优秀，特别是在稳定性、耐用性等方向，但如上文所述，外观是金属预成冠的缺点，在这方面，儿童家长明显对全瓷冠的满意度更高[13]，除此之外，全瓷冠还有粘接牢固、留存率高[14]、表面光滑、不易堆积菌斑[15]、生物相容性佳[16]等优势。

乳牙全瓷冠现多为氧化锆全瓷成品冠，又称预制氧化锆冠（prefabricated zirconia crowns，PZCs）。尽管现在还没有对预制氧化锆冠在乳牙修复效果的长期临床研究，但个性化制作的预制氧化锆冠已经广泛用于固定义齿或冠桥，以及制作种植上部修复体、嵌体、高嵌体等[17]，其稳定性及美观性毋庸置疑。我们常用的预制氧化锆冠的成分为氧化钇稳定的四方晶型氧化锆多晶（yttria-stabilized tetragonal zirconia polycrystals，Y-TZP）瓷，其中氧化锆含量约 94%。Y-TZP 瓷的特点为高强度、韧性佳、高断裂韧度，这使其展现出优良的耐磨耗性能，同时致密的结构使其研磨抛光后表面粗糙度很小，而且磨耗后的表面也很光滑，因此表面抛光的 Y-TZP 瓷对颌牙/修复体的磨损很小。除此之外，经过原料和工艺的改良，现在的 Y-TZP 瓷克服了透明度不佳的问题，而且预着色（pre-shaded）的瓷坯块经切削能呈现龈端较深、殆端较浅的颜色，具有天然牙齿样的颜色层次感[18]。

目前预制氧化锆冠的品牌有很多，以 Nusmile® 为例，临床操作上与金属预成冠有共通之处，具体操作如下（乳前牙）。

1. 操作流程

建议配合使用局部浸润麻醉及橡皮障，不要求排龈。

（1）制备定深沟：唇面和切缘部要制备定深沟，唇侧切端部 2 条与牙面平

行，颈缘部 3 条与牙体长轴平行（乳磨牙可用球状或柱状金刚砂车针在牙体
殆面中央窝磨出几个深 1mm 的定深洞，开辟成等深的沟，也可以用在牙体殆
面的颊舌斜面上分别磨出引导沟）。

（2）切缘部的预备：预备切端时，车针方向与牙体长轴呈 90°，使用粗金
刚砂车针（直径 1.4mm）预备 1.5～2.0mm，预备成与牙长轴呈 45°且向腭侧
形成的小斜面，近远中方向与牙弓平行。

（3）唇侧及邻面的预备：根据定深沟预备唇侧的切缘部和牙颈部，除颈缘
外，从牙体表面均匀磨除 1.2～1.5mm，牙冠切 1/4 向腭侧倾斜 10°～15°，切
1/3 磨除少许。在唇侧面预备的时候把牙颈部的肩台预备出来，然后向邻接面
移行，肩台跨过邻接接触点到达腭侧形成浅凹形，邻面使用细车针（直径
1mm）去除倒凹，保持 2°～5°的聚合度，备牙量 1.0～1.5mm，肩台 0.5mm。

（4）轴壁和肩台的预备：唇侧的颈缘部轴壁预备成 6°的聚合度，肩台边
缘放在龈下 1～2mm，建议预备斜面形边缘，形成与牙长轴呈 135°～150°的斜
面，肩台宽 0.8～1.0mm，边缘线向邻接面移行。

（5）腭侧咬合面预备：使用细金刚砂车针和火焰状金刚砂车针均匀磨除
1.0～1.5mm，颈部 1/3 保持 2°～5°聚合度的颈圈，不可将基底结节预备过量，
避免形成斜面外形影响修复体固位效果。

（6）唇侧切缘部的再形成：冠唇侧切 1/4 的部分最后要形成向腭向倾斜
10°～15°的斜面，注意使唇面呈圆滑平整的表面。

（7）边缘形态修整：基牙轴角圆钝、肩台平滑衔接是必需的。可以使用鱼
雷状金刚砂车针进行抛光。

2. 注意事项

（1）进行活髓备牙时应当注意不要露髓，容易露髓的位置为前牙唇侧颈
部、第一乳磨牙近中髓角，通常来说 1mm 内属于安全范围。

（2）现阶段成人预制氧化锆冠并没有对肩台位置做出具体的规定，主要根
据美观的考量决定预备龈上或龈下肩台。但是乳牙预制氧化锆冠一方面需要寻
求根方固位，另一方面跟金属预成冠一样需要良好的边缘封闭，这决定了乳牙
预制氧化锆冠的肩台必须放在龈下。

（3）有时会出现牙冠大小匹配，但就位不良的情况：①无法就位，一般是
预备量不够，主要是肩台和前牙腭面或是后牙殆面这些区域没有均匀磨除；
②就位过松，主要影响是粘接效果不佳，还可能出现牙冠方向扭转，一般是因
为聚合度过大。

（4）预制氧化锆冠与金属预成冠不同，反复进行消毒会影响粘接效果，一般厂家会每个型号配置一个试戴牙冠，用试戴牙冠确定大小合适后再用预制氧化锆冠粘接，一次到位。

三、金属预成冠与预制氧化锆冠的比较

1. 适应证和临床操作比较

（1）适应证：常规来说，预制氧化锆冠的适应证与金属预成冠基本一致，但是预制氧化锆冠的固位要求颈部保留 2~3mm 的牙本质肩领，所以更适用于牙体缺损量相对偏少的修复病例，尤其是后牙，要求剩余的健康牙体组织高度大于 3mm。

（2）备牙量：由于预制氧化锆冠本身的厚度比金属预成冠厚，备牙量大约比金属预成冠多 20%（前牙约 1mm，后牙 1.0~1.5mm），且要求预备颊舌（腭）侧，有三壁或颊舌侧两壁的患牙预备后厚度需大于 1mm。颈部需保留牙本质肩领，边缘应放置于龈下 1~2mm 处，寻求根方的固位。

（3）牙冠调改：金属预成冠在修复治疗过程中可以使用弯剪和缩颈钳、成形钳等调改，且调改后边缘需打磨抛光。预制氧化锆冠则不建议调改边缘。

（4）就位方式：金属预成冠多从颊侧（上颌）或舌侧（下颌）向对侧用力按压，利用金属的形变量和颈部的卡抱就位，此为主动就位。而预制氧化锆冠没有弹性形变，就位方式为被动就位，不应有卡抱感，且预制氧化锆冠对拉应力不耐受，就位时不能施力按压，避免应力集中导致牙冠破损。

（5）粘结剂种类：尽管胡乐[19]曾指出，在预制氧化锆冠粘接中，自粘接树脂型水门汀和树脂加强型玻璃离子水门汀的效果相近，预制氧化锆冠在临床上还是多用自粘接树脂型水门汀进行粘接，而金属预成冠多由树脂加强型玻璃离子水门汀粘接。

2. 使用效果比较

比起临床操作上的区别，研究者更关注的是使用效果上的区别，Alrashdi 等人[20]进行了一个详尽的系统评价，共收录了 14 篇文献的数据，从对颌牙磨损程度、留存率、抗断裂性、儿童家长满意度、牙周健康、粘接效果等方面，对预制氧化锆冠和金属预成冠进行比较，结果如下。

1）颌牙磨损程度：有研究表明陶瓷材料比牙釉质磨损对颌牙的影响更明

显[21]，但是在这篇综述中并没有发现预制氧化锆冠对颌牙有异常磨损或加速了磨损（表3-1-1），不同厂家生产的预制氧化锆冠对颌牙的磨损量都极小甚至没有磨损，所以不必过于担心这个问题，不过这篇综述囊括的文献毕竟有限，结论是否正确尚未可知。值得关注的一点是，这篇综述缺少咬合变化的相关文献，因为第一恒磨牙的萌出会改变咬合关系，这或许是没有对颌牙产生异常磨损的原因，由此可以预见，今后的相关研究还需要考虑第一恒磨牙萌出前后的咬合变化。

表 3-1-1　金属预成冠和预制氧化锆冠对颌牙磨损的评估

研究来源		金属预成冠		预制氧化锆冠	
		磨损数（百分比）	无磨损数（百分比）	磨损数（百分比）	无磨损数（百分比）
病例汇报	Lopez-Cazaux 2017	此病例中，右下第一乳磨牙是由预制氧化锆冠修复的，而左下第一乳磨牙没有修复，29个月后发现上颌对应乳磨牙的磨损量相似			
随机对照试验	Walia 2014	0（0）	32（100%）	4（10%）	34（90%）
	Donly 2018	2（5%）	39（95%）	9（23%）	30（77%）
观察性研究	Holsinger 2016	N/A	N/A	0（0）	44（100%）
随机对照试验和观察性研究合计		2（3%）	71（97%）	13（11%）	108（89%）

2）留存率：预制氧化锆冠的留存率很高（表3-1-2），脱落率为11%（46/427），主要原因有根尖炎症、外伤或粘接问题，相比于牙冠的理化性质，牙髓治疗的成功率和修复技术对预制氧化锆冠的留存影响更大。其他可能的影响因素还有年龄、患牙种类（切牙或磨牙）、龋失补牙数、备牙量等。

表 3-1-2　金属预成冠和预制氧化锆冠留存率的评估

研究来源		随访时长（月）	入组牙冠数		保留牙冠数（百分比）		脱落牙冠数（百分比）	
			预制氧化锆冠	金属预成冠	预制氧化锆冠	金属预成冠	预制氧化锆冠	金属预成冠
随机对照试验	Walia 2014	6	38	37	38（100%）	37（100%）	0（0）	0（0）
	Salami 2015	12	43	43	43（100%）	43（100%）	0（0）	0（0）
	Mathew 2020	12	30	30	30（100%）	30（100%）	0（0）	0（0）
	Taran 2018	12	15	15	13（87%）	15（100%）	2（13%）	0（0）
	Donly 2018	24	36	34	36（100%）	34（100%）	0（0）	0（0）
	合计	6~24	162	159	160（99%）	159（100%）	2（1%）	0（0）

续表

研究来源		随访时长（月）	入组牙冠数		保留牙冠数（百分比）		脱落牙冠数（百分比）	
			预制氧化锆冠	金属预成冠	预制氧化锆冠	金属预成冠	预制氧化锆冠	金属预成冠
预制氧化锆冠的观察性研究或没有金属预成冠作为对照组的研究	El Shahawy 2016	24	67	—	61（91%）	—	6（9%）	—
	Azab 2020	36	36	—	18（50%）	—	18（50%）	—
	Holsinger 2016	6~37	46	—	44（96%）	—	2（4%）	—
	Seminario 2019	36	94	—	76（81%）	—	18（19%）	—
病例汇报	Ashima 2014	30	4	—	4（100%）	—	0（0）	—
	Karaca 2013	18	8	—	8（100%）	—	0（0）	—
	Lopez—Cazaux 2017	29	1	—	1（100%）	—	0（0）	—
	An 和 Shim 2018	16~18	8	—	8（100%）	—	0（0）	—
	Cohn 2016	24	1	—	1（100%）	—	0（0）	—
预制氧化锆冠的观察性研究或没有金属预成冠作为对照组的研究和病例汇报合计		6~37	265	—	221（83%）	—	44（17%）	—

3）抗断裂性：预制氧化锆冠具有相当强的抗断裂性（表 3—1—3），其由氧化锆块整体切削而成，没有表面崩瓷的可能性，在 235 个预制氧化锆冠中，仅有一例出现牙冠破裂现象，不过研究者把它归于偶然现象[22]，毕竟 3~12 岁的小朋友的咬合力远远不足以把预制氧化锆冠咬破[23]。

表 3—1—3　金属预成冠和预制氧化锆冠抗断裂性的评估

研究来源		随访时长（月）	入组牙冠数		未见冠折数（百分比）		冠折数（百分比）	
			预制氧化锆冠	金属预成冠	预制氧化锆冠	金属预成冠	预制氧化锆冠	金属预成冠
随机对照试验	Donly 2018	24	36	34	36（100%）	34（100%）	0（0）	0（0）
	Taran 2018	12	15	15	14（94%）	15（100%）	1（6%）	0（0）
	Walia 2014	6	38	37	38（100%）	35（95%）	0（0）	2（95%）
	合计	6~24	132	129	131（99%）	125（97%）	1（1%）	4（3%）
预制氧化锆冠的观察性研究或没有金属预成冠作为对照组的研究	El Shahawy 2016	24	67	—	67（100%）	—	0（0）	—
	Azab 2020	36	36	—	36（100%）	—	0（0）	—
	合计	6~36	103	—	103（100%）	—	0（0）	—

4）儿童家长满意度：修复材料的选择会影响儿童家长满意度。预制氧化锆冠的外形自然，与邻牙几乎没有色差，接受度比金属预成冠高得多（表3-1-4）。

表3-1-4　金属预成冠和预制氧化锆冠儿童家长满意度的评估

研究来源		预制氧化锆冠	金属预成冠
随机对照试验	Salami 2015	总体满意度100%	总体满意度75%
	Donly 2018	相比金属预成冠，更喜欢预制氧化锆冠（$P>0.5$）	
观察性研究	Holsinger 2016	大部分家长满意预制氧化锆冠的颜色、大小、形态，获得了Likert量表不低于4.4分的评价（总分5分）	—

5）牙周健康：相同的测量方法下，预制氧化锆冠修复的患牙牙周健康指数高于金属预成冠（表3-1-5）。由于试戴过程中的修剪、打磨、缩颈，金属预成冠的表面更加粗糙，更容易出现菌斑附着和牙龈炎，而预制氧化锆冠不进行调改，不破坏其表面光洁度，减少了菌斑附着。但是这个综述没有收录对修复体边缘完整性以及龈沟内残余粘结剂的相关研究，这两点都可能影响远期的牙周健康。今后的相关研究可能不能简单以牙周健康指数作为测量方法，还应该注意考虑口腔卫生不佳与修复体特性造成的牙龈炎症。

表3-1-5　金属预成冠和预制氧化锆冠牙周健康的评估

研究来源		入组牙冠数	随访时长（月）	GI指数	金属预成冠	预制氧化锆冠	P值
随机对照试验	Mathew 2020	30个预制氧化锆冠、30个金属预成冠	12	Löe法均值（标准差）	2.11（0.3）	1.76（0.1）	<0.001
	Taran 2018	15个预制氧化锆冠、15个金属预成冠	12	Löe法中位数（四分位间距）	1（0.50～1.25）	0.25（0.00～0.25）	0.007
	Walia 2014	38个预制氧化锆冠、36个预贴面金属预成冠	6	Löe法均值（标准差）	1.95（0.61）	1.35（0.60）	<0.001
	Donly 2018	36个预制氧化锆冠、34个金属预成冠	24	改良Löe法	6个月随访时，预制氧化锆冠的牙龈表现得比金属预成冠更健康，但2年随访时，两者没有明显区别		

续表

	研究来源	入组牙冠数	随访时长（月）	GI 指数	金属预成冠	预制氧化锆冠	P 值
观察性研究	Azab 2020	36 个预制氧化锆冠	36	Löe 法中位数（四分位间距）	0.37（0.00～0.62）	—	—
	Holsinger 2016	44 个预制氧化锆冠	6～37	Löe 法	有两个病例出现了中等程度的牙龈炎症，96% 的病例没有明显牙龈炎症		
病例汇报	Lopez—Cazaux 2017	1 个预制氧化锆冠	24	术后 3 天牙龈恢复正常。长达 24 个月的随访结果显示牙周健康状况良好			

6）粘接效果：预制氧化锆冠粘接的技术敏感性较高，粘接时对隔湿要求也比金属预成冠高。不同厂家推荐的粘结剂种类不同，有的推荐 GIC（包括单纯 GIC 和树脂加强型 GIC），有的则推荐生物活性或树脂型水门汀。这个综述收录的文献中大部分都是使用 GIC 进行粘接，而且成功率高达 93%，同时树脂型水门汀的成功率为 100%，但仅有 2 例记录，主要的原因可能是树脂型水门汀的操作复杂，用时较长，这在儿童患者的治疗过程中难以实现（表 3-1-6）。总之，预制氧化锆冠应该使用哪种粘结剂尚无定论。以后的研究可能会把研究重点放在修复失败的原因是粘结剂种类还是临床操作技术，这对于预制氧化锆冠的发展大有裨益。

表 3-1-6　不同预制氧化锆冠粘结剂的效果比较

	研究来源	随访时长（月）	粘结剂种类	入组牙数	粘接成功数（百分比）	粘接失败数（百分比）
随机对照试验	Azab 2020	36	GI	17	14（82%）	3（18%）
			生物活性水门汀	19	4（21%）	15（79%）
	Donly 2018	24	生物陶瓷水门汀	36	36（100%）	0（0）
	Taran 2018	12	单纯 GIC	15	13（87%）	2（13%）
	Walia 2014	6	单纯 GIC	38	38（100%）	0（0）
观察性研究	El Shahawy 2016	24	单纯 GIC	67	61（91%）	6（9%）
	Holsinger 2016	6～37	单纯 GIC	46	44（96%）	2（4%）
	Seminario 2019	36	树脂加强型 GIC	94	88（94%）	6（6%）

续表

研究来源		随访时长（月）	粘结剂种类	入组牙数	粘接成功数（百分比）	粘接失败数（百分比）
病例汇报	Ashima 2014	30	树脂型水门汀	4	4（100%）	0（0）
	Cohn 2016	24	Biocem	1	1（100%）	0（0）
	Karaca 2013	18	单纯 GIC	8	8（100%）	0（0）
	Lopez－Cazaux 2017	29	单纯 GIC	1	1（100%）	0（0）
	An 和 Shim 2018	16～18	树脂型水门汀	8	8（100%）	0（0）
合计		6～37	—	354	320（90%）	34（10%）

四、总结

修复治疗是儿童口腔医生在临床工作中最常遇到的治疗方式，本章节内容主要对不同预成冠的特性和修复效果进行比较，探究预制氧化锆冠和金属预成冠的优选方案。预制氧化锆冠的兴起代表着乳牙修复从单纯的功能性向美观、健康的方向转变，对儿童口腔医生来说，留存率高、抗断裂性强、儿童家长满意度高、对牙周健康无损害的预制氧化锆冠使乳牙修复方式有了新的选择，但其技术敏感性和对粘接的高要求给儿童口腔医生带来了新的挑战。而金属预成冠用于临床多年，技术成熟、操作简便、造价低廉，对于儿童口腔医生也是必须掌握的修复技术，不管是充分利用了金属预成冠主动就位特性的 Hall 技术[24]，还是作为间隙维持器的固位装置，金属预成冠都是唯一选择。所以我们可以预见，未来预制氧化锆冠的应用会越来越多，但短时间内还无法完全替代金属预成冠，而对于预制氧化锆冠的研究，会集中于对颌牙的磨损、对牙周健康的影响、粘接效果等方面。

【参考文献】

［1］王兴. 第四次全国口腔健康流行病学调查报告［M］. 北京：人民卫生出版社，2018.

［2］Rodrigues JA，Casagrande L，Araújo FB，et al. Restorative materials in pediatric dentistry［M］. Cham：Springer，2019.

［3］张蕴涵，邓晓宇，王艳，等. 乳切牙牙体缺损的修复治疗进展［J］. 口腔疾病防治，2020，28（2）：131－136.

［4］Humphrey WP. Uses of chrome-steel crown in children's dentistry ［J］. Dent Surv, 1950, 26：945-949.

［5］Croll TP, Helpin ML. Preformed resin-veneered stainless steel crowns for restoration of primary incisors ［J］. Quintessence Int, 1996, 27 (5)：309-313.

［6］Lee JK. Restoration of primary anterior teeth：review of the literature ［J］. Pediatr Dent, 2002, 24 (5)：506-510.

［7］Waggoner WF. Restoring primary anterior teeth：updated for 2014 ［J］. Pediatr Dent, 2015, 37 (2)：163-170.

［8］葛立宏，儿童口腔医学 ［M］. 4 版. 北京：人民卫生出版社，2013.

［9］Nowak AJ, Mabry TR, Twonsend JA, et al. Pediatric dentistry：infancy through adolescence ［M］. 6th ed. Philadephia：Elsevier, 2019.

［10］中华口腔医学会儿童口腔医学专业委员会. 乳牙金属预成冠修复的临床操作规范 ［J］, 2020, 55 (8)：551-554.

［11］罗来才. 乳磨牙大面积缺损不同修复方式疗效比较 ［J］. 中外医学研究，2013, 11 (8)：16-17.

［12］王琳琳，武时谦，王丽，等. 两种不同第一恒磨牙修复方法对儿童口腔健康相关生活质量影响的评价 ［J］. 中国美容医学，2017, 26 (11)：106-108.

［13］Salami A，Walia T，Bashiri R. Comparison of parental satisfaction with three tooth-colored full-coronal restorations in primary maxillary incisors ［J］. J Clin Pediatr Dent, 2015, 39 (5)：423-428.

［14］Harbert P. Survival rates of full coronal restorations in primary maxillary incisors ［D］. Washington D. C.：University of Washington, 2018.

［15］Taran PK, Kaya MS. A comparison of periodontal health in primary molars restored with prefabricated stainless steel and zirconia crowns ［J］. Pediatr Dent, 2018, 40 (5)：334-339.

［16］Aiem E, Smaïl-Faugeron V, Muller-Bolla M. Aesthetic preformed paediatric crowns：systematic review ［J］. Int J Paediatr Dent, 2017, 27 (4)：273-282.

［17］Al-Amleh B, Lyons K, Swain M. Clinical trials in zirconia：a systematic review ［J］. J Oral Rehabil, 2010, 37 (8)：641-652.

［18］赵信义. 口腔材料学 ［M］. 5 版. 北京：人民卫生出版社，2012.

［19］ 胡乐. 树脂加强型玻璃离子与自粘接树脂型水门汀粘接剂对氧化锆全瓷冠粘接的作用分析［J］. 中国保健营养，2019，29（7）：269.

［20］ Alrashdi M，Ardoin J，Liu JA. Zirconia crowns for children：a systematic review［J］. Int J Paediatric Dent，2022，32（1）：66－81.

［21］ Daou EE. Esthetic prosthetic restorations：reliability and effects on antagonist dentition［J］. Open Dent J，2015，9：473－481.

［22］ Taran PK，Kaya MS. A comparison of periodontal health in primary molars restored with prefabricated stainless steel and zirconia crowns［J］. Pediatr Dent，2018，40（5）：334－339.

［23］ Townsend JA，Knoell P，Yu Q，et al. In vitro fracture resistance of three commercially available zirconia crowns for primary molars［J］. Pediatr Dent，2014，36（5）：125－129.

［24］ 高诗祺，于斯涵，周媛，等. Hall 技术在乳磨牙龋齿治疗中的应用［J］. 中国医药导报，2021，18（29）：49－51.

（黄睿洁　唐奇）

第二节　乳牙牙髓治疗方案

• 乳牙龋不仅会影响恒牙的正常萌出，还可能影响儿童患者的心理健康，进行乳牙牙髓治疗可以保存患牙，使其行使正常功能、维护口腔健康。

• 间接盖髓术指在治疗深龋近髓患牙时，为避免露髓，有意识地保留洞底近髓的部分龋坏牙本质，用氢氧化钙等生物相容性材料覆盖龋坏牙本质。乳牙更推荐使用一次性去龋，其术后失败风险与龋坏侵犯的牙面数量、牙位、洞形、年龄及术前敏感性等因素有关。

• 直接盖髓术是一种用药物覆盖于牙髓暴露处，使牙髓组织免于新的损伤刺激，促进牙髓愈合修复，以保存牙髓活力的方法。目前指南仅支持在意外造成健康牙髓暴露的情况下使用。

• 活髓切断术是在局麻下去除冠方牙髓组织，用药物处理牙髓创面以保存根部健康牙髓组织的治疗方法。其成功的先决条件是无症状的牙齿、无菌、去除冠髓和止血。年龄与盖髓药物的选择也是影响成功率的重要因素。

• 牙髓摘除术指通过根管预备和药物消毒去除感染物质对根尖周组织的不良刺激，并用可吸收的充填材料充填根管，防止发生根尖周病或促进根尖周病愈合，适用于不可逆性牙髓炎和死髓乳牙，但乳牙根管系统的形态学结构非常复杂，使得牙髓摘除术的治疗过程困难，且很难彻底治愈。

• 目前研究表明，针对活髓乳牙治疗的远期疗效，间接盖髓术成功率最高，其次是直接盖髓术，牙髓摘除术的成功率最低。乳牙牙髓治疗越是涉及深部牙髓，操作越复杂，受根管变异和生长发育因素影响越大，临床上宜尽量选择保守的方法，保留部分或全部活髓。

乳牙龋是儿童口腔医学临床常见的疾病之一[1]。2017年第四次全国口腔健康流行病学调查报告显示，我国儿童乳牙患龋率呈明显上升趋势[2]。乳牙龋不仅会影响恒牙的正常萌出，还可能影响儿童的心理健康，且龋坏越严重，受到负面影响的可能性越大[3]。当乳牙龋不断进展，可以引发牙髓病和根尖周病，而进行乳牙牙髓治疗可以保存患牙，使其行使正常功能、维护口腔健康。本章节就乳牙牙髓的治疗方案，包括间接盖髓术、直接盖髓术、活髓切断术和牙髓摘除术的操作步骤及要点、关键技术、药物的选择等进行阐述，并引用较新发表的循证资料，以探讨如何选择合理的治疗方案。

一、常见乳牙牙髓治疗方案

1. 间接盖髓术（indirect pulp capping，IPC）

1）定义：间接盖髓术指在治疗深龋近髓患牙时，为避免露髓，有意识地保留洞底近髓的部分龋坏牙本质，用氢氧化钙等生物相容性材料覆盖龋坏牙本质，以抑制龋进展，促进被保留的龋坏牙本质再矿化及其下方修复性牙本质的形成，保存牙髓活力。该方法既适用于乳牙，也适用于恒牙。

2）适应证：深龋近髓患牙，没有不可逆性牙髓炎症状或体征，X线检查无病理性改变。

3）操作要点：

（1）疼痛控制。疼痛控制是牙髓治疗的基础，尤其针对儿童，如果未能有效控制疼痛，将大大增加操作难度。通常使用有效剂量的局部麻醉剂进行疼痛控制，但是有时即使使用了有效剂量的局部麻醉剂，患者也可能出现疼痛，尤其是在进入髓室时。吸入镇静剂与局部镇静联合使用可以提高患者的舒适度和依从性，在无法取得配合的情况下，考虑选择性使用全身麻醉，甚至选择性拔除患牙[4]。

（2）术区隔离。推荐使用橡皮障隔离技术，也可使用棉卷进行隔湿。橡皮障可以隔离患牙，防止唾液和舌等阻碍操作，改善视野，避免意外，节省操作时间[5]，同时减轻患者在口腔疾病治疗过程中可能存在的各种不适与恐惧感，提高患者舒适度[5]，还可以防止操作过程中器械意外掉入患者的口腔内。此外，研究表明，使用橡皮障隔离技术可以隔绝唾液中至少70%的气溶胶成分[6]，从而显著减少环境中的微生物悬浮液[6,7]。Miao等人[8]为比较橡皮障隔离技术与其他类型隔离技术用于牙科患者治疗时的效果，纳入4项随机对照试验（包括同口配对随机对照试验），共1342名参与者（其中233名参与者失访），meta分析结果显示，6个月和24个月后随访时，橡皮障隔离组的成功率明显高于对照（棉卷隔离）组。该研究说明橡皮障隔离技术可以提高牙体修复的成功率（图3-2-1、图3-2-2）。但是应当注意，对上呼吸道感染、鼻道狭窄、鼻部阻塞严重影响鼻呼吸、乳胶过敏者禁忌使用橡皮障隔离技术。牙萌出不足或位置不正不能安放橡皮障者也不建议使用橡皮障隔离技术。

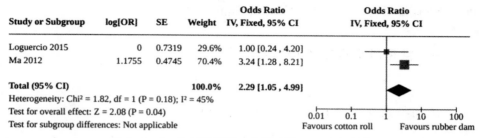

图 3-2-1　使用橡胶障 6 个月后的 meta 分析结果

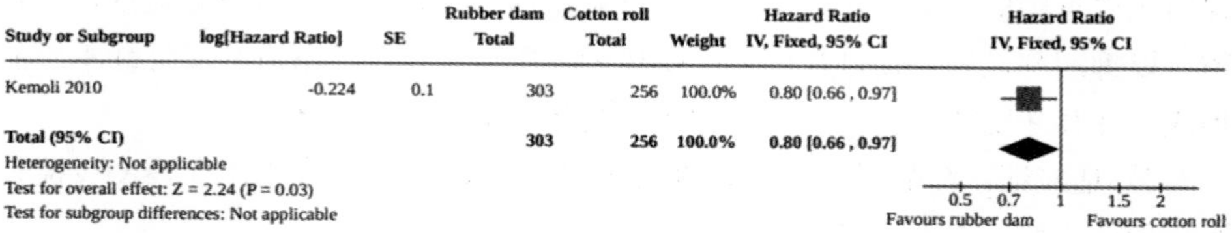

图 3-2-2　使用橡胶障 24 个月后的 meta 分析结果

（3）去龋、备洞。根据国际龋病共识协作组（The International Caries Consensus Collaboration，ICCC）的专家共识[9]，对牙髓正常或仅为可复性牙髓炎的深龋乳牙，若龋坏未超过牙本质近髓 1/3 或 1/4，且无牙髓暴露风险，应去龋至韧化或皮革化牙本质，保留髓壁处皮革化牙本质，洞缘去龋至硬化牙本质；若龋坏超过牙本质近髓 1/3 或 1/4，且可能有牙髓暴露风险，去龋时应保留髓壁处近髓的软化牙本质，洞缘处去龋至硬化牙本质。Schwendicke 等人[10]在 meta 分析后得出结论，对于深龋病变，与选择性去龋相比，非选择性（完全）去龋造成牙髓暴露的可能性更大。选择性去龋可以有效地避免牙髓暴露，保护活髓且利于永久修复体的严密封闭[11]。随着龋洞内腐质的清除，洞型深度越来越靠近牙髓组织，清除感染时尽可能遵循微创理念，建议取用新的微创车针、慢速钻针或挖匙轻柔地去除腐质，操作过程谨慎且动作轻柔，配合冷水降温，勿用力过大或涡轮钻转速过快使产热过高，避免造成牙髓医源性损伤[12]。

（4）间接盖髓。用氢氧化钙等生物相容性材料覆盖被保留的龋坏牙本质，促进修复性牙本质形成及龋坏牙本质再矿化。虽然临床上使用氢氧化钙作为间接盖髓剂已有很多年的历史，但是目前的研究结果显示，间接盖髓术中使用不同材料，如三氧化矿物凝聚体（mineral trioxide aggregate，MTA）、牙本质粘结剂、玻璃离子水门汀、氧化锌丁香油水门汀、硅酸钙等处理牙髓没有差异，因此，除氢氧化钙外，其他材料亦可用作间接盖髓剂[13~15]。

（5）垫底、充填或预成冠修复。用玻璃离子水门汀等材料垫底，常规充填。视龋损面积及残余牙体组织情况，决定是否行乳磨牙预成冠修复。Innes

等人[16]为了比较直接修复与预成冠修复用于恢复乳牙的临床效果和安全性，共纳入 5 项研究，meta 分析结果表明，与直接修复相比，预成冠修复的长期失败风险较低（$RR=0.18$，$95\%CI=0.06\sim0.56$，3 项研究中的 346 颗牙齿）（图 3-2-3）；与直接修复相比，对患龋或牙髓治疗后的乳磨牙进行预成冠修复时疼痛风险较低（$RR=0.15$，$95\%CI=0.04\sim0.67$，2 项研究中的 312 颗牙齿）（图 3-2-4）。因此，涉及 ≥ 2 个牙面缺损的乳磨牙的治疗推荐制作预成冠修复[17~19]。考虑到乳前牙的美观性，则推荐使用透明成形冠树脂修复。

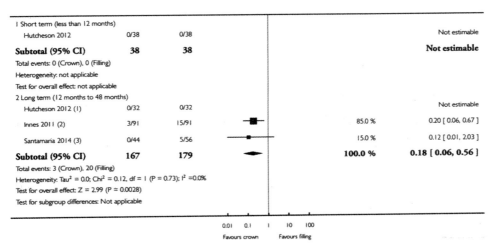

图 3-2-3　与直接修复相比，预成冠修复的长期失败风险较低

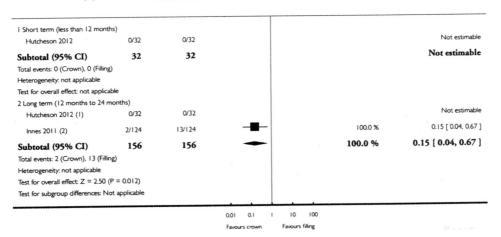

图 3-2-4　与直接修复相比，预成冠修复时疼痛风险较低

（6）二次去龋及充填。二次去龋指的是在常规充填后，观察 3~6 个月后再次打开患牙，去除残留腐质。如未露髓，应进行护髓和严密垫底，方可完成

永久性充填。如有露髓，则应根据临床症状、体征等进行相应的治疗。当存在牙髓愈合的临床和影像学证据时，对于是否重新打开患牙以去除残留的腐质目前存在争议，因为目前没有充分证据表明二次去龋可以有效提高手术成功率[20, 21]。另外，二次去龋延长了治疗时间，增加了治疗成本，并对患者的依从性有更高的要求，加上乳牙的寿命有限，因此更推荐使用一次性去龋[1, 11, 22]。

在乳磨牙中，间接盖髓术后失败风险与龋坏侵犯的牙面数量、牙位以及洞形有关[23]。此外，年龄和术前敏感性的增加会使得深龋乳磨牙间接盖髓术治疗的失败率增加[24]。

2. 直接盖髓术（direct pulp capping，DPC）

1）定义：直接盖髓术是一种用药物覆盖于牙髓暴露处，使牙髓组织免于新的损伤刺激，促进牙髓愈合修复，以保存牙髓活力的方法。从组织学角度而言，许多龋源性露髓的患牙经直接盖髓术治疗后，牙髓呈慢性炎症状态，因此，直接盖髓术多用于外伤性和机械性露髓患牙的保髓治疗。

2）适应证：目前的指南仅支持用于机械暴露的牙髓，即在意外造成健康牙髓暴露的情况下使用[25]。乳牙龋源性露髓或去龋未净时的意外露髓，其牙髓都可能已被感染，不宜行直接盖髓术。

3）操作要点：

（1）疼痛控制。

（2）术区隔离。

（3）消毒手术区。

（4）直接盖髓。生理盐水冲洗，棉球拭干，覆盖盖髓剂，常见的盖髓剂是MTA和氢氧化钙。牙髓封盖旨在通过使用生物活性材料促进受损牙髓的愈合，以确保矿化组织或牙本质桥的形成[26]。直接盖髓术的远期效果与盖髓剂的种类关系密切[27]，近年有关盖髓剂性能的 meta 分析和系统性评价逐渐倾向于将阳性对照的盖髓剂选为 MTA 而非氢氧化钙[28~31]。2021 年 Nie 等人[32] 为评估盖髓剂的牙本质再生功效，共纳入 40 项研究（21 项来自人类，19 项来自动物）进行系统性评价，与氢氧化钙相比，MTA 及其变体在直接盖髓术后的牙本质再生过程中具有更好的功效。此外，MTA 及其变体具有良好的代谢活性并可以激活相似的细胞反应，从而获得更高的临床成功率[33]。有研究者认为，MTA 是直接盖髓术盖髓剂的首选材料[34]。但是，MTA 也有一些缺点，比如成本高、操作困难、凝固时间长等[26]，因此，在临床上选择盖髓剂时，应该综合考虑疗效、经济、时间成本和配合度等多方面因素。涂抹盖髓剂时，推荐厚度为 1.5~2.0mm，且牙髓暴露点周围 2mm 范围均覆盖，盖髓剂与牙髓组织紧密接触不留空腔，但尽量不要过大用力而压迫牙髓组织面[35]。

（5）垫底、充填或预成冠修复。采用玻璃离子水门汀或聚羧酸锌水门汀等材料垫底，常规充填。视龋损面积及残余牙体组织情况，决定是否行乳磨牙预成冠修复。

3. 活髓切断术（pulpotomy）

1）定义：活髓切断术是在局部麻醉下去除冠方牙髓组织，用甲醛甲酚（formocresol，FC）、硫酸铁、氢氧化钙、MTA 等处理牙髓创面以保存根部健康牙髓组织的治疗方法。

2）适应证：

（1）牙髓活力正常的乳牙，因备洞或外伤导致的机械性露髓，露髓孔较大，不宜进行直接盖髓术者。

（2）无不可逆性牙髓炎症状或体征，无病理性影像学改变的乳牙，龋源性露髓、冠髓切断后，根方牙髓组织活力正常，无化脓、牙髓坏死或出血不止者。

3）操作要点：

（1）术前摄 X 线片了解根尖周组织和牙根吸收状况，若牙根吸收超过根长的 1/3，则不宜行活髓切断术。

（2）疼痛控制。

（3）术区隔离。

（4）消毒。

（5）去龋、备洞。消毒手术区，在进行活髓切断术之前，必须保证牙齿腐质彻底去除，建议按照先外围再牙髓的顺序去除，这样不仅可以防止龋齿碎屑污染牙髓切开部位，还可以降低意外露髓的风险。

（6）揭髓室顶、去冠髓。冲洗窝洞，用消毒牙钻循洞底周缘钻磨，揭髓室顶，充分暴露髓腔，观察冠髓形态、出血量及颜色，用锐利挖匙或大号球钻去除冠髓。注意冠髓去除应该到达髓室底，同时注意保证髓室底的完整性。

（7）止血、牙髓断面处理。止血是成功进行活髓切断术的先决条件之一[19]，用生理盐水连续冲洗髓室，并用生理盐水湿棉球轻压止血，应该在 5 分钟内实现止血，如果出血连续不止，则认为牙髓炎症已经扩散到根部，导致预后不良，此情况下应考虑进行牙髓完全摘除甚至拔除整颗牙[4]。依据选择的盖髓剂对牙髓断面进行相应处理[36]，临床常用的盖髓剂有 FC、硫酸铁、氢氧化钙、MTA 等，这些盖髓剂可以处理牙髓断面，以保存根部健康牙髓组织。有关活髓切断术盖髓剂的选择是目前的研究热点，本章第三节将进行详细叙述。近年来，激光处理牙髓断面也越来越多地被研究者讨论，但是到目前为止，激光（如 CO_2 激光、Er：YAG 激光、二极管激光、低水平激光等）的效果尚未得到一致的报道。Ebrahimi 等人[37]为比较低功率、高功率二极管激光照射和无激光照射的活髓切断术在磨牙中的临床和影像学效果，将 63 颗下颌第二磨牙均分为 3 组，结果显示在手术中加入低功率或高功率的二极管激光照射并没有使成功率产生显著差异。但是 Satyarth 等人[38]的一项随机临床试验结果显示，二极管激光和 MTA 的结合比单独使用 MTA 进行活髓切断术产生了更好的临床和影像学成功率。Ansari 等人[39]为了研究应用激光辅助活髓切断术对乳牙牙髓治疗的疗效，纳入 17 项研究，计算并报告 6、9、12、18 和 36 个月的临床和影像学效果，meta 分析结果显示，在 36 个月时，激光辅助活髓切断术显示出更好的临床效果，其他随访时间，激光辅助活髓切断术与 FC 效果接近。激光可被视为乳牙活体牙髓治疗的辅助替代方案，但由于激光辅助活髓切断术的高质量临床研究文章数量有限，导致比较各种类型的激光应用方法和不同的随访期存在困难，无法统一结论。

（8）盖髓。生理盐水冲洗，棉球拭干，将盖髓剂覆盖于根管口牙髓断面。

（9）垫底、充填或预成冠修复。采用玻璃离子水门汀或聚羧酸锌水门汀等材料垫底，常规充填。视龋损面积及残余牙体组织情况，决定是否行乳磨牙预成冠修复。

活髓切断术成功的先决条件是无症状的牙齿、无菌、去除冠髓和止血[19]。此外，术后失败风险与患者初诊年龄显著相关，初诊时年龄越大，术后失败风险越高[40]。盖髓剂的选择也是影响成功率的重要因素[32,38,41,42]，有关盖髓剂的选择详见本章第三节。

4. 牙髓摘除术（pulpectomy）

1）定义：牙髓摘除术指通过根管预备和药物消毒去除感染物质对根尖周组织的不良刺激，并用可吸收的充填材料充填根管，防止发生根尖周病或促进根尖周病愈合。

2）适应证：

（1）牙髓炎症涉及根髓，不宜行活髓切断术的乳牙。

（2）牙髓坏死但应保留的乳牙。

（3）根尖周炎症但具有保留价值的乳牙。

3）操作要点：

（1）术前拍摄 X 线片。了解根尖周病变和牙根吸收情况。

（2）疼痛控制。提倡采用局部麻醉的方法进行疼痛的控制，若麻醉效果不佳，或因患者不配合、对麻醉剂过敏等原因无法对患牙实施局部麻醉时，可用失活法使牙髓失活。有研究表明，针对乳磨牙使用计算机辅助系统的髓腔麻醉法的镇痛效果优于传统浸润麻醉[43]。

（3）术区隔离。

（4）髓腔的开通。去除龋损牙体组织，制备洞形，开髓，揭髓室顶，去冠髓，寻找根管口。

（5）根管预备和冲洗。①用拔髓针取出剩余根髓；②确定工作长度，根据 X 线片，以根尖孔上方约 2mm 处作为标志点，结合手感确定初锉或者使用电子根尖测定仪进行测量；③按照确定的工作长度，使用不锈钢 K 锉或手用镍钛锉，逐级扩大到 35～40 号锉，锉进入方向和预备方向应与根管走向一致（预弯），严禁超出根尖孔，注意防止器械分离和根管侧穿，或选用机用镍钛锉敞开根管上段。

Chugh 等人[44]发现使用机用器械可以显著提高操作效率并且有利于后续的充填。对于有急性症状的患牙，应先做应急处理，开放根管，建立有效引流，待急性炎症消退后再继续治疗。乳牙根管系统的形态学结构非常复杂，使得牙髓摘除术的治疗困难，且很难彻底治愈[45]。对于已发育完全的第一乳磨牙而言，其部分根管仍很细小，且很可能存在侧副根管，即使最小的拔髓针也不能进入其内，故在治疗时，要注意彻底冲洗根管，对根管进行消毒。建议使用3%过氧化氢溶液、1%～3%次氯酸钠溶液交替冲洗根管，临床上也可以使用超声器械进行根管荡洗。

（6）根管消毒。根管干燥后，将氢氧化钙制剂置于根管内，或将蘸有 FC 或樟脑酚液的小棉球放置于髓室内，以氧化锌丁香油水门汀或玻璃离子水门汀暂封窝洞。

（7）根管充填。2 周至 1 个月若无症状，去除根管封药，冲洗、吸干，在有效的隔湿条件下，将根管充填材料反复旋转导入根管或加压注入根管，氧化锌丁香油水门汀垫底，常规充填。由于乳牙根的生理吸收，继承恒牙可萌出于正常位置，因此乳牙的根管充填材料仅可采用可吸收的、不影响乳恒牙替换的糊剂。常用的乳牙根管充填材料有氧化锌丁香油糊剂、氢氧化钙制剂、碘仿制剂、氢氧化钙碘仿混合制剂等。近年研究发现，氢氧化钙碘仿混合（Vitapex）

制剂在乳牙根管中的密封性较高，治疗成功率也均大于 90%[46~48]，且该制剂中含有硅油，可起到润滑根管的作用，便于完全充填根管。但是 Smail-Faugeron 等人[49]的一项 meta 分析结果显示，氧化锌丁香油糊剂可能比 Vitapex 制剂能产生更好的结果。因此目前尚无充分证据证明某种根管充填材料比其他材料效果更好。若炎症未能控制或瘘管仍有渗液，也可重复根管消毒步骤，更换根管充填材料，待症状消退后再行根管充填。

（8）定期观察。乳牙根管治疗后需进行定期随访观察，周期一般为 3~6 个月，随访时应进行临床检查和 X 线检查。

二、乳牙牙髓治疗方案的比较与选择

1. 间接盖髓术、直接盖髓术和活髓切断术

由于不同的牙髓治疗方案对应的适应证不同，所以需要根据疾病的严重程度，基于牙髓活力的正确判断来选择合适的方案。对于部分感染的牙髓，根据牙髓不同的状态，可以采用间接盖髓术[50]、直接盖髓术[50]或活髓切断术[51]。而对于不可逆性牙髓炎和死髓乳牙，应选择牙髓摘除术。

Gizani 等人[52]为评估深龋活髓乳牙治疗的成功率，纳入了 9 篇系统性综述的 96 项主要研究进行伞形评价，其结果显示，治疗后 24 个月时，间接盖髓术成功率最高（94%），其次是直接盖髓术（88.8%），活髓切断术的成功率最低（82.6%）。该研究的结果跟 Coll 等人[51]的 meta 分析结果相近，Coll 等人为评估间接盖髓术、直接盖髓术和活髓切断术治疗至少 12 个月后的疗效，纳入 41 篇研究（6 篇间接盖髓术、4 篇直接盖髓术、31 篇活髓切断术），meta 分析结果显示间接盖髓术成功率为 94.4%，直接盖髓术成功率为 88.8%，活髓切断术的成功率为 82.6%，在活髓切断术中，使用 MTA（89.6%）和 FC（85.0%）的成功率较高，且两者疗效没有显著差异（$P=0.15$），证据质量高。Chen 等人[53]有关间接盖髓术和活髓切断术治疗深龋乳磨牙 12 和 24 个月后临床与影像学成功率的一项研究结果显示，对于深龋乳磨牙，间接盖髓术和活髓切断术治疗 12 和 24 个月后临床与影像学成功率无显著差异（表 3-2-1）。

根据目前研究表明，针对活髓乳牙治疗的远期疗效，间接盖髓术成功率最高，其次是直接盖髓术，活髓切断术的成功率最低[51~55]。

表 3-2-1　间接盖髓术和活髓切断术治疗 12 和 24 个月后临床与影像学成功率比较

Group (n)	Clinical success						Radiographic success					
	12 months			24 months			12 months			24 months		
	N	%	P	N	%	P	N	%	P	N	%	P
IPT (81)	76	93.8	0.107	76	93.8	0.264	78	95.7		78	95.7	0.264
Pulpotomy (87)	86	98.8		85	97.7		86	98.8	0.353	86	98.8	

IPT, indirect pulp treatment

2. 活髓切断术与牙髓摘除术

Gadallah 等人[56]比较活髓切断术和牙髓摘除术治疗乳切牙龋坏活髓暴露的效果，纳入了 4 项随机对照试验，因偏倚风险高而排除 1 项试验，将 3 项试验纳入 meta 分析。Meta 分析结果显示，在乳切牙龋坏活髓暴露的牙髓治疗中，活髓切断术和牙髓摘除术的临床成功率无显著差异（$RR=2.63$，95%CI $=0.76\sim9.58$）（图 3-2-5）。

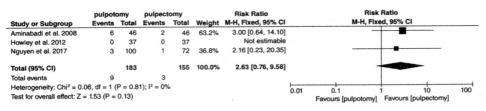

图 3-2-5　活髓切断术和牙髓摘除术的临床成功率比较

Tedesco 等人[57]为了探究深龋乳牙的最佳治疗方法，纳入 9 项研究，meta 分析结果显示，在牙髓意外暴露的情况下，牙髓摘除术有 76% 的成功率。

Tang 等人[58]为评价活髓切断术和牙髓摘除术对深龋乳牙的治疗效果，纳入 124 名患有深龋乳牙的儿童（192 颗磨牙），分别进行 MTA 活髓切断术（101 颗磨牙）、Vitapex 制剂牙髓摘除术（91 颗磨牙）。术后随访 18 个月，通过临床和 X 线检查评估治疗效果。结果表明，活髓切断术组无病变磨牙比例为 80.20%，明显高于牙髓摘除术组（72.53%）。在随访期间，活髓切断术组 4 例磨牙出现自发性疼痛，5 例磨牙逐渐出现疼痛和牙龈发红肿胀；牙髓摘除术组 9 例出现磨牙咬合不适，7 例磨牙牙龈出现瘘管。牙髓摘除术组术后并发症发生率明显高于活髓切断术组（$\chi^2=4.50$，$P=0.04$）。活髓切断术组和牙髓摘除术组术后 18 个月的牙齿存活率分别为 90.10% 和 79.12%，有显著差异（$\chi^2=4.645$，$P<0.05$），因此，活髓切断术术后疗效优于牙髓摘除术（表 3-2 -2）。

表 3−2−2　活髓切断术组和牙髓摘除术组术后 18 个月牙齿存活率

	N	H	P_0	P_x	Overall response rate
Pulpotomy group (101)	81 (80.20)	6 (5.94)	4 (3.96)	10 (9.90)	91 (90.10)
Pulpectomy group (91)	66 (72.53)	5 (5.49)	1 (1.10)	19 (20.88)	72 (79.12)
P	<0.05				<0.05

目前研究表明，针对活髓乳牙治疗的远期疗效，间接盖髓术成功率最高，其次是直接盖髓术，牙髓摘除术的成功率最低。牙髓摘除术后并发症发生率明显高于活髓切断术。乳牙牙髓治疗越是涉及深部牙髓，操作越复杂，受根管变异和生长发育因素影响越大。临床上宜尽量选择保守的方法，保留部分或全部活髓[22]。

不同乳牙牙髓治疗方案的对比见表 3−2−3。

表 3−2−3　不同乳牙牙髓治疗方案的对比

项目	间接盖髓术	直接盖髓术	活髓切断术	牙髓摘除术
病史	无疼痛病史，或仅在食物嵌塞或温度等刺激因素诱发下出现疼痛，刺激因素去除后疼痛即可缓解	无疼痛病史，备洞或外伤导致的机械性针尖大小的穿髓孔	无疼痛病史，或仅在食物嵌塞或温度等刺激因素诱发下出现疼痛，刺激因素去除后疼痛即可缓解或持续时间较短暂	自发痛，或在进食等刺激因素诱发下出现疼痛，刺激因素去除后疼痛不能缓解或出现咬合痛、牙龈窦道及肿痛等
临床检查	深龋洞，未见露髓孔；无异常松动及叩痛；牙龈无异常	仅见备洞或外伤导致的机械性针尖大小的新鲜穿髓孔	深龋洞，未见露髓孔；无异常松动及叩痛；牙龈无异常	深龋洞露髓或未露髓；有或无异常松动及叩痛；牙龈无异常或存在窦道及牙龈肿胀
X线片表现	牙根及根尖周组织无异常	牙根及根尖周组织无异常	牙根及根尖周组织无异常	牙根及根尖周组织可有或无异常，牙根吸收＜1/3，恒牙胚骨白线完整，病变未侵犯恒牙胚，无根尖囊肿等严重病变

续表

项目	间接盖髓术	直接盖髓术	活髓切断术	牙髓摘除术
适应证	深龋或可复性牙髓炎	牙髓活力正常的乳牙，备洞或外伤导致的机械性针尖大小的穿髓孔	慢性牙髓炎（早期）；牙髓活力正常的乳牙，备洞或外伤导致的机械性露髓，露髓孔较大，不宜进行直接盖髓术	弥漫性牙髓炎，牙髓坏死，或急、慢性根尖周炎
特点	未去净龋坏牙体组织，保留全部牙髓组织	意外机械穿髓时可行	去除冠部感染牙髓组织，保留根部健康活髓	摘除全部感染牙髓组织
牙髓状态	可复性炎症	牙髓健康	冠髓感染，根髓健康	牙髓全部感染
去龋操作要点	窝洞侧壁去净腐质，洞底可去净大部分腐质达硬化牙本质，近髓处存留部分软化牙本质	—	去净或未净腐质露髓，揭髓室顶后可见成形冠髓，去除感染冠髓后牙髓断面质地较韧，出血颜色正常，可止血	去龋露髓，揭髓室顶后见牙髓呈炎症状态，牙髓成形或不成形，去除冠髓后难以止血，或牙髓坏死液化
优点	保留完整牙髓组织，给予可复性炎症牙髓恢复机会	不进行更多的牙髓组织切除	保留根髓组织	控制牙髓炎症
术后成功率	最高	第二	第三	最低
预后	较好	一般	较好	一般

【参考文献】

[1] 吴俣，刘映伶，邹静，等. 乳牙深龋的间接牙髓治疗 [J]. 华西口腔医学杂志，2018，36（4）：435-440.

[2] 冯希平. 中国居民口腔健康状况——第四次中国口腔健康流行病学调查报告 [C]. 2018年中华口腔医学会第十八次口腔预防医学学术年会论文汇编，2018.

[3] Zaror C，Matamala-Santander A，Ferrer M，et al. Impact of early childhood caries on oral health-related quality of life：a systematic review and meta-analysis [J]. Int J Den Hyg，2022，20（1）：120-135.

［4］ Ritwik P . A review of pulp therapy for primary and immature permanent teeth［J］. J Calif Dent Assoc，2013，41（8）：585－595.

［5］ 刘思毅，刘婧寅，刘木清，等. 使用橡皮障对牙体牙髓科患者舒适度的影响［J］. 牙体牙髓牙周病学杂志，2015，25（11）：682－684.

［6］ Koletsi D，Belibasakis GN，Eliades T. Interventions to reduce aerosolized microbes in dental practice：a systematic review with network meta－analysis of randomized controlled trials［J］. J Dent Res，2020，99（11）：1228－1238.

［7］ Al－Amad SH，Awad MA，Edher FM，et al. The effect of rubber dam on atmospheric bacterial aerosols during restorative dentistry［J］. J Infect Public Health，2017，10（2）：195－200.

［8］ Miao C，Yang X，Wong MC，et al. Rubber dam isolation for restorative treatment in dental patients［J］. Cochrane Database Syst Rev，2021，5（5）：CD009858.

［9］ Frencken JE，Innes NP，Schwendicke F. Managing carious lesions：why do we need consensus on terminology and clinical recommendations on carious tissue removal?［J］. Adv Dent Res，2016，28（2）：46－48.

［10］ Schwendicke F，Walsh T，Lamont T，et al. Interventions for treating cavitated or dentine carious lesions［J］. Cochrane Database Syst Rev，2021，7（7）：CD13039.

［11］ 陈智，卢展民，Falk S，等. 龋损管理：龋坏组织去除的专家共识［J］. 中国口腔医学杂志，2016，51（12）：712－716.

［12］ Dube K，Jain P，Rai A，et al. Preventive endodontics by direct pulp capping with restorative dentin substitute－biodentine：a series of fifteen cases［J］. Indian J Dent Res，2018，29（3）：268－274.

［13］ Santos PSD，Pedrotti D，Braga MM，et al. Materials used for indirect pulp treatment in primary teeth：a mixed treatment comparisons meta－analysis［J］. Braz Oral Res，2017，31：e101.

［14］ Koc Vural U，Kiremitci A，Gokalp S. Randomized clinical trial to Evaluate MTA indirect pulp capping in deep caries lesions after 24－months［J］. Oper Dentistry，2017，42（5）：470－477.

［15］ da Rosa WLO，Lima VP，Moraes RR，et al. Is a calcium hydroxide liner necessary in the treatment of deep caries lesions? a systematic review and meta-analysis [J]. Int Endod J, 2019, 52 (5): 588-603.

[16] Innes NP, Ricketts D, Chong LY, et al. Preformed crowns for decayed primary molar teeth [J]. Cochrane Database Syst Rev, 2015 (12): CD005512.

[17] Seale NS, Randall R. The use of stainless steel crowns: a systematic literature review [J]. Pediatr Dent, 2015, 37 (2): 145-160.

[18] Maupomé G, Yepes JF, Galloway M, et al. Survival analysis of metal crowns versus restorations in primary mandibular molars [J]. J Am Dent Assoc, 2017, 148 (10): 760-766.

[19] Boutsiouki C, Frankenberger R, Krämer N. Clinical and radiographic success of (partial) pulpotomy and pulpectomy in primary teeth: a systematic review [J]. Eur J Paediatr Dent, 2021, 22 (4): 273-285.

[20] Browning WD. Critical appraisal. 2015 update: approaches to caries removal [J]. J Esthet Restor Dent, 2015, 27 (6): 383-396.

[21] Barros MMAF, De Queiroz Rodrigues MI, Muniz FWMG, et al. Selective, stepwise, or nonselective removal of carious tissue: which technique offers lower risk for the treatment of dental caries in permanent teeth? a systematic review and meta-analysis [J]. Clin Oral Investig, 2020, 24 (2): 521-532.

[22] 中华口腔医学会儿童口腔医学专业委员会. 乳牙牙髓病诊疗指南 [J]. 中华口腔医学杂志, 2021, 56 (9): 840-848.

[23] 游文喆, 窦桂丽, 夏斌. 乳牙间接牙髓治疗两年疗效观察及影响因素分析 [J]. 北京大学学报 (医学版), 2019, 51 (1): 65-69.

[24] Garrocho-Rangel A, Quintana-Guevara K, Vázquez-Viera R, et al. Bioactive tricalcium silicate-based dentin substitute as an indirect pulp capping material for primary teeth: a 12-month follow-up [J]. Pediatr Dent, 2017, 39 (5): 377-382.

[25] Frisk F, Kvist T, Axelsson S, et al. Pulp exposures in adults-choice of treatment among Swedish dentists [J]. Swed Dent J, 2013, 37 (3): 153-160.

[26] Islam R, Toida Y, Chen F, et al. Histological evaluation of a novel phosphorylated pullulan-based pulp capping material: an in vivo study on rat molars [J]. Int Endod J, 2021, 54 (10): 1902-1914.

[27] Akhlaghi N，Khademi A. Outcomes of vital pulp therapy in permanent teeth with different medicaments based on review of the literature [J]. Dent Res J (Isfahan)，2015，12 (5)：406—417.

[28] Cushley S，Duncan HF，Lappin MJ，et al. Efficacy of direct pulp capping for management of cariously exposed pulps in permanent teeth：a systematic review and meta—analysis [J]. Int Endod J，2021，54 (4)：556—571.

[29] Matsuura T，Ziauddin SM，Kawata—Matsuura V，et al. Long—term clinical and radiographic evaluation of the effectiveness of direct pulp capping materials：a meta—analysis [J]. Dent Mater J，2021，40 (1)：1—7.

[30] Hosoya N，Takigawa T，Horie T，et al. A review of the literature on the efficacy of mineral trioxide aggregate in conservative dentistry [J]. Dent Mater J，2019，38 (5)：693—700.

[31] Shenkin J，Wilson L. Mineral trioxide aggregate may be the most effective direct pulp capping material [J]. J Evid Based Dent Pract，2019，19 (2)：183—185.

[32] Nie EM，Yu JL，Jiang R，et al. Effectiveness of direct pulp capping bioactive materials in dentin regeneration：a systematic review [J]. Materials (Basel)，2021，14 (22)：6811.

[33] Paula A，Laranjo M，Marto CM，et al. Biodentine™ Boosts，WhiteProRoot® MTA Increases and Life® suppresses odontoblast activity [J]. Materials (Basel)，2019，12 (7)：1184.

[34] Kunert M，Lukomska—Szymanska M. Bio—inductive materials in direct and indirect pulp capping—A review article [J]. Materials (Basel)，2020，13 (5)：1204.

[35] Erfanparast L，Iranparvar P，Vafaei A. Direct pulp capping in primary molars using a resin—modified Portland cement—based material (TheraCal) compared to MTA with 12—month follow—up：a randomised clinical trial [J]. Eur Arch Paediatr Dent，2018，19 (3)：197—203.

[36] Dhar V，Marghalani AA，Crystal YO，et al. Use of vital pulp therapies in primary teeth with deep caries lesions [J]. Pediatr Dent，

2017，39（5）：146-159.

[37] Ebrahimi M，Changiz S，Makarem A，et al. Clinical and radiographic effectiveness of mineral trioxide aggregate（MTA）partial pulpotomy with low power or high power diode laser irradiation in deciduous molars：a randomized clinical trial [J]. Lasers Med Sci，2022，37（4）：2293-2303.

[38] Satyarth S，Alkhamis AM，Almunahi HF，et al. Comparative evaluation of mineral trioxide aggregate pulpotomy and laser-assisted mineral trioxide aggregate pulpotomy：an original research article [J]. J Microsc Ultrastruct，2021，9（1）：7-11.

[39] Ansari G，Safi Aghdam H，Taheri P，et al. Laser pulpotomy-an effective alternative to conventional techniques-a systematic review of literature and meta-analysis [J]. Lasers in Med Sci，2018，33（8）：1621-1629.

[40] 窦桂丽，吴南，赵双云，等. 乳磨牙牙髓切断术两年疗效观察及其影响因素回顾性分析 [J]. 北京大学学报（医学版），2018，50（1）：170-175.

[41] Silva LLCE，Cosme-Silva L，Sakai VT，et al. Comparison between calcium hydroxide mixtures and mineral trioxide aggregate in primary teeth pulpotomy：a randomized controlled trial [J]. J Appl Oral Sci，2019，27：e20180030.

[42] Park JS，Jasani B，Patel J，et al. Efficacy of alternative medicaments for pulp treatment in primary teeth in the short term：a meta-analysis [J]. J Evid Based Dent Pract，2019，19（4）：101309.

[43] 章琰. STA 髓腔麻醉法在乳磨牙牙髓摘除术中的应用 [J]. 实用口腔医学杂志，2016，32（5）：701-704.

[44] Chugh VK，Patnana AK，Chugh A，et al. Clinical differences of hand and rotary instrumentations during biomechanical preparation in primary teeth-a systematic review and meta-analysis [J]. Int J Paediatr Dent，2021，31（1）：131-142.

[45] 王小竞. 乳牙的牙髓治疗 [J]. 中国实用口腔科杂志，2015，8（9）：513-517.

[46] Rai R，Shashibhushan KK，Babaji P，et al. Clinical and radiographic

evaluation of 3mix and vitapex as pulpectomy medicament in primary molars: an in vivo study [J]. Int J Clin Pediatr Dent, 2019, 12 (6): 532-537.

[47] Najjar RS, Alamoudi NM, El-Housseiny AA, et al. A comparison of calcium hydroxide/iodoform paste and zinc oxide eugenol as root filling materials for pulpectomy in primary teeth: a systematic review and meta-analysis [J]. Clin Exp Dent Res, 2019, 5 (3): 294-310.

[48] Sijini OT, Sabbagh HJ, Baghlaf KK, et al. Clinical and radiographic evaluation of triple antibiotic paste pulp therapy compared to Vitapex pulpectomy in non-vital primary molars [J]. Clin Exp Dent Res, 2021, 7 (5): 819-828.

[49] Smaïl-Faugeron V, Courson F, Durieux P, et al. Pulp treatment for extensive decay in primary teeth [J]. Cochrane Database Syst Rev, 2014 (8): CD003220.

[50] Boutsiouki C, Frankenberger R, Krämer N. Relative effectiveness of direct and indirect pulp capping in the primary dentition [J]. Eur Arch Paediatr Dent, 2018, 19 (5): 297-309.

[51] Coll JA, Seale NS, Vargas K, et al. Primary tooth vital pulp therapy: a systematic review and meta-analysis [J]. Pediatr Dent, 2017, 39 (1): 16-123.

[52] Gizani S, Seremidi K, Stratigaki E, et al. Vital pulp therapy in primary teeth with deep caries: an umbrella review [J]. Pediatr Dent, 2021, 43 (6): 426-437.

[53] Chen XX, Zhang HM, Zhong J, et al. Comparison of indirect pulp treatment and iRoot BP Plus pulpotomy in primary teeth with extremely deep caries: a prospective randomized trial [J]. Clin Oral Investig, 2021, 25 (5): 3067-3076.

[54] Wunsch PB, Kuhnen MM, Best AM, et al. Retrospective study of the survival rates of indirect pulp therapy versus different pulpotomy medicaments [J]. Pediatr Dent, 2016, 38 (5): 406-411.

[55] Smaïl-Faugeron V, Porot A, Muller-Bolla M, et al. Indirect pulp capping versus pulpotomy for treating deep carious lesions approaching the pulp in primary teeth: a systematic review [J]. Eur J Paediatr

Dent，2016，17（2）：107−112.

[56] Gadallah L，Hamdy M，El Bardissy A，et al. Pulpotomy versus pulpectomy in the treatment of vital pulp exposure in primary incisors. a systematic review and meta − analysis [J]. F1000Research，2018，7：1560.

[57] Tedesco TK，Reis TM，Mello−Moura ACV，et al. Management of deep caries lesions with or without pulp involvement in primary teeth：a systematic review and network meta−analysis [J]. Braz Oral Res，2020，35：e004.

[58] Tang YX，Xu WT. Therapeutic effects of Pulpotomy and Pulpectomy on deciduous molars with deep caries [J]. Pak J Med Sci，2017，33（6）：1468−1472.

（黄睿洁　林安）

第三节　乳牙活髓切断术盖髓剂

- 保存乳牙牙髓具有重要意义，乳牙活髓切断术的治疗目的是通过去除冠部已感染的牙髓，维护根部牙髓的健康，从而保存牙髓的活性，适用于乳牙冠部部分牙髓感染，但根部牙髓健康的、有保留价值的患牙或可复性牙髓炎。

- 乳牙活髓切断术中，盖髓剂的选择对活髓保存效果有明显的影响。目前，临床对于各种盖髓剂的优劣势还具有一定的争议。盖髓剂主要可分为三种机制：①灭活，如甲醛甲酚、电外科和激光治疗；②保存，如硫酸铁和戊二醛；③再生，如三氧化矿物凝聚体、氢氧化钙。

- 甲醛甲酚具有凝固蛋白的作用，且在其作用下不产生修复性牙本质，因此只可用于乳牙的活髓切断术，不能用于年轻恒牙，同时尽量勿将甲醛甲酚接触牙龈等口腔软组织和颜面部皮肤。

- 硫酸铁被广泛用以控制牙髓治疗中的牙髓出血。其非醛形式广受欢迎，因其控制出血的机制可能会最大限度地减少炎症和内吸收。

- 氢氧化钙具有良好的杀菌性能，并能诱导人类牙齿中的硬组织形成，但其强碱性可造成与之接触的组织发生变性和坏死，封闭性较差，并会逐渐溶解。

- 三氧化矿物凝聚体具有良好的抗菌作用及生物相容性、生物活性、亲水性、放射性、密封性和低溶解度等特点，广泛用于盖髓术、活髓治疗术（包括活髓切断术和根尖再生术、根尖成形术、修补穿孔术等），但其会导致牙齿变色，同时放置时间长、操作困难、成本高。

- iRoot BP Plus 是一种新的生物陶瓷材料，在多项研究中证实了其具有与三氧化矿物凝聚体相似或者更优的生物学性能，在未来或许可作为一种代替三氧化矿物凝聚体的材料应用于乳牙活髓切断术中。

- 新型生物陶瓷材料 Biodentine 继承了三氧化矿物凝聚体的主要优点（生物相容性好、封闭性好等），并且克服了三氧化矿物凝聚体的部分缺点，在乳牙中的应用前景也十分良好。

乳牙矿化程度低，抗酸能力较差，加之儿童喜甜食，因此乳牙龋的发生率较高，且此类龋通常较深，临床选择合适方法治疗儿童乳牙龋十分重要。间接盖髓术是治疗乳牙深龋的常用方法，但充填后很可能出现牙髓炎症，随后不得不摘除患牙牙髓，而保存乳牙牙髓具有重要意义，其能够促进恒牙顺利萌出[1]。

乳牙活髓切断术的治疗目的是通过去除冠部已感染的牙髓，维护根部牙髓的健康，从而保存牙髓的活性。对于龋源性露髓，牙髓未发生弥漫性炎症的有保留价值的患牙，即冠部部分牙髓感染，但根部牙髓健康的、有保留价值的患牙，均可行乳牙活髓切断术[2]。此外，可复性牙髓炎也可行活髓切断术[3]。可行乳牙活髓切断术的患牙的临床表现为牙冠部龋坏至近髓，在去龋过程中穿髓或极近髓，牙髓温度测试正常或一过性敏感，患牙无自发痛、夜间痛史，无松动，无叩痛，牙龈无红肿、瘘管，扪诊无不适。影像学检查结果为牙冠低密度影达牙本质深层或极近髓，根尖及根分歧区无低密度影，牙根无内外病理性吸收，牙根生理性吸收不超过根长的1/3[4]。多项临床随机试验结果显示，对于无症状深龋露髓的患牙，从临床表现及影像学检查结果分析，乳牙活髓切断术有着令人满意的疗效，临床成功率为83％～100％，严格的无菌操作可有效降低牙髓感染的发生率[5, 6]。

乳牙活髓切断术中，盖髓剂选择对活髓的保存效果有明显的影响。目前，临床对于各种盖髓剂的优劣势还具有一定的争议。良好的盖髓剂应符合较强的抗菌性、生物相容性、密封性及操作简单等条件。而对于乳牙深龋的治疗，既要保证同步乳牙牙根生理吸收，又要尽量保留健康牙髓，根除炎症反应。乳牙活髓切断术采用的高效盖髓剂可以保留乳牙范围，尽量坚持到恒牙萌出[7]。

目前盖髓剂主要可分为三种机制[8, 9]：①灭活，如甲醛甲酚、电外科和激光治疗；②保存，如硫酸铁和戊二醛；③再生，如三氧化矿物凝聚体、氢氧化钙。

一、常见盖髓剂类型

1. 甲醛甲酚

Buckley于1904年首次将甲醛甲酚（formocresol，FC）作为一种活髓切断术药物推出。1930年，Sweet首次将FC用于活髓切断术，据报道成功率为97％[10]。FC具有凝固蛋白的作用，可以使牙髓断面接触区的牙髓组织发生凝固坏死，形成一层无菌性的凝固屏障，保护屏障以下的根髓组织，使其逐渐凝固、退变、吸收，维持乳牙到替换时期[11]。与用于年轻恒牙活髓切断术的氢氧化钙不同，FC作用下不产生修复性牙本质。FC可聚集分布于治疗牙的牙髓、牙本质、牙周膜以及周围牙槽骨。FC可与细胞的蛋白质发生反应，是主要的细胞毒性成分。FC作用后迅速被吸收，并能进入血液循环。动物研究发现，局部摄入的 FC 可分布于全身，一部分通过肾和肺代谢和排泄，其他部分可结合至肾、肝和肺等组织，引起组织损伤。FC 具有半抗原性，可导致根尖周、牙周组织的免疫学反应，FC 在使用过程中需要注意只可用于乳牙的活髓切断术，不能用于年轻恒牙，并尽量勿将 FC 接触牙龈等口腔软组织和颜面部皮肤。

2. 硫酸铁

硫酸铁（FS）的分子式为 $Fe_2(SO_4)_3$，是三价铁的硫酸盐。它呈黄色，带有菱形结晶盐，在室温下溶于水，是由硫酸亚铁的硫酸热溶液与氧化剂反应而成的。它于 1856 年首次作为收敛剂引入皮肤病学领域，而在口腔中，15%~20% 的 FS 可用作收敛剂和止血剂[12, 13]，在与血液接触时形成铁离子蛋白复合物，从而机械地密封受损的血管，达到止血的效果，同时毛细血管孔被铁离子蛋白复合物堵塞，从而防止血凝块的形成[14, 15]。然而，它会导致口腔软组织形成局部和可逆的炎症反应，因为 15% 以上的 FS 具有高度酸性，可能导致组织刺激和术后根部敏感[16]。

近几十年来，FS 一直被广泛用作活髓切断术盖髓剂，以控制牙髓治疗中的牙髓出血。FS 的非醛形式广受欢迎，因其控制出血的机制可能会最大限度地减少炎症和内吸收[17]，也可以尽量减少牙髓组织的失活和保存牙髓，牙髓截断表面的铁离子蛋白复合物可能是基底刺激性成分的屏障，仅以被动方式发挥作用[18, 19]。

3. 氢氧化钙

氢氧化钙［calcium hydroxide，$Ca(OH)_2$］最初于 20 世纪 20 年代由 Hermann 应用于牙髓病治疗，至今仍应用于临床。氢氧化钙为白色粉末，化学性质稳定，可溶于水并可解离成钙离子，其治疗作用与其强碱性（pH 值为 9~12）、钙离子效应有关[20, 21]。氢氧化钙具有良好的杀菌性能，并能诱导人类牙齿中的硬组织形成[22]。氢氧化钙盖髓后组织愈合的特点是：①以坏死层形成为特性，牙本质桥在盖髓剂下方一定距离形成；②牙本质桥由骨样牙本质和管样牙本质组成，随着时间延长，骨样牙本质减少、管样牙本质增多；③牙髓组织短期内有轻度炎症，随后炎症消退，牙本质桥下方的牙髓组织基本维持正常状态。

但氢氧化钙作为盖髓剂仍有其局限性：①强碱性可造成与之接触组织发生变性和坏死，具有较强的组织和细胞毒性，以及会导致内吸收；②使用时需增加一些防腐抗菌、促进黏性、便于操作的成分配制成氢氧化钙制剂，通常在制剂中加入碘仿后配制成氢氧化钙碘仿制剂；③封闭性较差以及会逐渐溶解[23~25]。

4. 三氧化矿物凝聚体

三氧化矿物凝聚体（mineral trioxide aggregate，MTA）是一种由多种亲水氧化矿物质混合而成的制剂。MTA 于 1993 年首次被引入口腔医疗领域，并于 1998 年获得 FDA 批准[26]。其由粉剂和蒸馏水组成，粉剂主要成分有氧化钙、二氧化硅等，这两种成分重量占 70%~95%。粉剂与蒸馏水产生水合反应后，会产生硅酸三钙、硅酸二钙、铝酸三钙、铝铁酸四钙等无机物，形成硅酸盐水凝胶并会释放钙离子，形成氢氧化硅，产生碱性 pH 环境，释放的钙离子与组织液接触后形成羟基磷灰石晶体，具有良好的抗菌作用[27]。此外，MTA 还具有良好的生物相容性、生物活性、亲水性、放射性、密封能力和低溶解度等特点。其良好的生物相容性可加速愈合，促进牙本质桥的形成，同时由于其与牙本质相似的膨胀和收缩性能，使其具有良好的密封性，从而对边缘微渗漏和细菌向根管系统的迁移具有很高的抵抗力[28]。MTA 的应用范围十分广泛，目前主要可以用于盖髓术、活髓治疗术（包括活髓切断术和根尖再生术、根尖成形术、修补穿孔术等）。

然而 MTA 仍然存在一些缺点，如会导致牙齿变色、药物放置时间长（超过 2 小时）、操作困难、成本高等[29, 30]。所以仍然需要寻找其他替代材料，既能满足 MTA 的优势，又可以克服它的缺点。

5. iRoot BP Plus

iRoot BP Plus 是一种新的生物陶瓷材料，其主要成分是硅酸钙、磷酸钙、氧化锆和氧化钽[31]。它也可以与水反应形成硅酸钙水合凝胶，且水是这种反应的一个重要因素，因此潮湿的环境不会影响该材料的凝固。此外，糊状物可以从牙龈小管中吸收水分，并增强其与牙齿组织的反应[32]。据报道，它已成功用于牙髓切开、髓室底穿孔修复、根端填充等。在多项研究中证实了 iRoot BP Plus 具有与 MTA 相似的细胞毒性、抗菌功效和根端封闭功能，同时具有良好的生物相容性、密封能力，被认为是 MTA 的替代品。iRoot BP Plus 是一种膏体，具有较强的黏性，且不需要进行搅拌和加工，操作较快捷和方便，可使牙齿变色程度浅或无变色[33, 34]。此外，iRoot BP Plus 对牙髓细胞增殖无抑制作用，能够诱导成牙本质分化，在牙髓暴露界面形成钙化桥[35]。

Machado 等人[36]报道该生物陶瓷材料对小鼠牙髓干细胞增殖分化的影响与 MTA 类似，均对牙髓细胞的增殖无抑制作用。Öncel 等人[37]发现 iRoot BP Plus 具有比 MTA 更高的诱导成牙本质分化的能力。Zhu 等人[38]发现，使用 iRoot BP Plus 后形成的钙质桥比 MTA 的略厚。目前主要将 iRoot BP Plus 应用于年轻恒牙的部分活髓切断术中，关于乳牙活髓切断术的治疗还没有太多报道，鉴于此材料优越的性能，在未来或许可作为一种代替 MTA 的材料应用于乳牙活髓切断术。

6. 新型生物陶瓷材料

近年来，新型生物陶瓷材料 Biodentine 被开发，Biodentine 由粉剂和液体两部分组成，粉剂主要含有硅酸三钙、硅酸二钙和碳酸钙，液体含有氯化钙和碱水剂，这类材料继承了 MTA 的主要优点（生物相容性好、封闭性好等），并且克服了 MTA 的部分缺点[39, 40]，除了具有良好的生物相容性，还具有出色的机械性能[41]。Biodentine 作为牙本质替代材料引入，被开发的目的是纳入硅酸钙的生物相容性和生物活性，产生更优良的功能，如快速的凝固时间、高抗压强度、易于处理，以及它在根管治疗和口腔修复学中的多种用途，并且不会导致牙齿变色[42~44]。Biodentine 因其出色的密封能力、处理性能、生物相容性、稳定性、长期不渗透性、低溶解性、快速凝固时间和诱导硬组织再生的能力，被人们广泛关注。相关研究已证实 Biodentine 因其高 pH 值而具有卓越的抗菌特性[42, 45]。因此，Biodentine 可以作为替代当前牙本质-牙髓复合物再生的药物[41]。此外，各种体外和体内研究已经证实了 Biodentine 的生物活性，以及它在牙髓治疗中的杰出表现，并且目前大多数临床研究表明，其在乳牙中的应用前景良好，因此有望用于儿童的乳牙活髓切断术[46~48]。

二、不同类型盖髓剂的对比以及选择

不同类型盖髓剂的特点对比见表 3-3-1。

表 3-3-1　不同类型盖髓剂特点

	抑菌	价格便宜	密封性好	不引起变色	操作简单	无毒、无刺激性
甲醛甲酚	√	√	—	√	√	×
硫酸铁	—	√	—	√	√	×
氢氧化钙	√	√	×	—	√	×

	抑菌	价格便宜	密封性好	不引起变色	操作简单	无毒、无刺激性
MTA	√	×	√	×	×	√
iRoot BP Plus	√	×	√	—	√	√
Biodentine	√	—	√	√	—	√

注：—表示无相关数据。

在过去的很长一段时间里，FC 由于其抑菌效果以及固定特性，一直是常用的乳牙活髓切断术的盖髓剂，成功率从 55% 到 98% 不等，并被认为是乳牙活髓切断术盖髓剂的"金标准"[49,50]。然而，国际癌症研究机构在评估现有文献后得出结论，在动物和人体实验中，有足够的证据将 FC 的主要成分甲醛归为致癌物质。此外，其具有细胞毒性、免疫致敏和致突变性，且有研究显示使用 FC 治疗后对牙髓的组织学反应造成了不利影响。一些研究报告指出，应用 FC 后，剩余的牙髓组织部分或完全坏死，这引起了人们的关注，所以人们一直在对其替代品进行研究和探寻[51~53]。

由于 MTA 的良好性能，目前 MTA 被认为是活髓切断术盖髓剂的优先选择。研究显示 MTA 作为乳牙活髓切断术盖髓剂的总体成功率从 94% 到 100% 不等[30,54]。Peng 等人[54]对应用 meta 分析技术的文献进行了回顾，并通过纳入使用 Jadad 量表评估的六篇文章对 FC 和 MTA 进行了比较，发现在接受活髓切断术治疗的乳磨牙中，FC 和 MTA 的成功率存在显著差异。Aeinehchi 等人[55]在一项随机对照试验中比较了 MTA 和 FC 对活髓切断术治疗乳磨牙的影响，将 126 名年龄在 5~9 岁需要进行活髓切断术的儿童随机分配到 FC 组和 MTA 组，结果显示在 3 个月的随访中，两组都没有治疗失败的表现，但 FC 组的放射学评估结果显示牙根吸收，而 MTA 组未观察到这一现象。还有许多系统回顾和 meta 分析也对该材料进行了分析，结果显示 MTA 相较于 FS、FC、氢氧化钙均有较好的治疗效果（图 3-3-1）[8,56]。

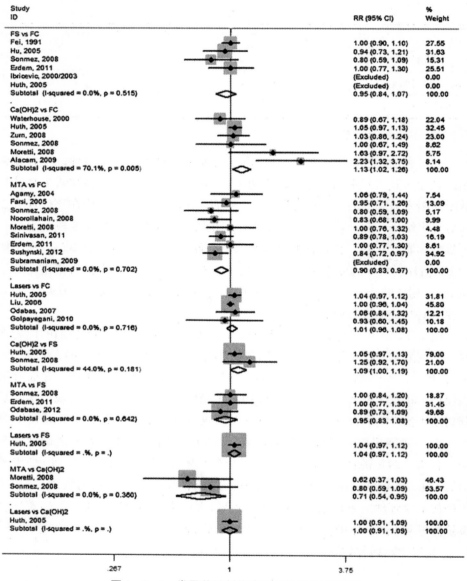

图 3－3－1　常见盖髓剂临床治疗效果的森林图

注：对 22 篇文章进行 meta 分析，结果显示 18～24 个月后，针对治疗失败来说，氢氧化钙与甲醛甲酚的 OR 为 1.94（95％CI＝1.11～3.25）；激光与甲醛甲酚的 OR 为 3.38（95％CI＝1.37～8.61）；氢氧化钙与硫酸铁的 OR 为 2.16（95％CI＝1.12～4.31）；激光与硫酸铁的 OR 为 3.73（95％CI＝1.27～11.67）；MTA 与氢氧化钙的 OR 为 0.47（95％CI＝0.26～0.83）；激光与 MTA 的 OR 为 3.76（95％CI＝1.39～10.08）。

许多研究显示使用 FC 或 FS 进行的活髓切断术可能会取得类似的临床和影像学效果，Fei 等人[57]使用 FS 进行人体临床试验，临床和影像学成功率分别为 100％和 97％。Fuks 等人[18]也报告了一项使用 FS 的研究，结果显示影像学成功率为 74.5％。同时在乳牙的研究中显示 MTA 和 15.5％的 FS 对乳牙的牙髓切断均有较好的效果[58~60]，虽然很多 meta 分析显示 MTA 的治疗效果相较 FS 更好，但单独来看 FS 的临床以及影像学成功率都是很高的[61]（图3-3-2）。鉴于 FC 的毒性以及 MTA 高昂的价格，FS 可能是合适的替代品。

Paper	Follow-up time (mean months)	Number of primary molars	Number of clinical success (%)	Number of primary molars	Number of radiographic success (%)
Papagiannoulis-Alexandridis & Kouvelas (1985)	36	73	66 (90)	–	–/–
Fei et al. (1991)	12	29	29 (100)	29	28 (97)
Fuks et al. (1997a)	20.5	55	51 (93)	55	41 (74)
Smith et al. (2000)	19	242	237 (99)	117	87 (74)
Burnett & Walker (2002)	18	357	332 (93)	45	34 (76)
Ibricevic & Al-Jame (2003)	42–48	84	81 (96)	84	77 (92)
Casas et al. (2004)	24	41	32 (78)	41	17 (42)
Vargas & Packham (2005)	24	–	–/–	35	15 (43)
Hu et al. (2005)	12	40	31 (78)	40	28 (70)
Markovic et al. (2005)	18	37	33 (89)	37	30 (81)
Huth et al. (2005)	24	49	49 (100)	49	42 (86)

图 3-3-2 FS 的临床和影像学成功率都较高

虽然氢氧化钙在口腔领域的应用十分广泛，然而根据相关文献显示，与其他材料相比，氢氧化钙在乳牙活髓切断术中的治疗效果较差，有显著差异[62~66]。Silva 等人[67]对比了氢氧化钙和 MTA 在乳牙活髓切断术中的治疗效果，结果显示 MTA 组的临床和影像学成功率均为 100％，氢氧化钙组的治疗效果远低于 MTA 组，且伴随牙齿的内吸收甚至是骨吸收的情况。Oliveira 等人[68]比较在人乳牙中用作活髓切断术盖髓剂时，MTA、氢氧化钙和硅酸盐水泥（PC）的临床成功率、影像学成功率和组织学反应，结果显示，与氢氧化钙相比，MTA 和 PC 均可以作为活髓切断术盖髓剂的有效材料，无论是临床成功率还是影像学成功率，MTA 和 PC 组在随访 6 个月、12 个月和 24 个月时均为 100%。而氢氧化钙组在整个随访期间，多数牙齿出现了内吸收。组织学反应分析显示 PC 组和 MTA 组存在牙本质样矿化物质沉积，堵塞根管，而氢氧化钙组在大多数切面上出现根管坏死区。因此，在应用氢氧化钙作为活髓切断术盖髓剂时，一定要严格把握适应证，并特别关注术后并发症。

新型生物陶瓷材料 Biodentine 目前还在进一步的研究中。在疗效方面，有 meta 分析显示，分别使用 Biodentine 与 MTA 行乳牙活髓切断术，治疗后临床和影像学成功率无显著差异，证明二者的治疗效果相当[69,70]（图 3-3-3、图 3-3-4、图 3-3-5）。此外，Biodentine 表现出比 MTA 更好的生物相容性及生物活性，对存活的牙髓细胞有一定的积极作用，可以促进早期修复性牙本质形成[71,72]。同时，Biodentine 能够弥补 FC 和 MTA 的缺点，很好地替代目前的牙髓治疗材料，值得未来进行更多研究。

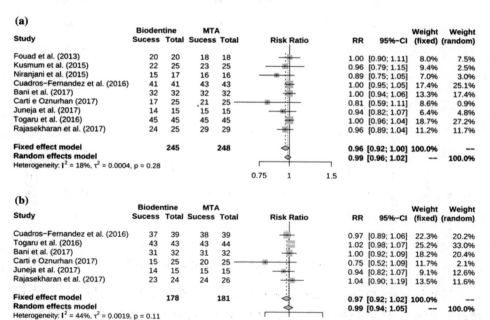

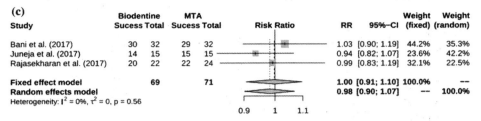

(c)

Study	Biodentine Sucess Total	MTA Sucess Total	Risk Ratio	RR	95%-CI	Weight (fixed)	Weight (random)
Bani et al. (2017)	30 32	29 32		1.03	[0.90; 1.19]	44.2%	35.3%
Juneja et al. (2017)	14 15	15 15		0.94	[0.82; 1.07]	23.6%	42.2%
Rajasekharan et al. (2017)	20 22	22 24		0.99	[0.83; 1.19]	32.1%	22.5%
Fixed effect model	69	71		1.00	[0.91; 1.10]	100.0%	--
Random effects model				0.98	[0.90; 1.07]	--	100.0%

Heterogeneity: $I^2 = 0\%$, $\tau^2 = 0$, $p = 0.56$

图 3-3-3　Biodentine 与 MTA 的影像学成功率比较的森林图

注：（a）表示 6 个月后随访；（b）表示 12 个月后随访；（c）表示 18 个月后随访。

(a)

Study	Biodentine Sucess Total	MTA Sucess Total	Risk Ratio	RR	95%-CI	Weight (fixed)	Weight (random)
Fouad et al. (2013)	20 20	18 18		1.00	[0.90; 1.11]	7.8%	5.8%
Kusmum et al. (2015)	25 25	25 25		1.00	[0.93; 1.08]	10.3%	10.1%
Niranjani et al. (2015)	15 17	16 16		0.89	[0.75; 1.05]	6.8%	2.2%
Cuadros-Fernandez et al. (2016)	40 41	41 43		1.02	[0.94; 1.11]	16.1%	9.1%
Bani et al. (2017)	32 32	32 32		1.00	[0.94; 1.06]	13.1%	16.5%
Carti e Oznurhan (2017)	25 25	25 25		1.00	[0.93; 1.08]	10.3%	10.1%
Juneja et al. (2017)	15 15	15 15		1.00	[0.88; 1.14]	6.2%	3.7%
Togaru et al. (2016)	45 45	45 45		1.00	[0.96; 1.04]	18.3%	32.5%
Rajasekharan et al. (2017)	24 25	29 29		0.96	[0.89; 1.04]	11.0%	9.9%
Fixed effect model	245	248		0.99	[0.96; 1.02]	100.0%	--
Random effects model				1.00	[0.97; 1.02]	--	100.0%

Heterogeneity: $I^2 = 0\%$, $\tau^2 = 0$, $p = 0.92$

(b)

Study	Biodentine Sucess Total	MTA Sucess Total	Risk Ratio	RR	95%-CI	Weight (fixed)	Weight (random)
Cuadros-Fernandez et al. (2016)	39 39	38 39		1.03	[0.98; 1.08]	21.7%	30.0%
Togaru et al. (2016)	43 43	43 44		1.02	[0.98; 1.07]	24.2%	38.3%
Bani et al. (2017)	31 32	31 32		1.00	[0.92; 1.09]	17.5%	9.8%
Carti e Oznurhan (2017)	24 24	25 25		1.00	[0.89; 1.12]	13.5%	5.9%
Juneja et al. (2017)	15 15	15 15		1.00	[0.88; 1.14]	8.7%	4.6%
Rajasekharan et al. (2017)	23 24	26 26		0.96	[0.88; 1.04]	14.4%	11.4%
Fixed effect model	178	181		1.01	[0.97; 1.04]	100.0%	--
Random effects model				1.01	[0.98; 1.04]	--	100.0%

Heterogeneity: $I^2 = 0\%$, $\tau^2 = 0$, $p = 0.77$

(c)

Study	Biodentine Sucess Total	MTA Sucess Total	Risk Ratio	RR	95%-CI	Weight (fixed)	Weight (random)
Bani et al. (2017)	31 32	31 32		1.00	[0.92; 1.09]	44.3%	40.9%
Juneja et al. (2017)	15 15	15 15		1.00	[0.88; 1.14]	22.1%	19.2%
Rajasekharan et al. (2017)	21 22	24 24		0.96	[0.87; 1.04]	33.6%	39.9%
Fixed effect model	69	71		0.98	[0.92; 1.05]	100.0%	--
Random effects model				0.98	[0.93; 1.04]	--	100.0%

Heterogeneity: $I^2 = 0\%$, $\tau^2 = 0$, $p = 0.74$

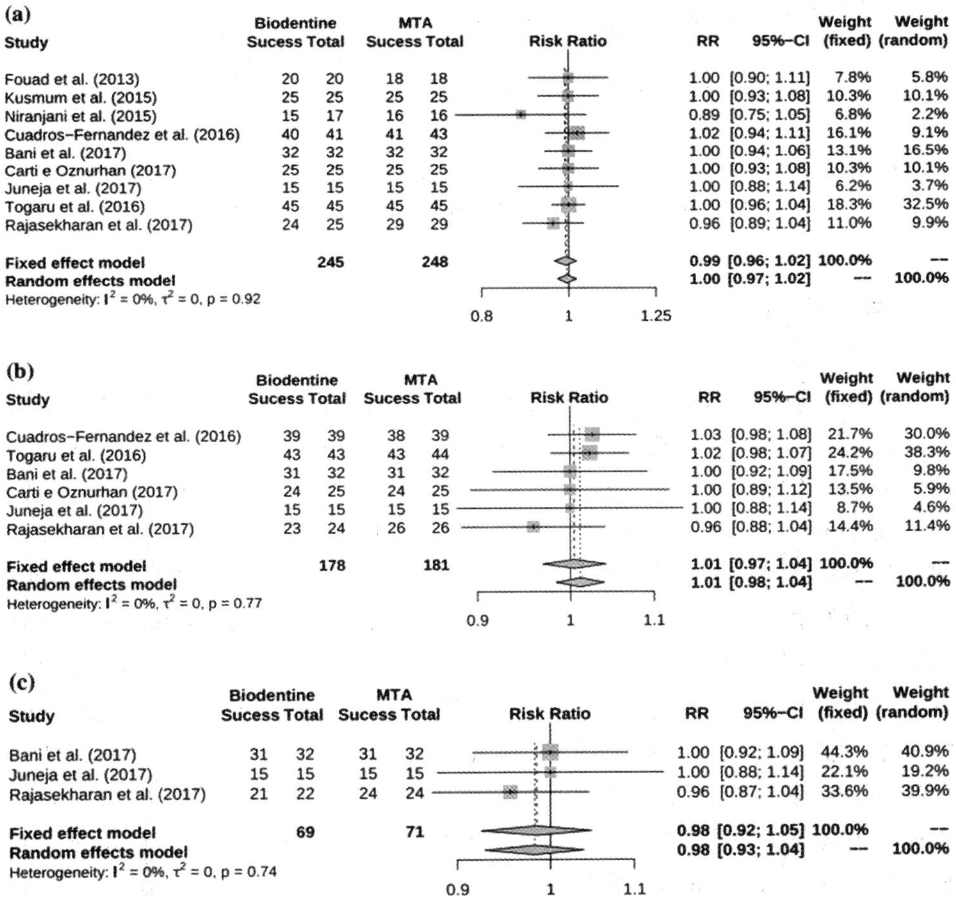

图 3-3-4　Biodentine 与 MTA 的临床成功率比较的森林图

注：（a）表示 6 个月后随访；（b）表示 12 个月后随访；（c）表示 18 个月后随访。

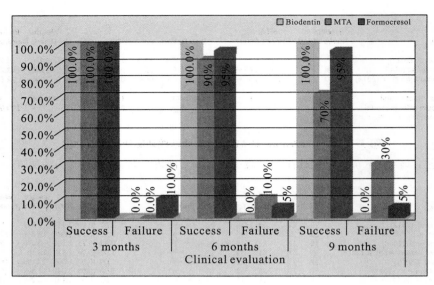

图3-3-5　Biodentine、FC和MTA的临床成功率比较

三、总结

　　乳牙活髓切断术指乳牙牙髓炎的早期，感染仅限于冠髓，尚未达到根髓时，去除已被感染的冠髓、保留未感染的根髓的方法。乳牙活髓切断术可在局部麻醉下一次完成，不累及根尖周组织，治疗费用低，是一种有效的治疗方式。而乳牙活髓切断术的成功关键之一是盖髓剂的选择，良好的盖髓剂可以将牙髓与感染组织隔离，并为牙髓组织的自身修复提供良好的生物学环境。历经几十年的发展，盖髓剂的选择也越发多样，从FC到FS、氢氧化钙，再到MTA以及如今正在继续探索的新型生物陶瓷材料，材料的性能从单一变至丰富，结构也由简单变至复杂。随着基础实验技术的进步，研究者们对生理结构的变化更加了解，对材料所具有的功能也更加清晰，这有助于进一步探索更优良的应用材料。在过去的很长一段时间里，由于FS的固定以及灭活作用，一直被认为是盖髓剂的"金标准"，而研究者们从未停止探索的步伐，新型陶瓷材料如Biodentine、iRoot BP Plus等不断涌现，相信在未来的某一天会有更合适的材料出现。

【参考文献】

[1] Primosch RE，Glomb TA，Jerrell RG. Primary tooth pulp therapy as

taught in predoctoral pediatric dental programs in the United States [J]. Pediatr Dent，1997，19（2）：118−122.

[2] 郑佳佳，张笋，葛立宏. 我国乳牙牙髓切断术临床应用现况调查 [J]. 现代口腔医学杂志，2014，28（5）：296−299.

[3] Kratunova E，Silva D. Pulp therapy for primary and immature permanent teeth：an overview [J]. Gen Dent，2018，66（6）：30−38.

[4] Ansari G，Morovati SP，Asgary S. Evaluation of four pulpotomy techniques in primary molars：a randomized controlled trial [J]. Iran Endod J，2018，13（1）：7−12.

[5] Dhar V，Marghalani AA，Crystal YO，et al. Use of vital pulp therapies in primary teeth with deep caries lesions [J]. Pediatr Dent，2017，39（5）：146−159.

[6] Tang Y，Xu W. Therapeutic effects of Pulpotomy and Pulpectomy on deciduous molars with deep caries [J]. Pak J Med Sci，2017，33（6）：1468−1472.

[7] 刘亚杰，冯杨. 生物陶瓷材料 iRoot BP Plus 作为盖髓剂用于乳牙牙髓切断术的临床可操作性和疗效 [J]. 临床医学研究与实践，2021，6（15）：90−92.

[8] Lin PY，Chen HS，Wang YH，et al. Primary molar pulpotomy：a systematic review and network meta−analysis [J]. J Dent，2014，42（9）：1060−1077.

[9] 范梦琳，何利邦，李继遥. 直接盖髓应用材料的研究进展 [J]. 华西口腔医学杂志，2018，36（6）：675−680.

[10] Sweet CA. Procedure for treatment of exposed and pulpless deciduous teeth [J]. Jour. A. D. A，1930，17（6）：1150−1153.

[11] Torneck CD. Pedodontic−endodontic practice：a synthesis [J]. Oral Surg Oral Med Oral Pathol，1972，34（2）：310−313.

[12] Epstein E，Maibach HI. Monsel's solution；history，chemistry and efficacy [J]. Arch Dermatol，1964，90：226−228.

[13] Vickers FJ，Baumgartner JC，Marshall G. Hemostatic efficacy and cardiovascular effects of agents used during endodontic surgery [J]. J Endod，2002，28（4）：322−323.

[14] Fischer DE. Tissue management：a new solution to an old problem

〔J〕. Gen Dent, 1987, 35 (3): 178—182.

[15] Lemon RR, Steele PJ, Jeansonne BG. Ferric sulfate hemostasis: effect on osseous wound healing. left in situ for maximum exposure 〔J〕. J Endod, 1993, 19 (4): 170—173.

[16] Bandi M, Mallineni SK, Nuvvula S. Clinical applications of ferric sulfate in dentistry: a narrative review 〔J〕. J Conserv Dent, 2017, 20 (4): 278—281.

[17] Havale R, Anegundi RT, Indushekar K, et al. Clinical and radiographic evaluation of pulpotomies in primary molars with formocresol, glutaraldehyde and ferric sulphate 〔J〕. Oral Health Dent Manag, 2013, 12 (1): 24—31.

[18] Fuks AB, Holan G, Davis JM, et al. Ferric sulfate versus dilute formocresol in pulpotomized primary molars: long-term follow up 〔J〕. Pediatr Dent, 1997, 19 (5): 327—330.

[19] Ranly DM. Pulpotomy therapy in primary teeth: new modalities for old rationales 〔J〕. Pediatr Dent, 1994, 16 (6): 403—409.

[20] Ruparel NB, Teixeira FB, Ferraz CC, et al. Direct effect of intracanal medicaments on survival of stem cells of the apical papilla 〔J〕. J Endod, 2012, 38 (10): 1372—1375.

[21] Percinoto C, de Castro AM, Pinto LM. Clinical and radiographic evaluation of pulpotomies employing calcium hydroxide and trioxide mineral aggregate 〔J〕. Gen Dent, 2006, 54 (4): 258—261.

[22] Nosrat IV, Nosrat CA. Reparative hard tissue formation following calcium hydroxide application after partial pulpotomy in cariously exposed pulps of permanent teeth 〔J〕. Int Endod J, 1998, 31 (3): 221—226.

[23] Nair PNR, Duncan HF, Pitt Ford TR, et al. Histological, ultrastructural and quantitative investigations on the response of healthy human pulps to experimental capping with mineral trioxide aggregate: a randomized controlled trial 〔J〕. Int Endod J, 2008, 41 (2): 128—150.

[24] Ford TR, Torabinejad M, Abedi HR, et al. Using mineral trioxide aggregate as a pulp-capping material 〔J〕. J Am Dent Assoc, 1996,

127 (10): 1491-1494.

[25] Asgary S, Eghbal MJ, Parirokh M, et al. A comparative study of histologic response to different pulp capping materials and a novel endodontic cement [J]. Oral Surg Oral Med Oral Pathol Oral Radiol Endod, 2008, 106 (4): 609-614.

[26] Tawil PZ, Duggan DJ, Galicia JC. Mineral trioxide aggregate (MTA): its history, composition, and clinical applications [J]. Compend Contin Educ Dent, 2015, 36 (4): 247-252, 254, 264.

[27] Parirokh M, Torabinejad M, Dummer PMH. Mineral trioxide aggregate and other bioactive endodontic cements: an updated overview-part I: vital pulp therapy [J]. Int Endod J, 2018, 51 (2): 177-205.

[28] Tawil PZ, Trope M, Curran AE, et al. Periapical microsurgery: an in vivo evaluation of endodontic root-end filling materials [J]. J Endod, 2009, 35 (3): 357-362.

[29] Ramos JC, Palma PJ, Nascimento R, et al. 1-year in vitro evaluation of tooth discoloration induced by 2 calcium silicate-based cements [J]. J Endod, 2016, 42 (9): 1403-1407.

[30] Ng FK, Messer LB. Mineral trioxide aggregate as a pulpotomy medicament: an evidence-based assessment [J]. Eur Arch Paediatr Dent, 2008, 9 (2): 58-73.

[31] Yang YT, Xia B, Xu Z, et al. The effect of partial pulpotomy with iRoot BP Plus in traumatized immature permanent teeth: a randomized prospective controlled trial [J]. Dent Traumatol, 2020, 36 (5): 518-525.

[32] Jitaru S, Hodisan I, Timis L, et al. The use of bioceramics in endodontics-literature review [J]. Clujul Med, 2016, 89 (4): 470-473.

[33] Elshamy FM, Singh G, Elraih H, et al. Antibacterial effect of new bioceramic pulp capping material on the main cariogenic bacteria [J]. J Contemp Dent Pract, 2016, 17 (5): 349-353.

[34] Shokouhinejad N, Yazdi KA, Nekoofar MH, et al. Effect of acidic environment on dislocation resistance of endosequence root repair material and mineral trioxide aggregate [J]. J Dent (Tehran), 2014, 11 (2): 161-166.

［35］Liu S，Wang S，Dong Y. Evaluation of a bioceramic as a pulp capping agent in vitro and in vivo ［J］. J Endod，2015，41（5）：652－657.

［36］Machado J，Johnson JD，Paranjpe A. The effects of endosequence root repair material on differentiation of dental pulp cells ［J］. J Endod，2016，42（1）：101－105.

［37］Öncel Torun Z，Torun D，Demirkaya K，et al. Effects of iRoot BP and white mineral trioxide aggregate on cell viability and the expression of genes associated with mineralization ［J］. Int Endod J，2015，48（10）：986－993.

［38］Zhu LX，Yang JW，Zhang J，et al. In vitro and in vivo evaluation of a nanoparticulate bioceramic paste for dental pulp repair ［J］. Acta Biomater，2014，10（12）：5156－5168.

［39］Awawdeh L，Al－Qudah A，Hamouri H，et al. Outcomes of vital pulp therapy using mineral trioxide aggregate or biodentine：a prospective randomized clinical trial ［J］. J Endod，2018，44（11）：1603－1609.

［40］El Meligy OAES，Alamoudi NM，Allazzam SM，et al. Biodentine™ versus formocresol pulpotomy technique in primary molars：a 12－month randomized controlled clinical trial ［J］. BMC Oral Health，2019，19（1）：3.

［41］Zanini M，Sautier JM，Berdal A，et al. Biodentine induces immortalized murine pulp cell differentiation into odontoblast－like cells and stimulates biomineralization ［J］. J Endod，2012，38（9）：1220－1226.

［42］Bani M，Sungurtekin－Ekçi E，Odabaş ME. Efficacy of biodentine as an apical plug in nonvital permanent teeth with open apices：an in vitro study ［J］. Biomed Res Int，2015，2015：359275.

［43］Yoldaş SE，Bani M，Atabek D，et al. Comparison of the potential discoloration effect of bioaggregate，biodentine，and white mineral trioxide aggregate on bovine teeth：in vitro research ［J］. J Endod，2016，42（12）：1815－1818.

［44］Bhavya B，Sadique M，Simon EP，et al. Spectrophotometric analysis of coronal discoloration induced by white mineral trioxide aggregate and Biodentine：an in vitro study ［J］. J Conserv Dent，2017，20（4）：237－

240.

[45] 王子瑞，陈宇江，惠泽明，等. 新型生物陶瓷材料在儿童牙髓治疗中的临床研究进展 [J/OL]. 中华口腔医学研究杂志（电子版），2019，13（4）：247-251.

[46] Nowicka A，Lipski M，Parafiniuk M，et al. Response of human dental pulp capped with Biodentine and mineral trioxide aggregate [J]. J Endod，2013，39（6）：743-747.

[47] Bani M，Aktaş N，Çınar Ç，et al. The clinical and radiographic success of primary molar pulpotomy using Biodentine™ and mineral trioxide aggregate：a 24-month randomized clinical trial [J]. Pediatr Dent，2017，39（4）：284-288.

[48] Cuadros-Fernández C，Lorente Rodríguez AI，Sáez-Martínez S，et al. Short-term treatment outcome of pulpotomies in primary molars using mineral trioxide aggregate and Biodentine：a randomized clinical trial [J]. Clin Oral Investig，2016，20（7）：1639-1645.

[49] Zurn D，Seale NS. Light-cured calcium hydroxide vs formocresol in human primary molar pulpotomies：a randomized controlled trial [J]. Pediatr Dent，2008，30（1）：34-41.

[50] Goyal S，Abuwala T，Joshi K，et al. The Clinical，Radiographic and Histological evaluation of three different concentrations of Formocresol as a pulpotomy agent [J]. J Int Oral Health，2014，6（2）：118-125.

[51] Myers DR，Shoaf HK，Dirksen TR，et al. Distribution of 14C-formaldehyde after pulpotomy with formocresol [J]. J Am Dental Assoc，1978，96（5）：805-813.

[52] Lewis BB，Chestner SB. Formaldehyde in dentistry：a review of mutagenic and carcinogenic potential [J]. J Am Dent Assoc，1981，103（3）：429-434.

[53] Lewis B. Formaldehyde in dentistry：a review for the millennium [J]. J Clin Pediatr Dent，1998，22（2）：167-177.

[54] Peng L，Ye L，Tan H，et al. Evaluation of the formocresol versus mineral trioxide aggregate primary molar pulpotomy：a meta-analysis [J]. Oral Surg Oral Med Oral Pathol Oral Radiol Endod，2006，102（6）：e40-e44.

[55] Aeinehchi M, Dadvand S, Fayazi S, et al. Randomized controlled trial of mineral trioxide aggregate and formocresol for pulpotomy in primary molar teeth [J]. Int Endod J, 2007, 40 (4): 261-267.

[56] Shirvani A, Asgary S. Mineral trioxide aggregate versus formocresol pulpotomy: a systematic review and meta - analysis of randomized clinical trials [J]. Clin Oral Investig, 2014, 18 (4): 1023-1030.

[57] Fei AL, Udin RD, Johnson R. A clinical study of ferric sulfate as a pulpotomy agent in primary teeth [J]. Pediatr Dent, 1991, 13 (6): 327-332.

[58] Junqueira MA, Cunha NNO, Caixeta FF, et al. Clinical, Radiographic and histological evaluation of primary teeth pulpotomy using MTA and ferric sulfate [J]. Braz Dent J, 2018, 29 (2): 159-165.

[59] Cordell S, Kratunova E, Marion I, et al. A randomized controlled trial comparing the success of mineral trioxide aggregate and ferric sulfate as pulpotomy medicaments for primary molars [J]. J Dent Child (Chic), 2021, 88 (2): 120-128.

[60] Brar KA, Kratunova E, Avenetti D, et al. Success of Biodentine and Ferric Sulfate as pulpotomy materials in primary molars: a retrospective study [J]. J Clin Pediatr Dent, 2021, 45 (1): 22-28.

[61] Peng L, Ye L, Guo X, et al. Evaluation of formocresol versus ferric sulphate primary molar pulpotomy: a systematic review and meta - analysis [J]. Int Endod J, 2007, 40 (10): 751-757.

[62] Moretti AB, Sakai VT, Oliveira TM, et al. The effectiveness of mineral trioxide aggregate, calcium hydroxide and formocresol for pulpotomies in primary teeth [J]. Int Endod J, 2008, 41 (7): 547-555.

[63] Huth KC, Hajek - Al - Khatar N, Wolf P, et al. Long - term effectiveness of four pulpotomy techniques: 3 - year randomised controlled trial [J]. Clin Oral Investig, 2012, 16 (4): 1243-1250.

[64] Fernandes AP, Lourenço Neto N, Teixeira Marques NC, et al. Clinical and radiographic outcomes of the use of low-level laser therapy in vital pulp of primary teeth [J]. Int J Paediatr Dent, 2015, 25 (2): 144-150.

［65］Heilig J，Yates J，Siskin M，et al．Calcium hydroxide pulpotomy for primary teeth：a clinical study［J］．J Am Dent Assoc，1984，108（5）：775－778．

［66］Bossù M，Iaculli F，Di Giorgio G，et al．Different pulp dressing materials for the pulpotomy of primary teeth：a systematic review of the literature［J］．J Clin Med，2020，9（3）：838．

［67］Silva LLCE，Cosme－Silva L，Sakai VT，et al．Comparison between calcium hydroxide mixtures and mineral trioxide aggregate in primary teeth pulpotomy：a randomized controlled trial［J］．J Appl Oral Sci，2019，27：e20180030．

［68］Oliveira TM，Moretti AB，Sakai VT，et al．Clinical，radiographic and histologic analysis of the effects of pulp capping materials used in pulpotomies of human primary teeth［J］．Eur Arch Paediatr Dent，2013，14（2）：65－71．

［69］Stringhini Junior E，Dos Santos MGC，Oliveira LB，et al．MTA and Biodentine for primary teeth pulpotomy：a systematic review and meta－analysis of clinical trials［J］．Clin Oral Investig，2019，23（4）：1967－1976．

［70］Ahuja S，Surabhi K，Gandhi K，et al．Comparative evaluation of success of Biodentine and Mineral Trioxide Aggregate with Formocresol as pulpotomy medicaments in primary molars：an in vivo study［J］．Int J Clinical Pediatr Dent，2020，13（2）：167－173．

［71］Collado－González M，García－Bernal D，Oñate－Sánchez RE，et al．Cytotoxicity and bioactivity of various pulpotomy materials on stem cells from human exfoliated primary teeth［J］．Int Endod J，2017，50 Suppl 2：e19－e30

［72］EI Meligy OAES，Allazzam S，Alamoudi NM．Comparison between Biodentine and formocresol for pulpotomy of primary teeth：a randomized clinical trial［J］．Quintessence Int，2016，47（7）：571－580．

（黄睿洁　魏雅莉）

第四节　牙髓血运重建术、根尖屏障术与根尖诱导形成术

- 牙髓血运重建术是一种借助组织支架与适宜环境促进牙髓再生的方法，适用于根尖发育不全且具有保留价值的年轻恒牙的牙髓与根尖周病的治疗。根尖持续感染以及血凝块形成的失败可能导致治疗失败。牙髓血运重建术预后较好，但可能并发牙体变色和/或根管钙化。

- 根尖屏障术通过诱导硬组织形成屏障，以达到根尖封闭的效果，适用于长期根尖诱导但未能形成根尖屏障的恒牙。成功率较高、封闭效果良好，且就诊次数相对较少，患者容易配合。但对操作者的要求较高，失败后只能选择根尖手术。

- 根尖诱导成形术是通过药物诱导牙髓和/或根尖周组织继续发育，从而缩小根尖孔、封闭根端的治疗方法，适用于牙髓病变已波及根髓，或牙髓全部坏死，或并发根尖周炎症的年轻恒牙。根尖诱导成形术成功率较高，治疗失败后还可再次诱导或选用其他治疗方式，但对患者依从性要求高，且治疗后牙折率较高。

- 年轻恒牙的三种牙髓治疗方法在愈合率、牙根发育情况、治疗周期、对操作者的技术要求、并发症的发生率以及失败后的处理等方面均有差异，在治疗年轻恒牙牙髓与根尖周病时需要综合考虑多种因素进行选择，如患牙牙根发育情况、牙髓坏死的原因、患者年龄、患者全身健康状况、患者的依从性、对治疗周期的要求等。

年轻恒牙指未完全萌出的恒牙，其在形态、结构上尚未完全形成与成熟，又称为未成熟恒牙。年轻恒牙主要的形态学特征包括牙根短、牙根发育不成熟、根管粗大、根管壁硬组织菲薄、根尖孔呈喇叭口状以及牙周组织不成熟。一般在萌出后 3~5 年，其牙根才能发育完成，在此期间，龋齿、牙外伤或发育异常都可能导致年轻恒牙发生牙髓坏死。年轻恒牙短根、薄、易折断的牙本质壁以及宽的根管和根尖孔，使其无法承受过度的机械预备、发热以及细菌感染等造成的牙髓刺激，从而不能为传统的根管治疗提供理想的条件，且喇叭口状的根尖孔导致坏死产物扩散更快，传统的根管治疗无法控制感染，后续可能

导致周围骨组织的炎症、牙根或周围骨组织的吸收、牙齿松动与脱落[1]，年轻恒牙不同于成熟恒牙的特征使其在牙髓与根尖周病的治疗方法上产生了较大差异。

治疗年轻恒牙的首要目的是成功控制牙髓与根尖周感染的扩散，感染得到控制后才能考虑促进牙根继续发育的治疗，理想情况是牙根继续发育，牙髓再生，且感觉、营养、免疫及形成功能正常[2]。目前常用的治疗方法有牙髓血运重建术、根尖屏障术与根尖诱导形成术。后两种方法应用广泛、技术较为成熟，牙髓血运重建术则是近年来发展的新方法。三种方法作用原理不同，操作要点及治疗效果存在差异，且各有优劣，在临床中，口腔医生很难正确选择出最适宜的治疗方法。

一、牙髓血运重建术

牙髓血运重建术（pulp revascularization）又称牙髓再生治疗术（regenerative endodontic treatment，RET），是 Iwaya 等人于 2001 年提出的一种牙髓再生方法[3]，通过对根冠进行彻底消毒及使用合适的组织支架，为牙髓干细胞、牙乳头干细胞和牙周韧带干细胞等提供适宜的环境，从而促使牙髓坏死、根尖孔粗大的年轻恒牙根尖继续发育和组织再生。RET 可以保护根尖活性组织，有利于年轻恒牙继续发育，因此，在年轻恒牙牙髓坏死的治疗中越来越受到重视[4]。

1. 适应证

牙髓病变已波及根髓，部分保留或不能保留根髓的、牙髓坏死的、具有保留价值的年轻恒牙，伴有根尖发育不全，且患牙不需要为桩核等最终修复体留出牙髓空间，但要求患者依从性好，对治疗相关药物及抗生素不过敏[5,6]。

2. 操作要点

（1）根管预备：常规局部麻醉后使用橡皮障隔离患牙，建立髓腔通道，尽量避免进行机械预备，使用化学方法进行预备以保留根管内有活力的细胞。常用的冲洗液包括 1.5% 次氯酸钠溶液和/或 17%EDTA 溶液，目的在于充分消毒根管、最大程度保留根尖乳头干细胞活性并促使其释放生长因子[7,8]。用无菌纸尖干燥根管后，封入由环丙沙星、甲硝唑和米诺环素（或头孢克洛、克林霉素等）组成的三联抗生素糊剂（triple-antibiotic paste，TAP）或氢氧化钙糊剂，用玻璃离子水门汀暂封冠方 2～4 周后复诊，若复诊时仍有炎症表现，则重复此步骤直至感染控制。研究表明较低浓度（0.125mg/mL）的 TAP 抗菌作用显著，且对人牙髓干细胞没有细胞毒性作用[9]，而氢氧化钙糊剂则有助于根尖乳头干细胞的存活与增殖[10]。

（2）血运重建：用不含肾上腺素的利多卡因溶液或甲哌卡因溶液进行局部麻醉，橡皮障隔湿下去除冠方封闭材料，缓慢轻柔充分冲洗根管，无菌纸尖充分干燥。K 锉刺穿牙髓及根尖周组织，引导出血至根管内，达釉牙骨质界下 2～3mm，待根管内形成稳定的血凝块后于其上轻柔放置支架。采用 2～4mm 的 MTA、Biodentine 等封闭，玻璃离子水门汀垫底，树脂充填修复患牙外形，同时拍摄 X 线片确定封闭效果[6,11,12]。

（3）随访复查：术后每 3～6 个月随访复查，观察临床症状消除与否、牙根发育情况、根管壁厚度变化、根尖孔闭合情况、牙髓活力等。

3. 失败原因与并发症

（1）失败原因：有研究者对 RET 的失败原因进行了 meta 分析，结果表明其失败的最主要原因是根尖感染的持续存在，不完整的冠方封闭也可能是原因之一，此外，以牙发育异常（如畸形中央尖）为病因的 RET 病例的疗效明显优于以牙外伤为病因的 RET 病例[13]。然而一项 meta 分析显示，牙髓坏死的原因（牙外伤、牙发育异常、龋齿）对 RET 的疗效无明显影响[14]。

RET 失败的主要表现为无法形成血凝块，可能的原因是局部小血管收缩，可以采用不含血管收缩剂（如肾上腺素）的局部麻醉药物进行预防，若仍无法引导根尖出血可改行根尖诱导成形术或根尖屏障术，或尝试输入自体富血小板血浆（PRP）或富血小板纤维蛋白（PRF）[6]。

（2）并发症：RET 较常见的并发症是牙体变色[15]与根管钙化[16]。RET 后出现的牙体变色可归因于管内药物（TAP）或盖髓剂（MTA），TAP 中的米诺环素可能与牙本质小管中的铁螯合形成不溶复合物，从而引起牙体变色，使用牙本质黏合剂或使用另一种抗生素代替米诺环素可以减轻牙体变色[15,17]，使用氢氧化钙作为管内药物时，牙体变色的发生率较低[18]。MTA 导致牙体变色的可能机制为 MTA 与血液相互作用并堵塞牙本质小管[6]。因此，推荐在前牙美学区使用非抗生素管内药物及 Biodentine 等盖髓剂。

血管重建相关的根管内钙化（RAIC）指 RET 导致的部分或完全根管闭塞，包括钙化屏障和根管闭塞两种形式[19]。一项 meta 分析比较了使用氢氧化钙或抗生素进行 RET 的根管内钙化结果，发现氢氧化钙治疗牙齿后完全钙化发生率（46.5%）高于抗生素（25.8%），差异具有统计学意义[20]（图3-4-1）。

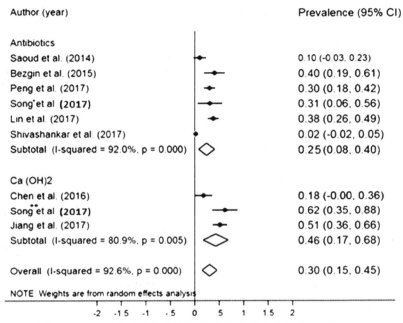

图3-4-1　抗生素和氢氧化钙治疗牙齿后完全钙化发生率比较

4. 预后

Scelza等人[21]于2021年发表了一项关于RET预后的meta分析，关于影响预后的因素，研究者总结了以下几个方面：①关于年龄因素对预后的影响尚未有统一认识，可能与患牙是否成熟有关；②对组织支架成分进行分析，发现使用自体血液作为组织支架预后较好；③在根管冲洗的用药方面，EDTA的使用可以促进干细胞存活和在牙本质上的紧密黏附。另外，数据分析结果显示，12个月随访时，RET治疗后成熟恒牙后根尖周病发生概率降低（$RR=93\%$，$95\%CI=86\%\sim97\%$，$I^2=37\%$），此外，RET治疗成熟恒牙牙髓坏死的成功率达到了95%（$95\%CI=92\%\sim98\%$，$I^2=6\%$）（图3-4-2）。

另一项meta分析将11篇文章纳入数据分析，结果表明RET可以产生高存活率（97.3%）和愈合率（93.0%），以及良好的根发育率（根延长、根增厚和根尖闭合率分别为77.3%、90.6%和79.1%）[22]。

不同组织支架可能对RET的预后有一定影响。一项研究将60位患者分成三组，分别使用PRF、诱导出血技术和PRP进行牙髓血运重建，结果表明与

PRF 和诱导出血技术相比，PRP 可以在更短的时间内使根尖周伤口得到更好的愈合，但 PRP 需要抽取自体血液并进行处理，过程较诱导出血技术烦琐，因此建议将诱导出血技术确立为标准[23]。

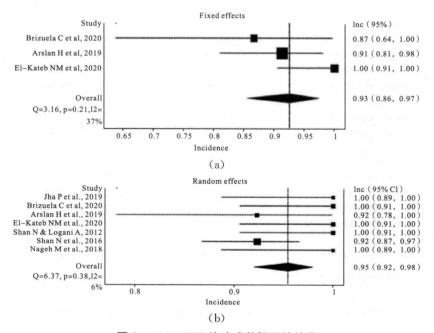

图 3-4-2　REP 治疗成熟恒牙的效果

注：（a）表示 REP 治疗后成熟恒牙后根尖周病发生概率降低（$RR = 93\%$，$95\%CI = 86\% \sim 96\%$，$I^2 = 37\%$）；（b）表示 REP 治疗成熟恒牙牙髓坏死的成功率达到了 95%。

二、根尖屏障术

根尖屏障术（apical barrier technique）指将钙硅基水门汀（如 MTA、Biodentine、iRoot BP Plus 等）置入根尖部位，诱导硬组织形成屏障，以达到根尖封闭的效果[24,25]。钙硅基水门汀具有良好的生物相容性，可以诱导根尖形成硬组织屏障，如 MTA 可以与牙髓腔的牙本质紧密接触，并刺激信号分子的产生释放，促进再矿化[26,27]。根尖屏障术具有患者就诊次数少、封闭效果良好等优点[28]。

1. 适应证

牙髓坏死或伴有根尖周炎、根尖孔未发育完全的恒牙；长期根尖诱导但未能形成根尖屏障的恒牙[24]。

2. 操作要点[24,29,30]

（1）根管预备与根管消毒：用橡皮障隔离患牙，常规备洞开髓，进行根管预备，由于年轻恒牙具有管壁较薄的特点，应避免过度机械预备，可以使用1.0％～2.5％次氯酸钠溶液进行化学预备或结合超声方法预备。常规封入氢氧化钙糊剂或其他消毒药物，直至临床症状被控制。

（2）根管屏障制备：冲洗根管，去除根管内药物，干燥。在手术显微镜下用专用输送器将钙硅基水门汀充填至根尖部位，垂直加压器轻轻加压，根尖区充填 4mm 左右，清理根管壁的残余材料，置一湿棉球于根管中上段，氧化锌水门汀暂封，拍摄 X 线片确认充填质量，注意棉球勿与材料接触。

（3）根管充填与修复治疗：1～2 天后复诊，确认根管屏障已完全硬固，若未硬固，则重复上述步骤，如已硬固，则进行根管充填与患牙的修复治疗。

（4）定期随访：每 3～6 个月复查 1 次，注意有无临床症状或异常体征、有无牙折，拍摄 X 线片，观察根尖周情况。

3. 预后

根尖屏障术成功率较高，且就诊次数相对较少，患者容易配合。Lin 等人[28]为了比较 MTA 与氢氧化钙用于根尖屏障术的疗效，对四项研究共 80 颗牙齿进行 meta 分析，结果显示，MTA 组临床成功率为 93％～100％，氢氧化钙组为 87％～100％；MTA 组的影像学成功率为 100％，氢氧化钙组为 87％～93％；MTA 组根尖屏障形成所需的时间为 3.0～4.5 个月，氢氧化钙组为 7.0～7.9 个月。结果表明无论使用 MTA 还是氢氧化钙，根尖屏障术的成功率都很高，但 MTA 治疗所需时间较短。

就诊次数少意味着髓腔开放次数和继发感染的减少，且可以避免长时间封入氢氧化钙导致的牙折风险。在一项临床研究中，研究者对 83 颗年轻恒牙进行了根尖屏障术治疗，在保持随访的 69 颗年轻恒牙中，愈合率为 96％，且没有牙齿发生根折[31]。

但对于牙根未发育完成的年轻恒牙来讲，根尖屏障术后牙根停止发育、根牙根长度和根尖孔宽度无变化、根管壁薄弱的问题同样不能解决，且术后患牙冠根比例的不协调，会给后期的修复治疗造成困难。另外，该技术对医生要求较高，且若患牙治疗失败，只能选择根尖手术[32]。

三、根尖诱导成形术

根尖诱导成形术（apexification）是在遵循根管治疗原则的基础上，消除感染或治愈根尖周炎后，用根管内药物诱导根尖部的牙髓和/或根尖周组织形成硬组织，使牙根继续发育，从而缩小根尖孔、封闭根端的治疗方法[33]。此方法诱导根尖形成所依赖的组织包括根尖部残留的生活牙髓、牙乳头以及根尖周组织的上皮根鞘[33]。根尖诱导成形术因其治疗费用较低、技术成熟、治疗失败后还可尝试再次诱导或选择其他治疗方式，已广泛用于年轻恒牙牙髓坏死的治疗[2]。

1. 适应证

牙髓病变已波及根髓的年轻恒牙；牙髓全部坏死或并发根尖周炎的年轻恒牙[24]。注意患者依从性应良好。

2. 操作要点[24,32,33]

（1）根管预备与根管消毒：用橡皮障隔离患牙，常规备洞开髓，进行根管预备，由于年轻恒牙具有管壁较薄的特点，应避免过度机械预备，可以使用1.0%～2.5%次氯酸钠溶液进行化学预备或结合超声方法预备。常规封入氢氧化钙糊剂或其他消毒药物，直至临床症状被控制。

（2）药物诱导与暂时充填：根管内充填可诱导根尖形成的药物，如氢氧化钙制剂（Metapex、Vitapex），拍摄X线片确定充填效果。具体方法为先取出根管内封药，冲洗、干燥，注入调制好的诱导药物，X线片显示药物恰填或少量超出根尖孔。玻璃离子水门汀暂时充填。

（3）随访观察：每3～6个月复查1次，至根尖形成或根端闭合为止。复查时注意有无临床症状。拍摄X线片观察根尖周组织情况，若根尖处药物吸收、牙根未继续发育，及时更换药物。

（4）根管充填：根管永久充填指征为无临床症状（患牙无明显松动、牙龈窦管闭合、根管内药物干燥），根管内探查根尖端有钙化物沉积，X线片显示根尖周病变愈合、牙根继续发育。

3. 预后

一般将根尖诱导成形术后患牙的愈合类型分为四种（图3-4-3）：

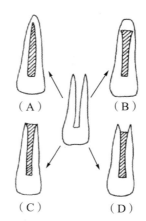

图 3-4-3　根尖诱导成形术后牙根形成类型

注：（A）根尖继续发育、管腔缩小，根尖封闭；（B）根管腔无变化，根尖封闭；（C）X 线片未显示牙根发育，根管内探测有阻力，说明根尖处形成钙化屏障；（D）X 线片显示根端 1/3 处形成钙化屏障[33]。其中前两种情况被视为治疗成功。

根尖诱导成形术成功率较高，治疗失败后还可再次诱导或选用其他治疗方式[32]。一项随机对照试验结果表明，在大多数情况下，无论使用 MTA 还是氢氧化钙都可以成功诱导牙髓坏死的年轻恒牙的根尖形成（在 12 个月时形成率分别为 82.4％和 75.0％）[34]。

但根尖诱导成形术后患牙牙折率高（如上述研究中氢氧化钙组有 26％的牙发生牙折[34]）。而且由于根尖诱导过程长、治疗时间长、复诊次数多，可造成许多问题。首先，患者的依从性难以控制，治疗后易失访；其次，长时间的治疗会增加药物吸收的风险，如一项实验中，所有行根尖诱导成形术的患者在术后 6 个月到 1 年均出现不同程度的药物吸收，需重新消毒放药[32]，重新消毒药也会增加感染风险；另外，组织学研究发现，诱导形成的硬组织是多孔的骨-牙骨质样结构，并不能完全严密封闭根尖孔，容易增加术后并发症的发生风险[35]。

四、牙髓血运重建术、根尖屏障术与根尖诱导成形术的选择

1. 三种方法的治疗效果比较

年轻恒牙牙髓坏死后常用的三种治疗方法各有优劣，具体比较项目如下：
（1）在根尖周病的治疗成功率方面，三种方法差异不大，牙髓血运重建术

与根尖诱导成形术总体成功率更高，但成功率与操作水平等因素相关，不同研究结果差异较大[28,2,34,36,37]。

（2）在牙根发育上，牙髓血运重建术无论是在根长还是在根厚的增加上，相比其他两种方法都有明显的优势[38]，但牙髓血运重建术的长期影响还不明确，一项 meta 分析结果表明术后的牙根发育情况仍然无法预测[22]。

（3）在治疗周期方面，根尖屏障术明显短于其他两种方法，且就诊次数少，可以达到更高的患者依从性。

（4）对于操作者的技术要求，从低到高依次为根尖诱导成形术、根尖屏障术和牙髓血运重建术。

（5）并发症的发生率与用药类型及操作者的技术水平均有关系，在各项研究中数据差异较大，但总体上牙髓血运重建术后并发症发生率高于其他两种方法。

（6）对于失败后的处理，根尖诱导成形术与牙髓血运重建术可以行二次治疗或改用其他方法，根尖屏障术失败后只能选择行根尖手术（表3-4-1）。

表3-4-1　年轻恒牙牙髓坏死后常用治疗方法的评价

评价项目		牙髓血运重建术	根尖屏障术	根尖诱导成形术
愈合率（%）[28,29,34,36,37]		80～100	68～100	75～100
牙根发育情况[38]	长度增加比	14.9	6.1	0.4
	宽度增加比	28.2	0	1.5
治疗周期		6个月以上	3～12个月	6～24个月
随访周期[1,6,32]		第6、12、18、24个月复查，之后5年每年复查1次	第6、12、18、24个月复查，之后2年每年复查1次	第3、6、12和24个月复查
技术要求		高	较高	较低
突出的并发症类型		牙体变色、根管钙化、再感染	牙折	牙折、再感染
失败后处理方法		牙髓血运重建术、根尖诱导成形术或根尖屏障术	根尖手术	根尖诱导成形术或根尖屏障术

2. 选择方法时的考虑因素

1）牙根发育情况：根尖孔大小、根管壁的厚度以及牙根长度都会影响治

疗方案的选择[39]。一项研究对不同根尖孔直径的年轻恒牙进行了牙髓血运重建术，结果表明，术前根尖孔直径较大（≥1mm）的牙齿后续的牙根发育更明显，原因可能在于更大的根尖孔可以提供更充足的血供[40]，另一项研究则认为根尖孔直径 0.5～1.0mm 的牙齿临床成功率最高（95.65％）[41]。Cevk[42] 对 885 颗脱位后经治疗的上颌切牙进行影像学评估后发现，当牙根长度小于牙根发育完成后长度的 1/2 且根管壁薄弱时牙折率为 77％，而牙根发育相对最成熟的年轻恒牙牙折率只有 28％。所以对于牙根长度更短、根管壁更薄的年轻恒牙来说，选择可以有效促进牙根发育的方法较为合适，即牙根发育达到成熟牙根的 2/3 之前，使用牙髓血运重建术；达到成熟牙根的 2/3 后，使用根尖屏障术及根尖诱导成形术[42,43]。

　　由此我们推荐，对于牙根发育成熟度较低，即牙根长度小于成熟牙根的 2/3、根管壁较薄弱、根尖孔直径大于 0.5mm 的患牙，选择牙髓血运重建术进行治疗，以促进牙根继续发育；对于牙根发育趋于成熟，即牙根长度大于等于成熟牙根的 2/3、根管壁较厚、根尖孔直径小于 0.5mm 的患牙，选择根尖屏障术及根尖诱导成形术。

　　2）牙髓坏死的原因：牙髓坏死的原因对于牙髓血运重建术的预后可能存在一定影响。有研究结果表明，以牙发育异常（如畸形中央尖）为病因的 RET 病例的疗效明显优于以牙外伤为病因的[13]，可能原因在于牙外伤会损伤根尖周牙乳头干细胞以及 Hertwig 上皮根鞘（HERS），影响牙根的发育。但根据一项 meta 分析，牙髓坏死的原因（牙外伤、牙发育异常、龋齿）对牙髓血运重建术的疗效无明显影响[14]。而根尖屏障术及根尖诱导成形术的原理是促进根尖硬组织的形成，其预后与牙髓坏死的原因关系不大。

　　3）患者年龄与机体健康状况：牙髓血运重建术的预后与患者牙髓组织愈合能力相关。患有严重的系统性疾病或免疫能力缺陷的患者，其组织愈合能力可能较差，应予以排除[44]。一般来说，8～18 岁患者均可行牙髓血运重建术，14 岁以下患者治疗效果更佳[40,45]。根尖诱导成形术或根尖屏障术对组织再生能力要求不高，6～18 岁的患者均可取得理想的治疗效果[2]。

　　4）患者的依从性与对治疗周期的要求：根尖屏障术治疗周期短、就诊次数少，对患者依从性要求较低；根尖诱导成形术和牙髓血运重建术治疗周期长、就诊次数多，要求患者依从性好，且要求患牙不需要为桩核等最终修复体留出牙髓空间。若患者需在短时间内行桩核修复，或依从性较差，无法定期复诊，宜选择根尖屏障术。

　　年轻恒牙牙髓坏死后选择治疗方案时的考虑因素总结见表 3-4-2。

表3-4-2　年轻恒牙牙髓坏死后选择治疗方案时的考虑因素

考虑项目		牙髓血运重建术	根尖屏障术	根尖诱导成形术
牙根发育情况	根尖孔直径[40,41]	≥0.5mm	<0.5mm	<0.5mm
	根管壁厚度[42,43]	较薄	较厚	较厚
	牙根长度[42,43]	<成熟牙根2/3	≥成熟牙根2/3	≥成熟牙根2/3
牙髓坏死的原因		除了牙外伤（可能）	无影响	无影响
患者年龄[2,40,45]		8~18岁，14岁以下更佳	6~18岁	6~18岁
患者机体健康状况		良好，组织愈合能力较强	良好	良好
患者的依从性		好	差	好
对治疗周期的要求		长	短	长

【参考文献】

[1] Galler KM, Krastl G, Simon S, et al. European society of endodontology position statement: revitalization procedures [J]. Int Endod J, 2016, 49 (8): 717-723.

[2] 李梅，文宁宁，赵媛. 年轻恒牙牙髓坏死后治疗方案的选择 [J]. 国际口腔医学杂志，2020，47（4）：445-451.

[3] Iwaya SI, Ikawa M, Kubota M. Revascularization of an immature permanent tooth with apical periodontitis and sinus tract [J]. Dent Traumatol, 2001, 17 (4): 185-187.

[4] 褚金曼. 牙髓血运重建术在年轻恒牙牙髓坏死治疗中的临床应用 [J]. 医学理论与实践，2019，32（8）：1202-1203.

[5] American Association of Endodontists. Guide to Clinical Endodontics: sixth edition [EB/OL]. [2022-03-02]. https://www.aae.org/specialty/clinical-resources/guide-clinical-endodontics/.

[6] 凌均榮，林家成. 牙髓血运重建术治疗进展 [J]. 口腔医学，2019，39（10）：865-872.

[7] Zeng Q, Nguyen S, Zhang HM, et al. Release of growth factors into root canal by irrigations in regenerative endodontics [J]. J Endod, 2016, 42 (12): 1760-1766.

[8] Ayoub S, Cheayto A, Bassam S, et al. The Effecs of intracanal irrigants and medicaments on dental-derived stem cells fate in

regenerative endodontics：an utpdate［J］．Stem Cell Rev Rep，2020，16
（4）：650－660.

［9］ Sabrah AH，Yassen GH，Liu WC，et al．The effect of diluted triple and
double antibiotic pastes on dental pulp stem cells and established
Enterococcus faecalis biofilm［J］．Clin Oral Investig，2015，19（8）：
2059－2066.

［10］ Ruparel NB，Teixeira FB，Ferraz CC，et al．Direct effect of intracanal
medicaments on survival of stem cells of the apical papilla［J］．J Endod，
2012，38（10）：1372－1375.

［11］ 颜雯，李伟．年轻恒牙牙髓血运重建术的临床应用进展［J］．甘肃医药，
2020，39（10）：876－878，882.

［12］ 贾瑞芝，尚佳健，祁森荣．牙髓血运重建治疗年轻恒牙根尖周病变的临
床观察［J］．北京口腔医学，2017，25（4）：202－206.

［13］ Almutairi W，Yassen GH，Aminoshariae A，et al．Regenerative
endodontics：a systematic analysis of the failed cases［J］．J Endod，
2019，45（5）：567－577.

［14］ Koç S，Del Fabbro M．Does the etiology of pulp necrosis affect
regenerative endodontic treatment outcomes？a systematic review and
meta－analyses［J］．J Evid Based Dent Pract，2020，20（1）：101400.

［15］ Žizka R，Šedý J，Gregor L，et al．Discoloration after regenerative
endodontic procedures：a critical review［J］．Iran Endod J，2018，13
（3）：278－284.

［16］ Kahler B，Kahler SL，Lin LM．Revascularization － associated
intracanal calcification：a case report with an 8 － year review［J］．J
Endod，2018，44（12）：1792－1795.

［17］ Shokouhinejad N，Khoshkhounejad M，Alikhasi M，et al．Prevention
of coronal discoloration induced by regenerative endodontic treatment in
an ex vivo model［J］．Clin Oral investig，2018，22（4）：1725－1731.

［18］ Kahler B，Rossi － Fedele G．A review of tooth discoloration after
regenerative endodontic therapy［J］．J Endod，2016，42（4）：563－
569.

［19］ Song M，Cao Y，Shin SJ，et al．Revascularization － associated
intracanal calcification：assessment of prevalence and contributing

factors [J]. J Endod, 2017, 43 (12): 2025-2033.

[20] Almutairi W, Al－Dahman Y, Alnassar F, et al. Intracanal calcification following regenerative endodontic treatment: a systematic review and meta－analysis [J]. Clin Oral Investig, 2022, 26 (4): 3333-3342.

[21] Scelza P, Gonçalves F, Caldas I, et al. Prognosis of regenerative endodontic procedures in mature teeth: a systematic review and meta－analysis of clinical and radiographic parameters [J]. Materials (Basel), 2021, 14 (16): 4418.

[22] Ong TK, Lim GS, Singh M, et al. Quantitative assessment of root development after regenerative endodontic therapy: a systematic review and meta－analysis [J]. J Endod, 2020, 46 (12): 1856-1866. e2.

[23] Shivashankar VY, Johns DA, Maroli RK, et al. Comparison of the effect of prp, prf and induced bleeding in the revascularization of teeth with necrotic pulp and open apex: a triple blind randomized clinical trial [J]. J Clin Diagn Res: 2017, 11 (6): ZC34-ZC39.

[24] 周学东. 牙体牙髓病学 [M]. 5版. 北京: 人民卫生出版社, 2020.

[25] Felippe WT, Felippe MC, Rocha MJ. The effect of mineral trioxide aggregate on the apexification and periapical healing of teeth with incomplete root formation [J]. Int Endod J, 2006, 39 (1): 2-9.

[26] Torabinejad M, Parirokh M, Dummer PMH. Mineral trioxide aggregate and other bioactive endodontic cements: an updated overview－part Ⅱ: other clinical applications and complications [J]. Int Endod J, 2018, 51 (3): 284-317.

[27] Shabahang S, Torabinejad M, Boyne PP, et al. A comparative study of root－end induction using osteogenic protein－1, calcium hydroxide, and mineral trioxide aggregate in dogs [J]. J Endod, 1999, 25 (1): 1-5.

[28] Lin JC, Lu JX, Zeng Q, et al. Comparison of mineral trioxide aggregate and calcium hydroxide for apexification of immature permanent teeth: a systematic review and meta－analysis [J]. J Formos Med Assoc, 2016, 115 (7): 523-530.

[29] 徐琼, 凌均棨, 谷海晶, 等. MTA治疗成年患者根尖孔未闭合患牙的

疗效评价 [J]. 华西口腔医学杂志，2006（4）：312-314，317.

[30] 于丽华，张向宇. 根尖屏障术和根尖诱导成形术治疗感染性年轻恒牙的临床研究 [J]. 天津医科大学学报，2014，20（3）：227-229.

[31] Ree MH, Schwartz RS. Long-term success of nonvital, immature permanent incisors treated with a mineral trioxide aggregate plug and adhesive restorations：a case series from a private endodontic practice [J]. J Endod, 2017, 43（8）：1370-1377.

[32] 王涛，朱顶贵，郭世梁，等. 三种方法治疗年轻恒牙根尖周病的效果分析 [J/OL]. 中华口腔医学研究杂志（电子版），2021，15（6）：341-347.

[33] 文玲英. 根尖诱导成形术 [J]. 牙体牙髓牙周病学杂志，2000（10）：187-189.

[34] Bonte E, Beslot A, Boukpessi T, et al. MTA versus Ca（OH）₂ in apexification of non-vital immature permanent teeth：a randomized clinical trial comparison [J]. Clin Oral Investig, 2015, 19（6）：1381-1388.

[35] Trope M. Treatment of the immature tooth with a non-vital pulp and apical periodontitis [J]. Dent Clin North Am, 2010, 54（2）：313-324.

[36] Nicoloso GF, Pötter IG, Rocha RO, et al. A comparative evaluation of endodontic treatments for immature necrotic permanent teeth based on clinical and radiographic outcomes：a systematic review and meta-analysis [J]. Int J Paediatr Dent, 2017, 27（3）：217-227.

[37] Sridhar N, Tandon S. Continued root-end growth and apexification using a calcium hydroxide and iodoform paste（Metapex®）：three case reports [J]. J Contemp Dent Pract, 2010, 11（5）：63-70.

[38] Jeeruphan T, Jantarat J, Yanpiset K, et al. Mahidol study 1：comparison of radiographic and survival outcomes of immature teeth treated with either regenerative endodontic or apexification methods：a retrospective study [J]. J Endod, 2012, 38（10）：1330-1336.

[39] Abada HM, Hashem AAR, Abu-Seida AM, et al. The effect of changing apical foramen diameter on regenerative potential of mature teeth with necrotic pulp and apical periodontitis [J]. Clin Oral Investig,

2022，26（2）：1843—1853.

[40] Estefan BS，El Batouty KM，Nagy MM，et al. Influence of age and apical diameter on the success of endodontic regeneration procedures [J]. J Endod，2016，42（11）：1620—1625.

[41] Fang Y，Wang X，Zhu J，et al. Influence of apical diameter on the outcome of regenerative endodontic treatment in teeth with pulp necrosis：a review [J]. J Endod，2018，44（3）：414—431.

[42] Cvek M. Prognosis of luxated non—vital maxillary incisors treated with calcium hydroxide and filled with gutta—percha. a retrospective clinical study [J]. Endod Dent Traumatol，1992，8（2）：45—55.

[43] Kim SG，Malek M，Sigurdsson A，et al. Regenerative endodontics：a comprehensive review [J]. Int Endod J，2018，51（12）：1367—1388.

[44] 叶玲. 再生性牙髓治疗方法的前景 [J]. 口腔医学，2016，36（11）：961—967.

[45] Garcia—Godoy F，Murray PE. Recommendations for using regenerative endodontic procedures in permanent immature traumatized teeth [J]. Dent Traumatol，2012，28（1）：33—41.

（黄睿洁　刘桢）

第五节 外伤牙的复位固定

- 牙外伤好发于儿童及青少年，及时有效的复位固定是影响外伤牙预后的重要因素。
- 坚固固定不利于外伤牙的牙周膜愈合，目前对于外伤牙固定主要推荐采用各种弹性固定措施。
- 树脂粘结弓丝夹板固定无需特殊耗材、成本较低、应用广泛。
- 正畸托槽－弓丝夹板固定需要良好的随形弓丝弯制，以避免被固定牙额外受力。
- 超强纤维树脂夹板固定操作便捷，美观舒适，且纤维带易于弯制，对于儿童外伤牙的固定非常有利。
- 钛链固定简单方便，钛链易于弯制，舒适度高。
- 缝线悬吊固定适用于无法忍受口内有过多固定装置，或因乳恒牙替换、乳牙早失等原因造成口内无足够基牙进行固定的情况。

一、牙外伤

牙外伤（traumatic dental injury，TDI）是在突然的外力作用下，牙体硬组织、牙髓和/或牙周组织发生急性损伤的一类疾病。牙外伤可以单独破坏一种组织，也可以同时累及多种组织，引起多系统功能损伤。导致牙外伤的病因包括突然摔倒等意外伤害、暴力伤害、体育运动伤害、交通事故、牙齿使用不当、咬硬物和医源性损伤[1,2]。牙外伤是口腔科常见及多发的急症之一，尤其好发于儿童和青少年。根据国际牙外伤协会（International Association of Dental Traumatology，IADT）报道，牙外伤多发生于儿童和青少年，25%的学龄儿童有牙外伤的经历，33%的成年人有恒牙外伤的经历，其中大多数牙外伤发生在19岁之前，而8~12岁为高发年龄。医生对牙外伤的正确诊断、适宜治疗计划的选择，以及日后的密切随访观察，对牙外伤患者的良好预后都是十分重要的。IADT将牙外伤分为四大类，每个大类中又进行了详细的二级分类[3,4]（表3-5-1）。其中，支持骨损伤中，牙槽窝碎裂指牙槽窝的破裂和挤压，多见于嵌入型脱位和侧方脱位；牙槽窝骨壁骨折指牙槽窝骨壁的唇舌侧发生骨折；牙槽突骨折可累及或不累及牙槽窝；颌骨骨折累及上颌或下颌牙槽骨的基底部和牙槽突，可累及或不累及牙槽窝。牙龈和口腔黏膜损伤中，撕裂伤通常是由锐利物体撕开黏膜浅层或深层造成的损伤；挫伤通常是钝器打击造成的黏膜损伤，没有黏膜破裂，常引起黏膜下出血；擦伤是由于摩擦或黏膜剥脱造成的浅表损伤，表面渗血。而狭义的牙外伤通常指牙齿硬组织和牙髓损伤及牙周组织损伤[5]。

表 3-5-1　IADT 牙外伤分类

一级分类	二级分类
牙齿硬组织和牙髓损伤 (injuries to the tooth hard tissues and pulp)	简单冠折（uncomplicated crown fractures）； 复杂冠折（complicated crown fractures）； 简单冠根折（uncomplicated crown-root fractures）； 复杂冠根折（complicated crown-root fractures）； 根折（root fractures）
牙周组织损伤 (injuries to the periodontium)	牙震荡（concussion injuries of the teeth）； 亚脱位（subluxation injuries of the teeth）； 脱出性脱位（extrusive luxation injuries of the teeth）； 侧方脱位（lateral luxation injuries of the teeth）； 嵌入性脱位（intrusive luxation injuries of the teeth）； 完全脱位（avulsion of the teeth）
支持骨损伤 (injuries to the supporting bone)	牙槽窝碎裂（comminution of the alveolar socket）； 牙槽窝骨壁骨折（fractures of the alveolar socket wall）； 牙槽突骨折（fractures of the alveolar process）； 颌骨骨折〔fractures of mandible or maxilla（jaw fractures）〕
牙龈和口腔黏膜损伤 (soft tissue injuries)	撕裂伤（laceration）； 挫伤（contusion）； 擦伤（abrasion）

　　牙外伤不仅可造成牙体硬组织、牙髓、牙周组织及牙槽突、颌骨、颌面部软组织急性损伤，还可以导致牙髓坏死、牙髓钙化、牙内外吸收、固连、颌面部感染等严重并发症。因此，牙外伤的危害性大，既影响颌面部功能，又影响咀嚼、发音等功能，同时因牙外伤对美观的不良影响还可能导致心理问题，学龄前儿童、青少年的牙外伤还可阻碍乳恒牙和颌面部的生长发育[5]。因此，儿童口腔医生应熟练掌握各类牙外伤的处理原则及方法，此部分内容在 IADT 牙外伤治疗指南中已有详细说明[3,4]。

　　儿童口腔医生必须全面、翔实、按部就班（通常是由全身到局部、由外及内）地进行临床检查，包括详细的病史采集、全身情况检查、口腔及颌面部检查、外伤牙的临床检查、颌面部和外伤牙 X 线检查等[1]。其中，牙外伤的临床检查通常采用视诊、探诊、叩诊、触诊和牙髓活力测试等方法，评估判断牙体、牙周、牙根、牙髓组织及牙槽骨的损伤部位和程度，明确其在牙外伤分类中的位置，以结合临床诊疗指南确定相应的治疗计划。然而，指南的应用也应当根据患者的具体情况而定，儿童口腔医生除了对病情进行仔细的判断和评估，还应根据患者的主诉、美观和功能需求、依从性、经济状况等因素在各种治疗方案中进行最优化选择，儿童口腔医生应明确判断并告知患者其牙外伤类型和损伤程度，以及远期的预后效果、可能出现的并发症及应对措施等。

　　恢复牙齿的功能与正常生理位置，保持牙体、牙周组织、口腔及颌面功能的健康是牙外伤治疗的最终目标。牙外伤后，及时有效的复位固定是影响预后的重要因素[6,7]。外伤牙固定技术指通过固定装置将外伤牙与健康邻牙连接成一个整体，以便将咬合力分散到多颗牙齿上，以减小外伤牙的负担，并尽量减小固位体对复位患牙所造成的二次压力，促进外伤牙的良好愈合。尽管有研究者认为外伤牙固定与否对患牙的预后不一定产生影响，但考虑到预防外伤牙被意外吞咽、误吸或者撞掉，增加患者的舒适感，减少对咀嚼功能和口腔卫生维护的影响等，某些类型的牙外伤后及时有效的固定仍然是非常有必要的。故而，本章节重点补充介绍各类外伤牙的固定技术。

二、外伤牙固定的适应证及固定时间

　　结合 IADT 牙外伤治疗指南，根据 Kenny 等人[89]和 Sharif 等人[9]的总结，我们将外伤牙固定的适应证及固定时间进行了总结。乳牙外伤后需要固定的情况包括根折、牙槽突骨折及侧方脱位，固定时间为 4 周。恒牙外伤后需要/可能需要固定的情况包括根折、牙槽突骨折、半脱位、嵌入性脱位、脱出性脱位、侧方脱位及撕脱伤，半脱位、脱出性脱位、撕脱伤的固定时间为 2 周，根尖 1/3 折、根中 1/3 折、侧方脱位、嵌入性脱位的固定时间为 4 周，根颈 1/3 折的固定时间则长达 4 个月（表 3-5-2、表 3-5-3）。

表 3－5－2 乳牙外伤固定的适应证及固定时间

类型	是否需要固定	固定时间
牙釉质折断	否	—
牙釉质－牙本质折断	否	—
冠折	否	—
冠根折	否	—
根折	是	4 周
牙槽突骨折	是	4 周
牙震荡	否	—
半脱位	否	—
脱出性脱位	否	—
侧方脱位	是	4 周
嵌入性脱位	否	—
撕脱伤	否	—

表 3－5－3 恒牙外伤固定的适应证及固定时间

类型	是否需要固定	固定时间
牙釉质裂纹	否	—
牙釉质折断	否	—
牙釉质－牙本质折断	否	—
冠折	否	—
冠根折	否	—
根折（根尖 1/3 折、根中 1/3 折）	是	4 周
根折（根颈 1/3 折）	是	4 个月
牙槽突骨折	是	4 周
牙震荡	否	—
半脱位	可能需要	2 周
脱出性脱位	是	2 周
侧方脱位	是	4 周
嵌入性脱位	可能需要	4 周
撕脱伤	是	2 周

三、外伤牙固定方式的选择

首先，无论选择何种固定方式，都应满足以下条件[10]：

（1）可在口内直接椅旁完成固定，无须技工室耗时制作并择期安装固定装置。

（2）能与个体牙弓形态贴合，不使牙齿额外受力。

（3）不可接触牙龈，不刺激龈缘。

（4）不干扰正常咬合。

（5）便于清洁，不影响口腔卫生维护。

（6）不能对牙齿、牙龈造成损伤。

（7）不妨碍牙髓治疗通路的建立。

（8）易于去除。

外伤牙固定的方式包括坚固固定和弹性固定（表3-5-4）。传统的固定类似骨折的固定，强调坚固固定，使牙周组织保持静止状态，待其自然恢复。在牙外伤的情况下，牙周膜受到损伤后将会出现2种愈合方式相竞争的现象，一种愈合方式为来自牙槽窝壁的骨髓源细胞产生骨性愈合，而另一种愈合方式为来自牙根表面的邻近牙周膜组织产生牙周膜愈合。如果采用传统的坚固固定方式，将使得骨性愈合占优势，牙齿成为骨改建系统的一部分，经过破骨细胞的吸收、骨组织的功能性重建等，导致牙根被替代性吸收。坚固固定常用牙弓夹板（arch bar）进行固定，即采用钢丝结扎技术，以钢丝穿过牙间隙，将牙齿与牙弓夹板结扎。采用牙弓夹板进行外伤牙固定，除了无法保证外伤牙的精准复位固定，牙弓夹板还可由于前牙解剖形态而容易向牙根方向滑动，刺激龈缘的同时使得被固定牙向咬合方向移位，影响患牙的牙周膜愈合，并且因为牙弓夹板体积庞大，更靠近龈缘，从而增加菌斑黏附、牙龈炎症及损伤的风险，患者的舒适度也大受影响[11]。多项研究指出，由于坚固固定没有应力中断作用而缺少缓冲，牙周膜将因此承受过大的压力，导致牙周膜内新生血管发生暂时性缺血，对牙周膜愈合产生不利影响[12~14]。外伤松动牙长时间的坚固固定不仅会增加外伤牙出现并发症的风险，还会对基牙造成损伤，因此坚固固定仅用于牙根颈部折断及牙槽突骨折[15]。也有研究者指出，当伴发牙槽骨骨折时，也可选用直径小于0.4mm的不锈钢丝和复合树脂夹板固定[3]，仍可以达到生理性固定的效果，并可以保持复位牙和骨折块的稳定性，有利于初期愈合，这种固定方法相对于牙弓夹板，可以使患者感觉更舒适，也方便医生对外伤牙行根管治疗。

目前认为，外伤牙固定后保持少量动度有利于避免牙齿形成固连[16]。因此，目前对于外伤牙固定主要推荐采用各种弹性固定措施，包括树脂粘结弓丝夹板固定、正畸托槽－弓丝夹板固定、超强纤维树脂夹板固定、钛链固定、缝线悬吊固定等。弹性固定通过其应力中断作用，可以使牙周膜接受温和的机械刺激并保证适度的缓冲作用，从而有利于牙周膜血管的再生，尤其是对于根尖孔未闭合的年轻恒牙，弹性固定更有利于保持其上皮根鞘的增殖分化能力，从而有利于年轻恒牙牙根的继续发育。

表 3－5－4　坚固固定与弹性固定

固定类型	应力中断作用	优势愈合方式	舒适度	口腔清洁	牙髓治疗	适应证
坚固固定	无	骨性愈合	差	不易	不方便	牙根颈部折断及牙槽突骨折
弹性固定	有	牙周膜愈合	较好	影响相对较小	方便	各类牙外伤，包括牙脱位性损伤、牙撕脱伤和根折

下面将介绍几种常见的弹性固定方式：

1.　树脂粘结弓丝夹板固定（wire－composite splint）

1）概述：树脂粘结弓丝夹板固定（图 3－5－1）是一种非常普及的固定方法，其成本较低，大多口腔诊疗机构及专科口腔医院都备有相应耗材，无须单独库存特殊耗材，并且已被证实效果可靠[17]。牙外伤后，牙周膜区域同时存在牙周膜的再附着和牙槽骨改建，采用弓丝进行弹性固定有利于外伤牙的牙周膜愈合，从而尽可能减少骨组织粘连的可能，改善外伤牙的预后[18]。采用树脂粘结弓丝夹板进行固定时，家长普遍担心树脂粘结弓丝夹板会戳破嘴唇并且影响口腔清洁。但已有的研究表明，规范的树脂粘结弓丝不会增加黏膜损伤风险，受试者也同样可以进行良好的口腔卫生维护[19]。但此固定方法潜在的风险是拆除时因树脂颜色与牙体颜色相近，可能造成牙体表面釉质的损伤。

为避免被固定牙的被动移位并保持被固定牙具有的一定动度，固定时应选择可弯制且有一定弹性的弓丝[20]。固定前，首先将多股麻花丝或正畸弓丝［通常正畸方丝的尺寸至少为 0.016 英寸×0.022 英寸（1 英寸＝2.54cm）、正畸圆丝尺寸不应低于 0.018 英寸[21]］，以被固定牙和基牙的唇面中点为参考，弯制成贴合牙列形态的弓形。基牙数目的选择应综合分析而定，要参考牙周膜面积及咬合力比值，一般基牙的数目是松动牙的2倍或被固定牙的两边至少需各有一颗健康牙作为固定夹板的基牙。应特别注意的是，若恒尖牙外伤后需固定，由于其位于口角处，受到多方分力，故需向远中增加基牙数。若固定牙齿的数量较多，应选择更硬的弓丝。

2）操作方法：

（1）根据牙弓形态及固定牙数目等选择合适大小的弓丝。

（2）以被固定牙和基牙的唇面中点为参考，弯制成贴合牙列形态的弓形。

（3）将被固定牙牙面的菌斑、软垢等进行彻底清理。

（4）如果牙龈渗血较多，可在操作前以过氧化氢溶液、生理盐水局部冲洗，或使用止血凝胶。

（5）有效隔湿后，釉质表面用含磷酸的酸蚀剂进行酸蚀。

（6）彻底冲洗、干燥，将弓丝轻放置于牙面，再以树脂粘结固定。

（7）调磨多余树脂，避免对口腔黏膜的刺激。

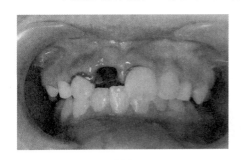

（A）

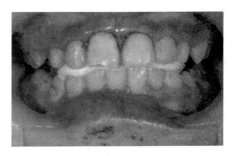

（B）

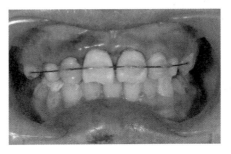

（C）

图3-5-1 树脂粘结弓丝夹板固定

注：（A）11牙外伤全脱位；（B）11牙全脱位后复位；（C）以树脂粘结弓丝夹板法进行固定。

3）注意事项：粘结过程中应注意树脂不应进入邻间隙和邻接点，树脂固化后应进行调磨，避免不光滑的树脂表面对口腔黏膜的损伤。对下颌外伤牙进行固定时，应注意避免形成咬合干扰。因咬合过紧而无法进行唇侧固定时，也可选择舌侧固定，但舌侧固定的隔湿难度大，并会对发音有一定影响，且可能造成舌体损伤。

固定完成后，采用金刚砂车针除去粘结弓丝夹板时应避免损伤牙体表面釉质，拆除后应对被固定牙表面进行抛光、脱敏。

2. 正畸托槽－弓丝夹板固定 （orthodontic appliances）

1）概述：各类直丝及方丝矫治器也可被用于外伤牙固定[22]。固定时首先将正畸托槽直接粘结于被固定牙表面，然后根据正畸托槽及被固定牙的位置，将弓丝精确地弯制成适应牙弓形态的随形弓，随后弓丝入槽、结扎固定（图3－5－2）。此法的难点在于对弓丝弯制的要求很高。若弓丝的弯制与牙弓形态及正畸托槽位置贴合不良，将使被固定牙异常受力，影响外伤牙的愈合。一项研究测试了正畸固定装置给患牙施加的正畸力，结果表明正方形或圆形的不锈钢丝或钴铬丝产生的力比长方形的同类丝或镍钛丝要小，并建议由熟练掌握正畸技术的专科医生来进行此项操作[18]。

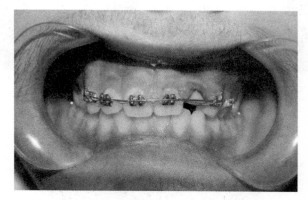

图3－5－2 正畸托槽－弓丝夹板固定

2）操作方法：

（1）将被固定牙牙面的菌斑、软垢等进行彻底清理。

（2）有效隔湿后，釉质表面以含磷酸的酸蚀剂进行酸蚀。

（3）彻底冲洗、干燥，涂布处理剂后以正畸粘结剂粘结托槽，方丝弓托槽使用更方便（方丝弓托槽无预成转矩、轴倾角等数据，可尽可能减少被固定牙受力），托槽的粘结不强调精准定位，定位远离龈缘、避免咬合干扰、尽可能方便随形弓丝弯制即可。

（4）根据牙弓形态及托槽定位，弯制弓形，保证弓丝充分贴合每颗被固定牙的托槽槽沟，尽可能减少被固定牙额外受力。

（5）弓丝结扎入槽，末端可靠回弯防止弓丝滑动。

3）优缺点分析：正畸托槽－弓丝夹板固定具有将牙齿连接成一牢固整体、减小侧向力对牙周组织的损害、托槽粘结面积小但粘结力强、远离牙龈、保证符合生理要求的生理动度的优点，尤其是后期需配合口腔正畸治疗时优势更为明显[23]。

因为口内有正畸托槽、弓丝这些不光滑的金属装置存在，本固定法有导致口腔黏膜损伤、妨碍口腔清洁的问题，舒适度也欠佳，尤其是在固定装置放置初期[19]。目前更多适用于需后期配合正畸治疗或本身口内有固定矫治器的情况。

3. 超强纤维树脂夹板固定（fiber－reinforced composite periodontal splint）

1）概述：近年来，越来越多的研究者推荐采用超强纤维带替代弓丝，结合树脂粘结于牙面作为夹板固定[24]（图 3-5-3）。通过增加超强纤维带的层数，可以产生不同的硬度[25]。超强纤维带具有独特的互渗透聚合物网络（interpenetrating polymer network，IPN）结构，由双向的纤维束制成纤维筛网，结合树脂的预浸润技术提供的可靠粘结性，使树脂与纤维带及牙面可形成完美粘结[26,27]（图 3-5-3）。

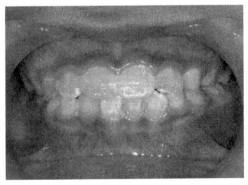

图 3-5-3　11 牙外伤牙脱位复位后以超强纤维树脂夹板固定

2）操作方法：

（1）根据牙列形态和固定牙的数量选择合适数量及长度的纤维带。

（2）将纤维带弯制成贴合牙面的形状，避免被固定牙额外受力。

（3）将被固定牙牙面的菌斑、软垢等进行彻底清理。

（4）有效隔湿后，釉质表面以含磷酸的酸蚀剂进行酸蚀。

（5）涂布粘结剂后，以流体树脂分层固化稳定纤维带。

（6）调磨多余树脂，避免对口腔黏膜的刺激。

3）优点：研究表明，超强纤维树脂夹板固定操作简单、灵活，对外伤牙和基牙都不会产生不良牵引力，可达到最佳的固定效果[28]。且纤维材料还具有良好的生物相容性，同时颜色自然、接近牙面色泽，对美观影响较小。纤维材料良好的柔韧性使医生能非常容易将纤维带与牙列形态弯制贴合，可缩短椅旁操作时间[29]，因此对于儿童外伤牙的固定具有明显优势。超强纤维树脂夹板在固定后可在受力时产生和牙周膜类似的应力中断效应，树脂产生的微裂可通过纤维与基质间的界面拓展，最后通过产生大量的微裂吸收能量，从而有利于牙周膜的愈合[30]。IADT 牙外伤治疗指南也表明，目前的证据更推荐使用超强纤维夹板固定[3]。

4. 钛链固定（titanium trauma splint）

1）概述：von Arx 等人[31]于 2001 年即提出钛链可用于松牙固定，后经不断改良优化，现在临床使用的钛链由多个纯钛金属环首尾相连构成，每个金属环呈扁圆孔状，内孔为椭圆形、方形或圆形。钛链分大号、中号、小号，单个金属环长度分别 5.5、4.5、3.5mm，依据不同的牙列时期，不同的临床牙冠高度及牙间间隙，比对合适的型号，尽量使扁椭圆形内孔正对每颗牙的唇面中央。厚度为 0.2mm，最宽处分别为 2.6、2.2、1.8mm，以期在保证有效固定的前提下最大限度地减少口内异物感[32]。

2）操作方法：

（1）根据牙列形态和固定牙的数量选择合适孔径及长度的钛链。

（2）将钛链弯制贴合牙面，避免被固定牙额外受力。

（3）将被固定牙牙面的菌斑、软垢等进行彻底清理。

（4）有效隔湿后，釉质表面以含磷酸的酸蚀剂进行酸蚀。

（5）涂布粘结剂，再以流体树脂覆盖钛链夹板的镂空孔固化稳定钛链。

（6）调磨多余树脂，避免对口腔黏膜的刺激。

3）优点：钛链固定的优势在于钛金属的可塑性较强、弯制简单，且具有良好的稳定性，可以很容易与牙面贴合，固定后也不会产生额外的应力。钛金属具有良好的柔韧性，可以保证外伤固定牙保持适宜的生理动度，从而有利于患牙的牙周膜愈合。相对于弓丝固定，钛链不会高出牙面过多，表面设计了镂空孔，从而降低了异物感、保证了舒适性，以钛链进行外伤牙固定操作简单，可有效节约椅旁时间，适用于儿童患者[32,33]。一项对 45 颗脱位牙进行再植后再以钛链固定并追踪观察 1 年的研究发现，57.7% 的牙齿牙周愈合良好，42.3% 的牙齿出现了牙根的外吸收，认为结果令人满意[34]。

5. 缝线悬吊固定（suture splint）

1）概述：对于无法忍受口内有过多固定装置或因乳恒牙替换、乳牙早失等原因造成口内无足够基牙进行固定的情况，Camp[10] 提出了一种简单、舒适的缝线悬吊固定方式。其方法为在局部麻醉下将外伤牙复位，粘结光固化树脂等材料在外伤牙切端，形成凹槽，将缝线穿过切端凹槽并缝合于牙龈，类似"背带裤"将外伤牙悬吊固定（图 3-5-4）。

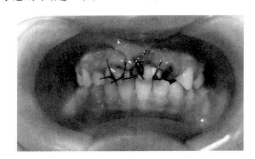

图 3-5-4　11、21 牙外伤脱位复位后以缝线悬吊固定

2）操作方法：

（1）局部麻醉下外伤牙复位。

（2）将被固定牙牙面的菌斑、软垢等进行彻底清理。

（3）有效隔湿后，切端釉质表面以含磷酸的酸蚀剂进行酸蚀。

（4）于被固定牙切端粘结树脂块，形成凹槽，注意粘结的树脂块不可形成咬合干扰。

（5）将缝线穿过被固定牙切端树脂凹槽并缝合于牙龈做悬吊固定。

3）特点：关于自体牙移植后固定的研究表明，相对于坚固固定，缝线悬吊固定有助于改善移植牙的预后[35]。虽然缝线悬吊固定操作简单、异物感相对于其他固定方法来说较小，但仅适用于短时间的固定[36]。拆除时仅需将缝线剪断拆除并磨除切端粘结的光固化树脂材料即可。

四、注意事项

（1）外伤牙治疗的一个关键点是牙齿复位后解除咬合创伤，对于原有深覆殆的患者，牙齿脱位、牙槽骨骨折后会因为牙齿的伸长、舌倾而加深前牙覆殆。调殆要遵循一定的原则，覆殆太深无法通过调磨解除咬合创伤或牙体组织不能调磨者需加用前牙平导板或后牙殆垫，甚至全牙列殆垫以解除咬合创伤，殆垫戴用的时间不宜太长，否则会造成前牙伸长并加重深覆殆。

（2）及时完善外伤牙后续治疗，如牙髓治疗等。

（3）告知患者应注意患牙休息，伤后 3～4 周不用患牙咀嚼，在此期间，食物应切成小块，最好不要食用过硬或过黏的食物。

（3）教会患者使用竖转动法刷牙、间隙刷清洁牙齿邻间隙及夹板，做好口腔卫生的维护。使用抗菌剂含漱 1～2 周（如 0.12％无酒精的葡萄糖酸氯己定溶液）。对于幼儿可以使用棉签将氯己定涂在外伤牙受损的区域进行护理。

（4）全脱位再植牙再植固定后应立即开始服用抗生素，且至少服用一周。对于根尖孔已经闭合的恒牙，抗生素的服用时间应延长至牙髓摘除术后。

（5）告知患者复诊计划及后续治疗方案、可能出现的并发症及症状，若病情变化时及时就诊。对于各种类型的外伤牙，受伤之后前 6 个月的频繁复诊是非常有必要的，其间若出现并发症，有利于医生及时处理。

五、总结

规范的外伤牙固定对于外伤牙的牙周膜愈合非常重要。儿童口腔医生应该明确各类外伤牙固定的适应证和固定时间，并结合实际情况选择合适的固定方式。下表对本章节出现的各种固定方式进行了总结以供参考（表 3-5-5）。

表 3-5-5　各类外伤牙固定方式的对比

固定方式	外伤牙预后	操作难度	材料成本	装置本身强度	清洁难度	舒适度	美观性
牙弓夹板	欠佳	中等	低	强	难	差	差
树脂粘结弓丝夹板固定	良好	低	低	中等	中等	中等	中等

续表

固定方式	外伤牙预后	操作难度	材料成本	装置本身强度	清洁难度	舒适度	美观性
正畸托槽－弓丝夹板固定	良好	难	中等	中等	难	差	差
超强纤维树脂夹板固定	良好	低	高	中等	中等	好	好
钛链固定	良好	低	高	中等	中等	好	中等
缝线悬吊固定	良好	低	低	低	低	好	好

【参考文献】

[1] 龚怡. 牙外伤 [M]. 2版. 北京：人民卫生出版社，2017.

[2] Andreasen JO, Andreasen FM, Andreasson L. Textbook and color atlas of traumatic injuries to the teeth [M]. 4th ed. Oxford：Wiley Blackwell，2017.

[3] Diangelis AJ, Andreasen JO, Ebeleseder KA，et al. International Association of Dental Traumatology Guidelines for the management of traumatic dental injuries：1. fractures and luxations of permanent teeth [J]. Dent Traumatol，2012，28 (1)：2—12.

[4] Andersson L，Andreasen JO，Day P，et al. International Association of Dental Traumatology Guidelines for the management of traumatic dental injuries：2. avulsion of permanent teeth [J]. Dent Traumatol，2012，28 (2)：88—96.

[5] 王捍国，余擎. 牙外伤的诊断和治疗计划 [J]. 中华口腔医学杂志，2020，55 (5)：309—315.

[6] Emshoff R，Moschen I，Strobl H. Adverse outcomes of dental trauma splinting as related to displacement injury and pulpal blood flow level [J]. Dent Traumatol，2008，24 (1)：32—37.

[7] Bakland LK. Dental trauma guidelines [J]. Pediatr Dent，2013，35 (2)：106—108.

[8] Kenny KP，Day PF，Sharif MO，et al. What are the important outcomes in traumatic dental injuries? An international approach to the

development of a core outcome set [J]. Dent Traumatol, 2018, 34 (1): 4−11.

[9] Sharif MO, Tejani−Sharif A, Kenny K, et al. A systematic review of outcome measures used in clinical trials of treatment interventions following traumatic dental injuries [J]. Dent Traumatol, 2015, 31 (6): 422−428.

[10] McDonald RE. Current therapy in dentistry [M]. London: Mosby, 1980.

[11] Filippi A, von Arx T, Lussi A. Comfort and discomfort of dental trauma splints − a comparison of a new device (TTS) with three commonly used splinting techniques [J]. Dent Traumatol, 2002, 18 (5): 275−280.

[12] Hurst RV. Regeneration of periodontal and transseptal fibers after autografts in rhesus monkeys: a qualitative approach [J]. J Dent Res, 1972, 51 (5): 1183−1192.

[13] Humphrey JM, Kenny DJ, Barrett EJ. Clinical outcomes for permanent incisor luxations in a pediatric population. I. Intrusions [J]. Dent Traumatol, 2003, 19 (5): 266−273.

[14] Bauss O, Schwestka−Polly R, Schilke R, et al. Effect of different splinting methods and fixation periods on root development of autotransplanted immature third molars [J]. J Oral Maxillofac Surg, 2005, 63 (3): 304−310.

[15] Bethold C, Thaler A, Petschelt A. Rigidity of commonly used dental trauma splints [J]. Dent Traumatol, 2009, 25 (3): 248−255.

[16] Bauss O, Schilke R, Fenske C, et al. Autotransplantation of immature third molars: influence of different splinting methods and fixation periods [J]. Dent Traumatol, 2002, 18 (6): 322−328.

[17] Kahler B, Hu JY, Marriot−Smith CS, et al. Splinting of teeth following trauma: a review and a new splinting recommendation [J]. Aust Dent J, 2016, 61 Suppl 1: 59−73.

[18] von Arx T. Splinting of traumatized teeth with focus on adhesive techniques [J]. J Calif Dent Assoc, 2005, 33 (5): 409−414.

[19] Ebeleseder KA, Glockner K, Pertl C, et al. Splints made of wire and

composite: an investigation of lateral tooth mobility in vivo [J]. Endod Dent Traumatol, 1995, 11 (6): 288−293.

[20] Oikarinen K. Functional fixation for traumatically luxated teeth [J]. Endod Dent Traumatol, 1987, 3 (5): 224−228.

[21] Davis MJ. Orofacial trauma management: patient assessment and documentation [J]. N Y State Dent J, 1995, 61 (7): 42−46.

[22] Ebrahim FH, Kulkarni G. Fixed orthodontic appliances in the management of severe dental trauma in mixed dentition: a case report [J]. J Can Dent Assoc, 2013, 79: d131.

[23] Aspinwall − Rezende PO, França EC, Lombardi MA, et al. Orthodontic and restorative treatment of avulsed upper central incisors [J]. J Clin Orthod, 2018, 52 (10): 563−570.

[24] Cvek M, Andreasen JO, Borum MK. Healing of 208 intra−alveolar root fractures in patients aged 7−17 years [J]. Dent Traumatol, 2001, 17 (2): 53−62.

[25] Dawoodbhoy I, Valiathan A, Lalani ZS, et al. Splinting of avulsed central incisors with orthodontic wires: a case report [J]. Endod Dent Traumatol, 1994, 10 (3): 149−152.

[26] Lassila LV, Tezvergil A, Dyer SR, et al. The bond strength of particulate−filler composite to differently oriented fiber−reinforced composite substrate [J]. J Prosthodont, 2007, 16 (1): 10−17.

[27] Garoushi S, Vallittu PK, Watts DC, et al. Polymerization shrinkage of experimental short glass fiber−reinforced composite with semi−inter penetrating polymer network matrix [J]. Dent Mater, 2008, 24 (2): 211−215.

[28] Hoeppner MG, Fonseca RB, Pfau EA, et al. Rehabilitation of periodontally compromised teeth with fiber−reinforced composite resin: a case report [J]. Quintessence Int, 2011, 42 (2): 113−120.

[29] Garoushi S, Lassila LV, Tezvergil A, et al. Static and fatigue compression test for particulate filler composite resin with fiber−reinforced composite substructure [J]. Dent Mater, 2007, 23 (1): 17−23.

[30] Berthold C, Auer FJ, Potapov S, et al. Rigidity evaluation of quartz−

fiber splints compared with wire － composite splints ［J］. Dent Traumatol, 2012, 28 (1): 65－74.

［31］ von Arx T, Filippi A, Buser D, et al. Splinting of traumatized teeth with a new device: TTS (titanium trauma splint) ［J］. Dent Traumatol, 2001, 17 (4): 180－184.

［32］ 周永川, 刘颖凤, 张陶涛, 等. 松牙固定钛链用于儿童上颌外伤松动前牙固定的临床研究 ［J］. 实用口腔医学杂志, 2012, 28 (2): 204－208.

［33］ Wang RR, Li Y. In vitro evaluation of biocompatibility of experimental titanium alloys for dental restorations ［J］. J Prosthet Dent, 1998, 80 (4): 495－500.

［34］ Chappuis V, von Arx T. Replantation of 45 avulsed permanent teeth: a 1－year follow－up study ［J］. Dent Traumatol, 2005, 21 (5): 289－296.

［35］ Oikarinen KS, Nieminen TM. Influence of arch bar splinting on periodontium and mobility of fixed teeth ［J］. Acta Odontol Scand, 1994, 52 (4): 203－208.

［36］ Gupta S, Sharma A, Dang N. Suture splint: an alternative for luxation injuries of teeth in pediatric patients－a case report ［J］. J Clin Pediatr Dent, 1997, 22 (1): 19－21.

（黄睿洁　徐舒豪　张莉）

第六节 间隙管理

- 在乳牙列及替牙列期间，各种原因导致的间隙丧失会增加错殆畸形的发生率及严重程度。因此，在牙发育期间需进行有效的间隙管理，使发育中牙弓周长有足够的间隙，以利于牙齿排齐，保证继承恒牙的正常萌出，从而使完整的乳牙列变成正常的恒牙列。
- 单个乳磨牙早失时通常选择全冠/带环丝圈式间隙维持器。
- 多个乳磨牙早失时可选择下颌舌弓式间隙维持器、Nance 弓式或横腭杆式间隙维持器、义齿型间隙维持器。
- 义齿型间隙维持器可同时维持近远中及垂直向缺牙间隙，并能有效恢复儿童的咀嚼功能及美观，但效果依赖儿童的配合。
- 乳恒牙替换异常、磨牙异位萌出等环境因素导致的间隙丧失常需要进行间隙的恢复。

乳牙列到恒牙列的发育过程中，常常伴随着牙列各种生理性间隙变化。除了生理性间隙变化，牙外伤、龋病、恒牙异位萌出、颌骨内囊肿等也会导致病理性的间隙变化。因此，在牙发育期间需进行有效的间隙管理，使发育中牙弓周长有足够的间隙，以利于牙齿排齐，保证继承恒牙的正常萌出，从而使完整的乳牙列变成正常的恒牙列[1]。

一、概述

牙列的发育是在遗传和环境因素共同作用下的漫长过程，历经乳牙列、替牙列、恒牙列。而在乳牙列及替牙列期间，各种原因导致的间隙丧失会增加错殆畸形的发生率及严重程度。在儿童及青少年时期，间隙丧失是一个很普遍的现象。导致间隙丧失的原因有很多，包括乳牙或恒牙早失、牙外伤、龋病、牙髓及根尖周病、口腔不良习惯、颌骨内囊肿、牙发育异常、牙齿先天缺失等[2]。

乳牙或恒牙早失是导致间隙缺失最常见的原因。各种因素都可导致乳牙或恒牙早失，包括龋病、牙髓及根尖周病、牙外伤、牙根异常吸收导致的早期脱落、全身性疾病、遗传性综合征等，其中常见的原因为龋病、牙髓及根尖周病[3]。乳牙早失会导致牙弓长度及宽度的变化，影响继承恒牙的萌出，从而导致错𬌗畸形的发生。

间隙管理又被称为被动性咬合诱导，指在乳牙列向恒牙列发育过程中，密切关注和管理牙齿替换间隙，同时，通过预防、阻断和矫治等方法，促进完好恒牙列发育及良好咬合关系的建立[4]。间隙管理需贯穿整个牙列形成过程，及时、规范的间隙管理不仅可以预防和阻断错𬌗畸形的发生和发展，有效降低错𬌗畸形发生率和严重程度，也有利于儿童的身心健康。当间隙丧失还未发生时，主要采取预防性措施，包括保护天然牙、间隙维持等；而当间隙已经丧失时，则需要采取措施以重新获得间隙，如推磨牙向后等。

二、乳牙早失

乳牙早失指口腔检查发现乳牙缺失，X线片显示后继恒牙牙根尚未发育或仅形成不到1/2，牙冠𬌗面有较厚的骨质覆盖。当乳牙因各种原因早失时，会引起牙弓长度、宽度的变化以及对颌牙的伸长，影响继承恒牙的萌出[5]。同时乳牙早失还会影响儿童的咀嚼、发音功能和美观，不利于儿童的身心健康。

乳牙早失对牙槽骨、牙列、咬合及间隙都有明显的影响。下颌乳磨牙区拔除后约1个月内，牙槽嵴发生快速吸收，而后吸收变缓，4个月逐渐稳定。继承恒牙萌出前约8个月，牙槽嵴舌侧出现急速膨隆，颊侧相对较大。上颌拔牙后变化类似下颌，快速吸收止于牙拔除后约1个月。上颌牙槽嵴宽度减少主要是由于颊（唇）侧牙槽嵴吸收[6]。

第二乳磨牙的早失常会导致第一恒磨牙的近中移动[7]。第一乳磨牙早失可导致后牙的近中移动和前牙的远中移动，其中下颌多为前牙远移，上颌多为后牙近移。而乳尖牙的早失可导致恒切牙的远中移动，但后牙的近中移动很少发生[8]。

一项评估下颌第一乳磨牙早失对间隙影响的系统性研究显示，与未拔牙侧相比，拔除下颌第一乳磨牙8个月后可引起约1.5mm间隙的丧失[9]（图3-6-1）。上下牙弓乳磨牙的早失可导致每个象限至少1.5mm的间隙丧失，主要是因为磨牙的近中移动[10]。第二乳磨牙早失对牙弓长度的影响最为严重（主要原因是第二乳磨牙脱落伴第一磨牙近中移动）[11]。间隙丧失在牙齿早失后的一年内最明显，以后较少。因此，乳牙早失后进行间隙维持是非常紧急且必要的。

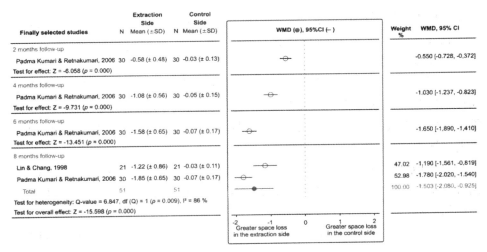

图 3-6-1　下颌第一乳磨牙缺失对间隙的影响

乳牙早失后，通过间隙维持器来保持早失牙齿的近远中和垂直间隙，保证继承恒牙的正常萌出。但是并不是所有乳牙早失都需要行间隙维持，当牙弓长度适宜或每象限仅存在 1~2mm 的间隙不足时，利用间隙维持器保存缺牙间隙非常重要。若不进行间隙维持，牙弓长度减小，则会增加后期拔除前磨牙的概率。但若牙弓本身存在拥挤，后期需拔除恒牙以建立理想咬合，则无太大必要进行间隙维持。

在评估乳牙早失后是否行间隙维持前需要综合考量以下因素：

1）继承恒牙萌出时间。恒牙萌出时间主要与其牙龄以及儿童性别、年龄相关。一般当牙根形成约 3/4 时，恒牙即萌出。但乳牙早失后继承恒牙时间会推迟或提前。这主要与继承恒牙的发育阶段、缺牙部位的骨密度和乳牙缺失的情况相关。

有研究提示：当乳牙拔除时，继承恒牙牙根形成小于 1/2，则萌出延迟，相反，若继承恒牙牙根已形成 1/2，则萌出加速。7 岁前出现乳磨牙缺失会导致前磨牙萌出延迟，而在正常脱落时间前 6~12 个月发生乳牙脱落，会导致继承恒牙提前萌出[12]。

若继承恒牙上方的骨质因感染被破坏，恒牙萌出时间通常会提前，此时无法根据儿童年龄、恒牙牙根形成状态准确判断萌出时间。有研究发现前磨牙一般需要 4~6 个月时间穿破 1mm 骨质。

2）出现间隙丧失的概率。几乎所有的乳磨牙缺失都会导致间隙丧失、牙弓长度及周长减小，但减少的量与多种因素相关。而乳切牙的早失出现间隙丧失概率较小，但下颌乳切牙早失常导致前牙覆盖增加、覆殆加深，单侧乳切牙及乳尖牙早失还可能导致中线偏斜。

3）出现间隙丧失的时间。间隙丧失出现的时间大多在乳牙缺失后的前6个月，因此在乳牙需要被拔除，且有迹象提示间隙丧失出现时，需要立即进行间隙维持[13]。特别是当第二乳磨牙早失时，正处于第一恒磨牙萌出的活跃阶段，还应该在拔牙前预先做好间隙保持器，拔牙后立即戴入，以防止第一恒磨牙近中倾斜移动，破坏了第一恒磨牙的中性关系。

4）间隙丧失的方向和程度。第二乳磨牙缺失时由于第一恒磨牙近中移动，此时出现间隙丧失的程度最大[14]，其中上颌大于下颌。上下颌第一乳磨牙缺失引起的间隙丧失量相差不大。

上颌牙齿缺失造成的间隙丧失主要是因为第一恒磨牙的整体近中移动和围绕其腭根的近中腭向旋转，第一恒磨牙的近中倾斜较少。下颌中，间隙丧失主要来自第一恒磨牙的近中倾斜以及缺隙近中牙齿的远中移动和倾斜，而第一恒磨牙的整体近中移动较少。

5）牙列发育阶段。若在第一磨牙萌出前或萌出之时发生乳磨牙早失，间隙丧失的可能性及程度最大。如果在第一磨牙萌出后且已建立咬合时发生乳磨牙早失，则间隙丧失的程度相对较小。同样，若第一乳磨牙早失，而恒侧切牙正处于萌出阶段，会使乳尖牙远中移动，占据缺牙间隙，甚至出现中线偏移的情况。

选择合适的基牙也需要考虑牙列发育阶段。第一恒磨牙的萌出状态会影响第二乳磨牙早失时基牙的选择。

6）口周肌肉组织。如果存在颏肌紧张，则下颌乳磨牙或乳尖牙早失的预后欠佳。乳牙缺失后，若儿童存在吮指习惯，口周内外肌力平衡会被打破而导致牙弓狭窄。

7）继承恒牙胚是否缺失。在进行间隙维持前一定要通过影像学确认继承恒牙胚的存在。若恒牙先天缺失或存在严重畸形，需要先决定是保留间隙至能够行永久修复，还是任间隙关闭，后期行正畸治疗。

三、恒牙早失或先天缺失

第一恒磨牙一般在6岁时即萌出，若儿童此时口腔卫生较差，第一恒磨牙极易患龋，且第一恒磨牙龋病进展较快，发展到牙髓炎症状，有时仅需6个月。因此，在临床中也能见到因龋病等原因导致的第一恒磨牙缺失。第一恒磨牙缺失时，若第二恒磨牙未萌出，则可观察到发生近中移动，若第二恒磨牙已萌出，则可观察到其近中倾斜。除此之外还可观察到前磨牙、前牙的远中移动。而上颌恒切牙多因外伤导致早失。

恒牙早失或先天缺失多需儿童口腔医生与正畸、修复专科医生共同会诊，制订后续治疗方案。若需保留间隙以进行后期修复，同样需进行间隙维持。

四、间隙维持器的适应证、特点及类型

1. 适应证

间隙维持主要适用于一个或多个乳牙早失，后继恒牙存在，且距其萌出在 6 个月以上，牙弓长度和周长未减小，但有减小趋势，或间隙已经减小了一些，但是牙弓长度足够的儿童。当后继恒牙缺失，且儿童咬合良好时，可采用间隙维持以待后期行种植或固定义齿修复[15]。

2. 特点

间隙维持器的主要功能包括防止邻牙及对𬌗牙向缺隙处移位以及前牙舌侧倾斜。同时，间隙维持器还需具备以下特点：

（1）不影响儿童的咀嚼及口腔的正常生长发育。

（2）制作简单、方便佩戴。

（3）耐用，能够承受一定的压力，性质稳定。

（4）被动就位，不对其余的牙齿主动施力。

（5）方便清洁，防止造成龋齿。

（6）一定程度上恢复咀嚼功能，改善美观。

但目前有研究发现固定式间隙维持器和活动式间隙维持器都会导致口腔中微生物数量以及牙周指数评分增加，因此在进行间隙维持期间，需要告知儿童加强口腔卫生维护[16]。

3. 类型

间隙维持器根据能否取戴分为固定式间隙维持器、半固定式间隙维持器和活动式间隙维持器（表3-6-1）。固定式间隙维持器指固定在基牙上、不能取下的间隙维持器，包括全冠/带环丝圈式间隙维持器、远中导板式间隙维持器、下颌舌弓式间隙保持器、Nance 弓式间隙维持器、横腭杆式间隙维持器等；半

固定式间隙维持器指间隙维持器在基牙上的装置是固定的，为了调节和清洁，部分装置是可以由医生取下的，包括带插销的全冠/带环丝圈式间隙维持器等；活动式间隙维持器指间隙维持器可被儿童自由取下，包括 Hawley 保持器、义齿型间隙维持器等。

间隙维持器根据设计可分为单侧和双侧的间隙维持器，单侧包括全冠/带环丝圈式和远中导板式等；双侧包括下颌舌弓、Nance 弓、横腭杆等。

表 3−6−1　不同类型的间隙维持器

分类	特点	举例
固定式间隙维持器	固定在基牙上，不能取下	全冠/带环丝圈式间隙维持器、远中导板式间隙维持器、下颌舌弓式间隙保持器、Nance 弓式间隙维持器、横腭杆式间隙维持器
半固定式间隙维持器	部分装置可由医生取下	带插销的全冠/带环丝圈式间隙维持器
活动式间隙维持器	可被儿童自由取下	Hawley 保持器、义齿型间隙维持器

1）全冠/带环丝圈式间隙维持器（图 3−6−2）：

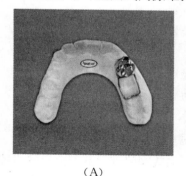 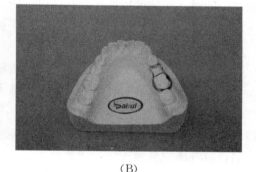

（A）　　　　　　　　　　　（B）

图 3−6−2　全冠/带环丝圈式间隙维持器

注：（A）全冠-丝圈式间隙维持器；（B）带环-丝圈式间隙维持器。

全冠/带环丝圈式间隙维持器是常用的单边非功能固定式间隙维持器，通过利用全冠/带环固定于基牙上，丝圈焊接于其上向前伸展，与缺牙间隙另一侧邻牙靠近缺牙间隙的邻面颈部接触，从而达到间隙维持的目的。全冠/带环丝圈式间隙维持器由于制作简单、容易调节、无创、便宜、舒适度良好，不妨碍恒牙萌出等优点已被大量应用于临床。但是全冠/带环丝圈式间隙维持器并不能防止对颌牙伸长，也不能恢复咀嚼功能。

全冠/带环丝圈式间隙维持器主要适用于：①单侧第一乳磨牙早失（第一恒磨牙萌出前/后均可）；②第一恒磨牙萌出后，第二乳磨牙早失；③恒切牙萌出前双侧各缺失一颗乳磨牙；④一个象限内非游离端单个恒前磨牙或磨牙早失。其中全冠－丝圈式间隙维持器尤其适用于第一乳磨牙早失，第二乳磨牙大面积龋坏或接受过根管治疗，使用带环－丝圈式间隙维持器不能获得足够固位的儿童。

全冠/带环丝圈式间隙维持器的操作步骤主要为：

（1）选择并试戴全冠/带环，制作印模，从牙齿上取下全冠/带环制作工作模型。

（2）在工作中模型上采用0.8~1.0mm不锈钢丝制作丝圈，其强度能够耐受咬合力，同时防止邻牙向缺隙处移动。

（3）弓丝设计应当与拔牙处牙龈外形一致，以防止咬合干扰，且离开牙龈1mm，不能压迫牙龈，弓丝颊舌径宽度大约8mm，以防止阻挡继承恒牙萌出。

（4）丝圈需要与邻牙的近缺隙处邻面接触，钢丝需依据邻面外形弯制弧度，保证两者之间为面接触。

玻璃纤维增强型复合树脂间隙维持器是在全冠/带环丝圈式间隙维持器的基础上利用玻璃纤维增强型复合树脂代替钢丝的一种间隙维持器。玻璃纤维增强型复合树脂由复合树脂与玻璃纤维通过交互渗透聚合而成，机械力学性能及生物相容性较好，应用于口腔中时较丝圈式间隙维持器美观。该类间隙维持器临床操作简单，直接将玻璃纤维增强型复合树脂塑形放置在儿童口腔中并进行粘接调磨。但现有研究提示一定要在橡皮障隔湿条件下安装玻璃纤维增强型复合树脂间隙维持器，若没有橡皮障隔湿会严重影响其使用寿命[17]。除此之外，临床观察中发现在佩戴玻璃纤维增强型复合树脂间隙维持器后12个月未观察到明显的龈炎，表明其对牙龈无明显刺激[18]。将玻璃纤维增强型复合树脂间隙维持器与全冠/带环丝圈式间隙维持器进行比较，发现其固位力相对不足，且受材料限制，使用寿命较全冠/带环丝圈式间隙维持器短[19]。

2) 远中导板式间隙维持器（图 3－6－3）：

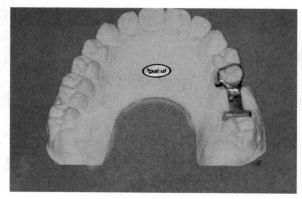

图 3－6－3 远中导板式间隙维持器

远中导板式间隙维持器[20]主要用于第一磨牙萌出前第二乳磨牙缺失，即第一恒磨牙的牙冠仍被口腔黏膜或部分被薄层骨质覆盖的儿童，可以起到引导第一恒磨牙萌出至正常位置的功能。远中导板式间隙维持器从第一乳磨牙延伸出一导板，垂直插入黏膜，深达龈下 1.0~1.5mm，与第一恒磨牙接触且位于其近中边缘嵴以下，低于第一恒磨牙近中面外形高点以下 1mm[20]。其临床操作步骤如下：

（1）为第一乳磨牙选择合适的带环或全冠，取印模，制作工作模型。

（2）根据影像学检查或测量对侧第二乳磨牙近远中径确定导板需延伸的长度。

（3）可将远中导板近中部分设计为活动可调节式，能够根据缺牙间隙自由调节。

（4）试戴合适后，需进一步通过影像学确定远中导板与第一恒磨牙的位置关系合适，再行粘接。若在拔除第二乳磨牙前取模，则需要注意修整模型，标出远中根的位置，而在拔除后取模，则在戴件时需要切开牙龈。当第一恒磨牙萌出至正常位置后需更换为全冠/带环丝圈式间隙维持器或下颌舌弓式间隙维持器。

远中导板式间隙维持器可有效引导第一恒磨牙萌出，维持缺牙间隙，且经济方便。但由于远中导板插入黏膜，可引起局部慢性炎症，因此对于易感亚急性细菌性心内膜炎的儿童或者免疫缺陷的儿童禁忌使用。而目前出现的替代方案主要为第一恒磨牙萌出后再采取措施恢复丧失的间隙，或者是采用可摘活动式间隙维持器，可一定程度上引导第一恒磨牙萌出[14]。

3）下颌舌弓式间隙维持器（图3-6-4）：

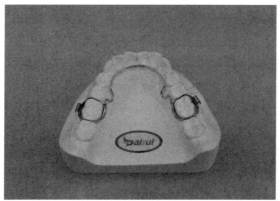

图3-6-4 下颌舌弓式间隙维持器

下颌舌弓式间隙维持器为双侧非功能性固定式间隙维持器，适用于下颌多颗乳磨牙缺失，且下颌四颗切牙及第一恒磨牙均已萌出的儿童。该间隙维持器可有效防止下颌磨牙近中移动，以及下切牙的舌倾，从而保证剩余间隙不会丧失[21]。下颌舌弓式间隙维持器包含固定在两侧第一恒磨牙的带环以及焊接在带环上的带有两个U形曲的舌弓，其中U形曲可允许轻微的调整。舌弓前部为正常弓形，接触下颌切牙舌隆突，不能主动施力，以防止下切牙唇倾。而固定式粘接有效避免了儿童的不配合。某些改良设计中，在尖牙远中面的位置放置指簧可阻挡尖牙及侧切牙的远中移位。

下颌舌弓式间隙维持器由于其良好的间隙维持作用在临床中广泛被应用，但其也存在不足。现有临床研究发现，与未使用下颌舌弓式间隙维持器的儿童相比，使用下颌舌弓式间隙维持器的儿童下切牙与下颌平面之间角度明显改变，下切牙唇倾改变差异有统计学意义[21, 22]。除此之外该类间隙维持器不能恢复咀嚼及美观功能，且应用较为局限，当下颌四颗切牙尚未萌出时不能使用，否则会影响切牙的正常萌出[23]。

有学者在下颌舌弓式间隙维持器的基础上改良设计出半固定式舌弓间隙维持器，其舌弓并没有焊接到带环上，而是通过预焊侧管插入带环，其优势在于可以轻松移除舌弓进行调整。

4）Nance弓式间隙维持器（图3-6-5）和横腭杆式间隙维持器（图3-6-6）：

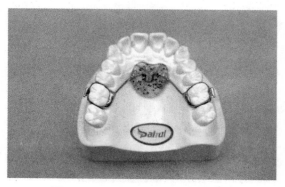

图3-6-5　Nance弓式间隙维持器

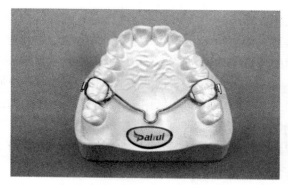

图3-6-6　横腭杆式间隙维持器

当上颌多颗乳磨牙缺失后，可采用Nance弓式或横腭杆式间隙维持器作为整个上颌牙弓的间隙维持器。横腭杆式间隙维持器制作简单，可稳定上颌磨牙位置，防止上颌第一磨牙的近中腭向旋转和近中移动。

横腭杆（TPA）由两侧第一恒磨牙上的带环及焊接在带环上的横腭杆构成，横腭杆外形适应腭穹窿，同时还有一个弯向远中的U形曲。TPA也可同下颌舌弓式间隙维持器一样，改良设计为半固定式，方便调整。该保持器制作相对简单，临床医生可以自行制作和调节，儿童使用舒适，对腭部和舌的刺激较小，不影响发音和咀嚼功能，同时也便于清洁。但其支抗相对较弱，无法较好地阻止牙齿的近中向倾斜。

在TPA的基础上，在弓丝前部增加丙烯酸树脂托，即为Nance弓式间隙维持器。此保持器的原理与TPA相似，但腭托的存在不仅可以为磨牙的近中移动提供更加稳定持久的抵抗力，同时丙烯酸树脂托同腭穹窿抵抗，可有效防止磨牙的近中倾斜。因此 Nance 弓相比 TPA 来说，抗力更强，间隙保持效果更好，目前在临床广泛应用，尤其多应用于腭穹窿较深的儿童。

临床上也有将 Nance 弓与 TPA 联合使用的情况（图 3-6-7）。但 Kupietzky 等[24]进行的关于 Nance 弓与 TPA 应用于上颌多数乳磨牙缺失后间隙维持的对比研究发现，两者在间隙保持方面效果相当，但佩戴有 Nance 弓者，细菌和食物残渣容易聚积于塑料基托的下方，且不易清洁，极易导致腭部黏膜发炎，在发音和咀嚼方面也不如 TPA 舒适，与软组织的兼容性也较 TPA 差，有儿童在佩戴 Nance 弓 6 个月时因抱怨上腭部疼痛而拆除。因此，对于上颌双侧乳磨牙早失的间隙保持，有研究者更推荐使用 TPA。

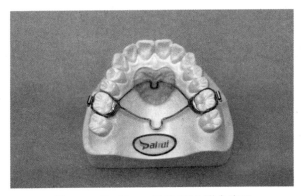

图 3-6-7　Nance 弓与 TPA 联合应用

5）义齿型间隙维持器（图 3-6-8）：

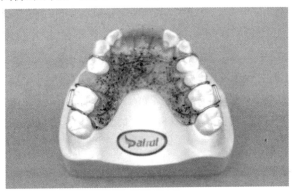

图 3-6-8　义齿型间隙维持器

义齿型间隙维持器不仅能维持缺牙间隙，还能防止对颌牙伸长，而且能够恢复咀嚼功能与美观，适用于多个乳牙缺失。但是义齿型间隙维持器由于是活动式的，其作用主要取决于儿童的配合程度及佩戴时间，因此对于配合程度较差的儿童不推荐使用。同时，义齿型间隙维持器更容易造成牙菌斑堆积，甚至导致龋病的发生[16]。

大多数研究者认为乳切牙早失不会造成明显的间隙变化，且儿童年龄较小，不推荐使用间隙维持器，但亦有部分研究者认为乳切牙的早失会影响美观、发音及咀嚼功能，不利于儿童身心健康，因此推荐乳前牙早失儿童采用义齿型间隙维持器。义齿型间隙维持器椅旁操作较简单，但是为了适应牙列及牙槽骨的生长，该类间隙维持器需要根据生长发育变化定期更换。

在设计义齿型间隙维持器时，需要根据乳牙列及替牙列发育特点。为了不影响唇侧牙槽骨的发育，乳前牙区基托唇侧应位于牙槽嵴顶至前庭沟底的1/2~2/3处，随着继承恒牙萌出，需要磨除部分基托边缘，上颌腭侧基托边缘则与牙颈部一致，下颌舌侧应尽量接近口底黏膜，增强固位。第一恒磨牙未萌出、第二乳磨牙早失时，丙烯酸树脂延伸至第二乳磨牙未拔除前远中面的位置，有利于第一恒磨牙在正常位置萌出。

现有研究者将 3D 打印技术应用于义齿型间隙维持器的制作，认为 3D 打印义齿型间隙维持器较传统型义齿型间隙维持器更贴合儿童口腔，佩戴更舒适，更适用于临床[25]。

五、间隙恢复

当乳牙早失时间较长，已经造成牙弓长度及周长变小，且经过评估现有间隙不足以继承恒牙萌出时，需要采取措施恢复丧失的间隙。除此之外，磨牙的异位萌出、不良习惯导致的牙弓宽度及长度发育不足也会导致牙列间隙不足，导致错𬌗畸形的发生。对于以上因素导致的间隙不足常需要扩展间隙，目前间隙扩展的适应证主要包括乳尖牙/磨牙早失导致的牙列间隙不足、磨牙异位萌出以及牙弓宽度及长度发育不足导致的牙列间隙不足[26]。常用的矫治器包括唇挡矫治器、摆式矫治器、Halterman 矫治器、活动螺旋簧式间隙扩展矫治器等[27]。

1. 唇挡矫治器

唇挡矫治器（图 3-6-9）可阻挡唇肌的张力，通过连接杆将唇肌的力量传递至双侧磨牙，使磨牙远中移动，恢复因磨牙近中移动导致的间隙丧失。唇挡离开牙及牙槽骨约 2mm，通过连接杆与固定在两侧磨牙上的带环连接，连接杆上弯制一 U 形曲。加力时可每次打开唇挡连接杆上的 U 形曲 1mm，每月复诊，疗程 3~6 个月。

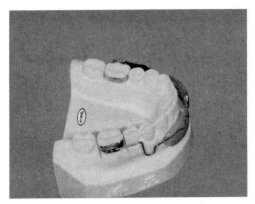

图 3-6-9　唇挡矫治器

2. 摆式矫治器

摆式矫治器（图 3-6-10）可利用乳磨牙、前磨牙及 Nance 弓为支抗，摆式弹簧加力推上颌磨牙向远中移动，以恢复磨牙近中移动导致的间隙丧失。

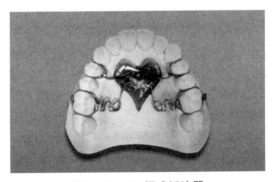

图 3-6-10　摆式矫治器

3. 活动螺旋簧式间隙扩展矫治器

活动螺旋簧式间隙扩展矫治器（图 3-6-11）适用于乳牙早失导致的两侧邻牙向缺隙侧倾斜或移动，进而引起的间隙不足。在缺隙处对应的分裂基托设置螺旋簧，由儿童自行调整，每次 90°，2 次/周，慢速扩大螺旋簧，通过螺旋簧的力量扩大间隙。

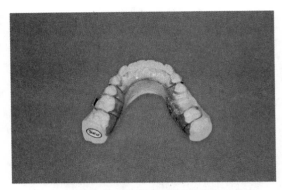

图 3-6-11　活动螺旋簧式间隙扩展矫治器

4. Halterman 矫治器

Halterman 矫治器由固定在基牙上的带环、焊接在带环上伸向异位萌出磨牙牙冠远中的拉钩，以及粘接在异位萌出磨牙合面上的舌侧扣组成，该矫治器可利用链状橡皮圈远中移动异位萌出磨牙，有效引导其正常萌出。该类矫治器主要应用于第二恒磨牙近中阻生、牙冠近中倾斜部分萌出、近中合面低于第一恒磨牙牙冠颈部的病例，以及第一磨牙异位萌出、第二乳磨牙稳固的病例。临床操作中，通过更换链状橡皮圈加力，每月复诊。

5. 磨牙异位萌出弹性牵引活动矫治器

除 Halterman 矫治器外，磨牙异位萌出弹性牵引活动矫治器也可应用于第一、二磨牙近中倾斜萌出的病例。该类矫治器在上下颌基托式活动矫治器的基础上，在异位萌出磨牙远中弯制拉钩，而在异位萌出磨牙合面粘接牵引扣，通过 1/8 英寸直径橡皮圈弹性加力 90g 左右，牵引异位萌出磨牙向远中。矫治器需全天佩戴，橡皮圈全天牵引，一天一换，每月复诊[28]。

6. 扩弓矫治器

对于乳牙早失伴口腔肌功能不良等导致的牙弓狭窄，可采用扩弓的方式（图 3-6-12）恢复正常牙弓形态，获得间隙。

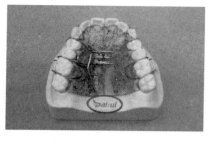

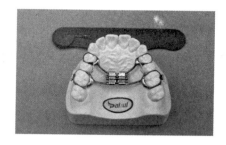

（A）　　　　　　　　　　　　　　　（B）

图 3-6-12　扩弓矫治器

注：（A）活动扩弓矫治器；（B）固定扩弓矫治器。

六、总结

乳牙列及替牙列时期是儿童颌面部肌肉、骨及牙生长的快速时期，伴随着颌面部颌骨改建、乳恒牙替换、咬合关系的建立、咀嚼肌的协调等，若在该时期发生病理性间隙变化，则会导致后期错𬌗畸形的发生。因此，儿童口腔医生对儿童生长发育期进行间隙管理，可有效减少错𬌗畸形的发生，有利于儿童身心健康发展。

本章节中所有间隙维持器及矫治器由成都派瑞义齿科技发展有限公司制作并拍摄。

【参考文献】

[1] Lucas-Rincón SE, Robles-Bermeo NL, Lara-Carrillo E, et al. Interproximal caries and premature tooth loss in primary dentition as risk factors for loss of space in the posterior sector：a cross-sectional study [J]. Medicine (Baltimore)，2019，98 (11)：e14875.

[2] Bansal M，Gupta N，Gupta P，et al. Reasons for extraction in primary teeth among 5-12 years school children in Haryana，India-A cross-sectional study [J]. J Clin Exp Dent，2017，9 (4)：e545-e549.

[3] 李小兵. 儿童错𬌗畸形早期矫治的必要性和方法 [J]. 中国实用口腔科杂志，2013，6 (12)：709-717.

[4] Park K，Jung DW，Kim JY. Three-dimensional space changes after

premature loss of a maxillary primary first molar [J]. Int J Paediatr Dent, 2009, 19 (6)：383－389.

［5］町田幸雄. 乳牙列期咬合诱导 [M]. 王小竞, 译. 西安：世界图书出版西安有限公司, 2015.

［6］Alnahwi HH, Donly KJ, Contreras CI. Space loss following premature loss of primary second molars [J]. Gen Dent, 2015, 63 (6)：e1－e4.

［7］刘文莉. 乳磨牙早失间隙变化的临床观察 [J]. 现代口腔医学杂志, 2002, 16 (5)：426.

［8］Kaklamanos EG, Lazaridou D, Tsiantou D, et al. Dental arch spatial changes after premature loss of first primary molars：a systematic review of controlled studies [J]. Odontology, 2017, 105 (3)：364－374.

［9］Dean Jeffrey A. McDonald and Avery's dentistry for the child and adolescent [M]. St. Louis：Mosby, 2016.

［10］Tunison W, Flores－Mir C, ElBadrawy H, et al. Dental arch space changes following premature loss of primary first molars：a systematic review [J]. Pediatr Dent, 2008, 30 (4)：297－302.

［11］Bindayel NA. Clinical evaluation of short term space variation following premature loss of primary second molar, at early permanent dentition stage [J]. Saudi Dent J, 2019, 31 (3)：311－315.

［12］町田幸雄. 混合牙列期咬合诱导 [M]. 白玉娣, 译. 西安：陕西科学技术出版社, 2015.

［13］Lin YT, Lin WH, Lin YT. Immediate and six－month space changes after premature loss of a primary maxillary first molar [J]. J Am Dental Assoc, 2007, 138 (3)：362－368.

［14］Law CS. Management of premature primary tooth loss in the child patient [J]. J Calif Dent Assoc, 2013, 41 (8)：612－618.

［15］Simon T, Nwabueze I, Oueis H, et al. Space maintenance in the primary and mixed dentitions [J]. J Mich Dent Assoc, 2012, 94 (1)：38－40.

［16］Arikan V, Kizilci E, Ozalp N, et al. Effects of fixed and removable space maintainers on plaque accumulation, periodontal health, candidal and enterococcus faecalis carriage [J]. Med Practice Pract, 2015, 24 (4)：311－317.

[17] Ahmad AJ, Parekh S, Ashley PF. Methods of space maintenance for premature loss of a primary molar: a review [J]. Eur Arch Paediatr Dent, 2018, 19 (5): 311-320.

[18] CADTH Rapid Response Reports. Dental Space Maintainers for the Management of Premature Loss of Deciduous Molars: A Review of the Clinical Effectiveness, Cost-effectiveness and Guidelines [Internet], 2016.

[19] Tunc ES, Bayrak S, Tuloglu N, et al. Evaluation of survival of 3 different fixed space maintainers [J]. Pediatr Dent, 2012, 34 (4): e97-e102.

[20] Nouri MR, Kennedy DB. Optimal fit of chairside-fabricated distal shoe space maintainer [J]. Eur Arch Paediatr Dent, 2013, 14 (5): 351-354.

[21] Owais AI, Rousan ME, Badran SA, et al. Effectiveness of a lower lingual arch as a space holding device [J]. Eur J Orthod, 2011, 33 (1): 37-42.

[22] Letti HC, Rizzatto SM, de Menezes LM, et al. Sagittal changes in lower incisors by the use of lingual arch [J]. Dental Press J Orthod, 2013, 18 (3): 29-34.

[23] Viglianisi A. Effects of lingual arch used as space maintainer on mandibular arch dimension: a systematic review [J]. Am J Orthod Dentofacial Orthop, 2010, 138 (4): 382. e381-382. e384.

[24] Kupietzky A, Tal E. The transpalatal arch: an alternative to the Nance appliance for space maintenance [J]. Pediatr Dent, 2007, 29 (3): 235-238.

[25] Guo H, Wang Y, Zhao YJ, et al. Computer-aided design of polyetheretherketone for application to removable pediatric space maintainers [J]. BMC Oral Health, 2020, 20 (1): 201.

[26] Management of the developing dentition and occlusion in pediatric dentistry [J]. Pediatr Dent, 2018, 40 (6): 352-365.

[27] Kinzinger GS, Eren M, Diedrich PR. Treatment effects of intraoral appliances with conventional anchorage designs for non-compliance maxillary molar distalization: a literature review [J]. Eur J Orthod,

2008，30（6）：558—571.

[28] 李小兵. 当代儿童正畸矫治经典应用 ［M］. 成都：四川大学出版社，2021.

（徐舒豪　周丹）